# 临床护理方法与应用效果研究

主　编　段　玥　王　婷　刘　蓓
张晓芳　孙玉红　彭小波

吉林科学技术出版社

图书在版编目（CIP）数据

临床护理方法与应用效果研究 / 段玥等主编 . -- 长春 : 吉林科学技术出版社 , 2024.3
ISBN 978-7-5744-1087-9

Ⅰ . ①临… Ⅱ . ①段… Ⅲ . ①护理学—研究 Ⅳ . ① R47

中国国家版本馆 CIP 数据核字 (2024) 第 057345 号

# 临床护理方法与应用效果研究

主　　编　段　玥　等
出 版 人　宛　霞
责任编辑　练闽琼
封面设计　刘梦杳
制　　版　刘梦杳
幅面尺寸　185mm × 260mm
开　　本　16
字　　数　600 千字
印　　张　29.5
印　　数　1~1500 册
版　　次　2024 年3月第1 版
印　　次　2024年10月第1次印刷

出　　版　吉林科学技术出版社
发　　行　吉林科学技术出版社
地　　址　长春市福祉大路5788 号出版大厦A 座
邮　　编　130118
发行部电话/传真　0431-81629529 81629530 81629531
81629532 81629533 81629534
储运部电话　0431-86059116
编辑部电话　0431-81629510
印　　刷　廊坊市印艺阁数字科技有限公司

书　　号　ISBN 978-7-5744-1087-9
定　　价　90.00元

# 前　言

随着我国经济社会发展进入新常态，人口老龄化加剧、新型城镇化加速推进，供给侧结构性改革进一步释放了群众多层次、多样化的健康需求。加快发展护理事业，将护理服务内涵与群众健康需求密切对接起来，是推进经济结构转型、扩大社会就业、提高群众健康水平的新课题。

本书系统地阐述了临床常见的护理方法，包括临床常用护理方法、静脉输液治疗护理方法、临床常见管道护理规范、临床重症护理、临床急诊急救护理、脑血管疾病的护理、中枢神经系统感染性疾病的护理、先天性和后天性异常病变护理、泌尿外科常见病护理、泌尿外科围术期管理、泌尿外科腹腔镜手术护理配合、眼科疾病一般护理、眼科常见疾病的护理、眼科常见危急症的急救护理等内容。本书由长期从事护理临床、教学工作、经验丰富的医学专家写作，内容系统全面、编排合理、科学实用，是护理科研、管理人员和广大临床护理工作者及在校学生的重要参考工具书。

由于时间仓促，书中难免有疏漏或不足之处，敬请广大同道与读者提出宝贵意见，不胜感激。

# 目　录

# 第一章　临床常用护理方法

## 第一节　皮肤清洁护理方法

皮肤是人体最大的器官，随着年龄的增长，人体的皮肤逐渐老化，生理功能和抵抗力降低，做好皮肤护理是老年人日常生活护理必不可少的内容。本节皮肤清洁技术主要包括面部、头部及身体的清洁技术。

### 一、面部清洁技术

#### （一）适应证

肢体活动障碍、生活不能自理及意识障碍的老年人。

#### （二）禁忌证

面部有破损的老年人。

#### （三）操作前护理

（1）评估老年人的身体状况、生命体征、自理能力、心理反应、合作程度、肢体活动及皮肤感知觉情况。

（2）解释面部清洁的目的，取得老年人的配合。

（3）备齐面部清洁的用物，根据老年人的病情选择适当体位。

#### （四）操作过程

（1）取合适体位。

（2）将小毛巾拧干，折叠成手套状，包裹于手上。

（3）按顺序擦拭：眼部、前额、鼻部、面颊、口周、下颌及耳部；清洗小毛巾后，用同样的方法再次擦洗。

（4）用干毛巾擦干，必要时涂上护肤品。

（5）协助老年人取舒适卧位，并整理床单位，整理用物。

### （五）操作后护理

（1）清点物品，整理用物。

（2）告知老年人及家属面部清洁的重要性。

（3）指导家属学会面部清洁操作技术及注意事项。

### （六）注意事项

（1）边擦拭边更换毛巾的面，注意同一面使用不要超过2次。

（2）对眼周围的分泌物，嘴边及鼻周的污垢，用温水浸湿后再擦拭。

（3）洗脸毛巾保持清洁干燥，定期更换。

（4）颈椎及腰椎损伤的老年人取仰卧位行面部清洁，避开面部皮肤破损处。

## 二、头部清洁技术

### （一）适应证

卧床、生活不能自理及意识障碍的老年人。

### （二）禁忌证

生命体征不平稳、头部皮肤有破损的老年人。

### （三）操作前护理

（1）评估老年人的身体状况、生命体征、自理能力、心理反应、合作程度、肢体活动及皮肤感知觉情况。

（2）评估老年人头部皮肤的颜色、温度、弹性，有无潮红、破损、水肿等现象。

（3）解释头部清洁的目的，取得老年人的配合。

（4）调节室温和水温，备齐头部清洁的用物。

### （四）操作过程

（1）关好门窗，协助老年人取仰卧位，头靠近床边。

（2）颈部围干毛巾，取得老年人同意后，用棉球塞好双耳。

（3）由发际向头顶梳理头发。温水浸润头发，取适量洗发液于手心，用手反复揉搓后涂抹于头发上，用指腹按摩头皮、揉搓清洗头发，用清水冲洗，直至干净为止。

（4）取下耳内棉球，松开颈部毛巾，擦干面部，用毛巾包裹好头发。

（5）把头发擦至不滴水，然后用电吹风吹干，梳理整齐，整理用物及床单位。

（6）协助老年人取舒适体位。

### （五）操作后护理

（1）清点并整理用物。

（2）告知老年人及家属头部清洁的重要性。

（3）指导家属学会头部清洁操作技术及注意事项。

### （六）注意事项

（1）保护好老年人的眼、耳，防止水或洗发水流入；保护好老年人的被褥和衣服，避免沾湿，沾湿后要及时更换。

（2）对头皮痛痒的老年人，洗头时用指腹按摩头皮，使老年人头部舒适，防止抓伤头皮。

（3）洗发时随时观察老年人的病情变化，如面色、脉搏等，如有异常应停止操作。

（4）洗发时间不宜过长，以防老年人出现头部充血和疲劳等不适。

（5）尽快擦净并吹干头发，防止老年人着凉。

## 三、身体清洁技术

### （一）适应证

卧床、生活不能自理及意识障碍的老年人。

### （二）禁忌证

生命体征不平稳、周身皮肤有破损的老年人。

### （三）操作前护理

（1）评估老年人的身体状况、生命体征、自理能力、心理反应、合作程度、肢体活动及皮肤感知觉情况。

（2）评估老年人皮肤颜色、温度、弹性，有无潮红、破损、水肿、压力性损伤等。

（3）解释身体清洁的目的，取得老年人的配合。

（4）调节室温及水温，备齐身体清洁的用物。

### （四）操作过程

（1）关好门窗，调好室温，拉上窗帘或屏风遮挡。

（2）倒水，试温，根据病情老年人协助其侧卧或仰卧，协助老年人脱衣服。

（3）按照下列顺序进行擦浴。

①面部→颈部。

②一侧上肢及腋下→胸部→腹部→后背→腰臀部；同法擦对侧上半身。

③一侧踝→小腿→大腿→腹股沟；同法擦对侧下半身。

④双足：协助老年人屈膝，双足放于盆内，洗净、擦干。

⑤擦洗会阴部。

（4）擦洗完毕，根据老年人的身体情况做按摩，涂抹护肤品；更换清洁衣裤，取舒适体位。

（5）根据老年人需要修剪指甲，梳发，整理床单位及用物，按需更换床单。

（6）协助老年人适量饮水，开窗通风。

### （五）操作后护理

（1）清点物品，整理用物。

（2）根据评估结果涂护肤品。

（3）告知老年人及家属身体清洁的重要性。

（4）指导家属学会身体清洁操作技术及注意事项。

### （六）注意事项

（1）遵循节力原则，减少体力消耗，动作轻柔快速。

（2）根据身体清洁部位调试水温，注意保暖，减少暴露。

（3）擦洗过程中，及时更换污水。

（4）擦洗会阴部必须使用专用毛巾和盆。

（5）根据季节选择擦洗次数；根据老年人皮肤状况，选择皂液或沐浴液，皮肤容易过敏者用清水擦浴。

（6）重点擦洗腋下、女性乳房下褶皱处、脐部、腹股沟、外阴等部位，擦浴后根据皮肤状况，选择相应护肤品。

（7）擦洗时注意观察老年人的反应，如有异常，应立即停止擦浴。

# 第二节　口腔清洁护理方法

口腔与外界相通，由于口腔的温度、湿度和食物残渣适宜微生物的生长繁殖，口腔清洁能预防误吸，预防口腔内细菌引起的肺炎等，因此，口腔清洁技术是维持老年人整体健康的重要环节。对于不能自理的老年人，可以由护理人员协助刷牙。对于特殊状态及失能的老年人，应给予口腔护理。以下重点介绍口腔护理技术。

## 一、适应证

（1）高热、昏迷、危重、禁食、鼻饲、口腔疾患、术后等老年人。

（2）自我护理能力完全丧失的老年人。

## 二、禁忌证

口腔手术、口腔烧伤及癫痫发作的老年人。

## 三、操作前护理

（1）评估老年人的身体状况、口唇及口腔黏膜情况，牙齿有无松动，有无活动性义齿。

（2）解释口腔护理的目的，取得老年人的配合。

（3）备齐口腔护理的用物，注意清点棉球数量，根据老年人病情选择口腔护理液，干湿度适宜，必要时备开口器。

## 四、操作过程

（1）打开口腔护理包，老年人平卧位头偏向一侧，放置垫巾，将弯盘放于口角旁。口角干裂时，先予以湿润。

（2）根据情况漱口，用手电及压舌板观察口腔有无溃疡、出血、感染等，将压舌板放于弯盘内。

（3）按牙齿由后向前的顺序纵行擦洗牙齿的内侧、外侧、咀嚼面，再擦洗两颊的内侧，最后由内向外擦洗硬腭、舌面及舌下，擦洗完毕，清点棉球数量。

（4）口唇干燥时，涂液体石蜡或唇膏。

（5）撤去弯盘、垫巾，协助老年人取舒适卧位，整理床单位。

## 五、操作后护理

（1）清点物品，整理用物。

（2）告知老年人及家属口腔清洁的重要性。

（3）指导家属学会口腔护理操作及注意事项。

（4）指导老年人及家属义齿的正确护理方法。

## 六、注意事项

（1）擦洗时动作要轻柔，防止碰伤口腔黏膜及牙龈。

（2）昏迷的老年人禁忌漱口，必要时使用开口器，开口器应从臼齿处放，牙关紧闭者不可暴力助其开口。

（3）擦洗时须用止血钳夹紧棉球，每次一个，防止棉球遗留在口腔。

（4）棉球不可过湿，以防老年人将溶液吸入呼吸道。

（5）每次张口擦拭时间不可过长。擦拭时避免触碰咽部，以免引起老年人恶心与不适。

# 第三节　移动护理方法

由于机体的老化和疾病的影响使老年人的自理能力降低，老年人身体移动是日常照护的重要内容。护理人员运用人体力学原理，操作轻稳、节力、安全，动作协调一致，协助老年人移动躯体，保证老年人安全与舒适。本节主要阐述选用不同的运送工具，如轮椅、平车等移动老年人的方法。

## 一、床与轮椅间的移动

### （一）适应证

不能自行活动的老年人。

### （二）禁忌证

生命体征不平稳、危重、躁动、昏迷的老年人。

### （三）操作前护理

（1）解释轮椅移动的目的，取得老年人的配合。

（2）评估老年人的身体状况、生命体征、自理能力、心理反应、合作程度、肢体活动等情况。

（3）检查轮椅的车轮、座椅、椅背、足踏板、制动闸等各部件性能，确认其安全性。

（4）根据温度选择是否使用毛毯，协助老年人穿好衣、裤、袜及鞋子。

（5）告知老年人使用轮椅时的安全要点以及配合方法。

（6）告知老年人感觉不适时，及时通知护理人员。

### （四）操作过程

1.由床到轮椅

（1）将性能良好的轮椅从健侧推至老年人床旁，核对老年人姓名、床号、腕带。

（2）固定轮椅，翻起足踏板。

（3）照护者协助老年人下床、转身，坐上轮椅后，放好足踏板。

2.由轮椅到病床

（1）从轮椅向床上移动时，推轮椅至床尾，轮椅朝向床头，并固定。

（2）翻起足踏板。

（3）协助老年人站起、转身坐至床边，选择正确卧位。

### （五）操作后护理

（1）清点物品，整理用物。

（2）告知老年人及家属床与轮椅间移动的重要性。

（3）指导家属学会床与轮椅间移动的操作技术及注意事项。

### （六）注意事项

（1）老年人坐不稳或轮椅下斜坡时，用束腰带保护。

（2）下坡时，倒转轮椅，缓慢下行，老年人头及背部应向后靠。

（3）如有下肢水肿、溃疡或关节疼痛，可将足踏板抬起，并垫软枕。

（4）轮椅使用中注意观察老年人病情变化，确保老年人安全、舒适，注意保暖。

（5）遵循节力原则，速度适宜。

（6）在搬运过程中，妥善安置各种管路，避免牵拉；骨折老年人应固定好骨折部位再搬运。

## 二、床与平车间的移动

### （一）适应证

不能自行活动、昏迷、病情较重的老年人。

### （二）禁忌证

生命体征不平稳、濒死的老年人。

### （三）操作前护理

（1）解释平车移动的目的，取得老年人或家属的配合。

（2）评估老年人的身体状况、生命体征、自理能力、心理反应、合作程度、肢体活动及各种管理情况。

（3）检查平车的车轮、车面、制动闸等各部件性能，确认安全后，清洁平车。

（4）用物准备齐全。

### （四）操作过程

1.由床到平车

（1）将平车推至与床平行，并靠床边，固定平车，拉起外侧护栏，根据老年人病情及体重，选择合适的一人、二人、三人、四人及过床易搬运方法，协助老年人平稳移动到平车上。

（2）注意安全和保暖。

（3）老年人移动到平车上后，拉起侧护栏，妥善放置各种管路。

2.由平车到床

（1）将平车推至与床平行，并靠床边，固定平车拉起外侧护栏，根据老年人病情及体重选择合适的搬运方法，协助老年人平稳移动到病床上。

（2）注意安全，将老年人放于床中央，并盖好被子。

（3）拉起护栏，妥善固定各种管路。

3.由床到平车（适用于不能自行活动而体重较重的老年人）

将平车的高度升降到和床的高度一样，固定床和平车，搬运者分别站于平车及床的两侧，协助老年人向床侧（车侧）翻身，侧翻超过30°，将过床易平放于老年人身下1/2～2/3处，一人斜上方45°轻推老年人，另一人斜上方45°轻拉老年人，待老年人挪至平车后，协助老年人向车侧（床侧）翻身，将过床易从老年人身下去除。

### （五）操作后护理

（1）清点、整理用物。

（2）告知老年人及家属床与平车间移动的重要性。

（3）指导家属学会床与平车间移动的方法及注意事项。

（4）观察病情变化，并做好记录。

### （六）注意事项

（1）老年人头部应置于平车的大轮端。

（2）推车时小轮在前，车速适宜，拉起护栏，照护者站于老年人头侧，上下坡时应使老年人头部在高处一端。

（3）运送过程中保证输液和引流通畅，特殊引流管应先行夹闭，防止牵拉脱出。

（4）平车使用中注意观察老年人病情变化，确保安全。

（5）保证老年人安全、舒适，注意保暖；骨折老年人应固定好骨折部位再搬运。

（6）颅脑损伤的老年人，采取平车搬运，取平卧位，头偏向一侧或侧卧位，保持呼吸道通畅；颈椎损伤的老年人，用颈托固定后再行搬运。

（7）遵循节力原则，速度适宜。

## 第四节　喂食护理方法

老年人进食照护与其营养状况和身体健康密切相关。照护不当会造成老年人食物摄入不足、营养不良；进食过程中易发生呛咳、误吸，引起呼吸困难、吸入性肺炎等，严重者可出现窒息。老年人身体状况不同，进食方式也不同，应根据老年人身体评估结果进行科学照护，避免因喂食不当引发相关疾病，危害老年人身体健康。

## 一、经口喂食技术

### （一）适应证

（1）无吞咽功能障碍或轻度吞咽功能障碍。

（2）自我进食能力丧失的老年人。

### （二）禁忌证

（1）病情危重、大手术后、口腔疾患不能经口进食的老年人。

（2）严重吞咽功能障碍的老年人。

### （三）操作前护理

（1）评估老年人的身体状况、自理能力、口腔情况、既往饮食习惯（进食体位、食物的种类及形态、进食时间及总量、一口量、食物的温度等）。

（2）解释吞咽功能评估的目的，对老年人进行进食前吞咽功能评估。

（3）进食前做吞咽功能训练操。

（4）餐前洗手，创造安静、舒适的就餐环境。

（5）选用合适的进食器具、饮食种类，备齐经喂食的用物。

### （四）操作过程

（1）协助老年人选择合适的进食体位，摆好餐桌并调整好高度，餐巾围于胸前。

（2）食物、餐具摆放于老年人视线范围内。

（3）根据老年人的饮食习惯和吞咽功能评估的情况进行喂食，掌握一口量、食团入口位置、进餐速度，固体与液体饭菜轮流喂食，并观察其有无恶心、呕吐、呛咳、吞咽障碍等异常情况。

（4）餐后擦净嘴角，撤去餐具，协助老年人漱口或口腔护理，洗手或擦手。

（5）取下餐巾，整理床单位。

### （五）操作后护理

（1）协助老年人坐位或半坐位30分钟，然后取舒适体位。

（2）评价老年人的进食情况是否达到营养需求，并做好记录。

（3）指导家属学会喂食护理技术及注意事项。

（4）指导老年人锻炼咽喉肌群的方法，养成进食前做吞咽功能训练操的习惯。

（5）指导家属学会海姆立克（Heimlich）的急救方法。

### （六）注意事项

（1）对老年人进行摄食–吞咽功能评价，根据评价结果告知其正确的进食方法。

（2）注意食物的种类、量、温度等。

（3）进食时出现咳嗽、音质变化、血氧饱和度下降等，应立即停止进食。

（4）不催促吞咽功能障碍的老年人进食，并指导其正确进食，教会老年人有效咳嗽的技巧。

（5）进食时出现恶心、呕吐，应立即停止进食，并观察呕吐物的颜色、性质、量。

## 二、鼻饲喂食

### （一）适应证

（1）吞咽功能障碍、脑卒中、阿尔茨海默病、食道癌、人工气道等老年人。

（2）长期卧床、昏迷、不能经口进食的老年人。

### （二）禁忌证

食道下段静脉曲张、食道梗阻、胃底静脉曲张的老年人。

### （三）操作前护理

（1）评估老年人的身体状况、消化吸收情况、鼻饲液温度（38～40℃）。

（2）根据老年人的病情选择输注方式（一次性推注、重力滴注、鼻饲泵泵注）。

（3）解释鼻饲的目的，取得老年人的配合。

（4）备齐鼻饲的用物。

### （四）操作过程

（1）为清醒老年人做好解释工作，管饲前摇高床头30°～45°，有人工气道的老年人翻身后充分吸痰。

（2）评估鼻饲管的位置是否正确，评估老年人消化功能。

（3）注入20～30mL温开水→鼻饲液或药液（鼻饲速度不宜过快，且推注要匀速，每次200～300mL，间隔4小时一次，或遵医嘱）→20～30mL温开水；持续滴注鼻饲液速度、剂量正确，安全使用加温装置，定时检测胃残余量，定时温开水冲洗管路。

（4）观察老年人有无呛咳。

（5）将鼻饲管末端反折，妥善固定。

（6）整理用物，做好记录（鼻饲液种类、量及老年人反应）。

### （五）操作后护理

（1）协助抬高床头30° ~45° 至少30分钟。

（2）评价老年人的进食情况是否达到营养需求。

（3）指导家属学会喂食操作技术及注意事项。

### （六）注意事项

（1）每次鼻饲前均应先检查鼻饲管的位置。

（2）鼻饲液温度应保持在38~40℃，注意每次鼻饲的量及间隔时间。

（3）做好管路滑脱、堵塞、反流误吸的预防工作。

（4）老年人注入肠内营养时，最好采用经专用营养泵持续泵人的方式。

（5）首选溶解法溶解药物，且不混合药物，两种药物之间至少需要5mL水冲洗喂养管，给药前后需要使用30mL温水冲洗管路，避免堵塞导管。

（6）长期鼻饲的老年人，加强口腔护理，保持口腔清洁，定期更换鼻饲管。

（7）注意鼻饲液的浓度、温度、洁净度、输入的速度，床的角度及老年人对鼻饲液的适应度。

# 第五节　穿脱衣护理方法

衣食住行是老年人日常生活中的一系列基本活动，老年人由于机体的老化和疾病的影响使其自理能力降低，需要他人的帮助，因此穿脱衣服也是老年人日常照护的重要内容。

## 一、适应证

（1）肢体活动障碍的老年人。

（2）半失能及失能老年人。

## 二、禁忌证

严重皮肤损伤、骨折等需制动的老年人。

## 三、操作前护理

（1）关好门窗，调节室温，洗净、擦干并温暖双手。

（2）评估老年人的身体状况、肢体活动情况。

（3）解释穿脱衣的目的，取得老年人的配合。

（4）备齐穿脱衣的用物。

## 四、操作过程

### （一）协助老年人脱衣裤

1.脱开襟上衣

（1）关闭门窗，向老年人解释目的。

（2）掀开盖被，解开老年人上衣纽扣或系带。

（3）根据情况，按顺序脱衣：协助老年人脱去一侧衣袖→其余部分平整地掖于老年人身下→协助老年人侧身→从身体另一侧拉出衣服→脱下另一侧衣袖。

（4）整理用物。

2.脱套头上衣

（1）关闭门窗，向老年人解释目的。

（2）按顺序脱衣：将衣服向上拉至胸部→协助老年人手臂上举→脱出一侧衣袖（健侧）→脱头部→脱另一侧衣袖（患侧）。

（3）整理用物。

3.协助老年人脱裤子

（1）关闭门窗，向老年人解释目的。

（2）按顺序脱裤子：松开裤带裤扣→手托起腰骶部→将裤腰向下褪至臀部以下→双手拉住两裤口→裤子完全脱下。

（3）整理用物。

### （二）协助老年人穿衣裤

1.穿开襟上衣

（1）关闭门窗，向老年人解释目的。

（2）穿近侧或患侧的衣袖→手扶老年人肩部及髋部→协助翻身侧卧（一侧肢体不灵活的老年人，应卧于健侧，患侧在上）→面对护士→从老年人身下拉出衣服→穿好另一侧（健侧）衣袖。

（3）整理拉平，扣好纽扣。

2.穿套头上衣

（1）关闭门窗，向老年人解释目的。

（2）照护者手臂从衣服袖口处穿入→握住老年人手腕→将衣袖轻轻向老年人手臂上拉套→用法穿好另一侧衣袖→将衣领开口套入老年人头部。

（3）拉平整理衣服。

3.协助穿裤子

（1）关闭门窗，向老年人解释目的，取得配合。

（2）照护者手臂从裤管口向上套入→轻握老年人脚踝→另一手将裤管向老年人大腿方向提拉→用法穿好另一裤管→向上提拉裤腰至臀部→侧卧→裤腰拉至腰部。

（3）平卧，系好裤扣、裤带。

## 五、操作后护理

（1）清点物品，整理用物。

（2）告知老年人及家属穿脱衣服的要点。

（3）指导家属学会穿脱衣操作技术及注意事项。

## 六、注意事项

（1）操作轻稳、节力、安全，动作协调一致，运用人体力学原理。

（2）室温以22～26℃为宜，以防老年人受凉。

（3）遵循原则

①脱衣原则：先脱健侧，后脱患侧。

②穿衣原则：先穿患侧，后穿健侧。

（4）操作过程中时常询问老年人有无不适。

（5）老年人裤子选择松紧带的为好。

# 第六节　间歇导尿护理方法

老年人常因为尿潴留和尿失禁等排尿问题需要导尿，但因为多种原因，老年人极易发生尿路感染，故应尽可能不留置导尿管，而采用间歇导尿技术。间歇导尿是指不将导尿管留置于膀胱内，仅在需要时插入膀胱，排空后即拔出的操作。其优点在于使膀胱排空、预防膀胱过度充盈、促进膀胱功能恢复、减少并发症以及提高老年人生活质量。此操作可由医护人员指导后，老年人及其照顾者进行，减少老年人对医务人员的依赖，提高老年人的生活独立性。

## 一、适应证

神经源性膀胱功能障碍（如脊髓损伤等）、非神经源性膀胱功能障碍（如前列腺增生等）、膀胱内梗阻致排尿不完全和部分检查治疗项目（如获取尿液检测和膀胱灌注/冲洗等）。自助式间歇导尿适用于能自行导尿的老年人，他助式间歇导尿适用于住院老年人或照顾者能协助其导尿的老年人。

## 二、禁忌证

（1）缺乏认知者，移动障碍者，或不能按计划导尿者。

（2）尿道生理解剖异常，如尿道狭窄、尿路梗阻和膀胱颈梗阻者。

（3）可疑的完全或部分尿道损伤和尿道肿瘤。

（4）膀胱容量小于200mL。

（5）膀胱内感染。

（6）膀胱内高压。

（7）严重的尿失禁。

（8）每天摄入大量液体无法控制者。

（9）尿管多次通过生殖器易引起阴茎异常勃起等异常情况者。

（10）经过治疗，仍有自主神经异常反射者。

（11）前列腺、膀胱颈或尿道手术后，装有尿道支架或人工假体，有出血倾向者应慎用间歇导尿。

## 三、操作前护理

（1）解释间歇导尿的目的，取得老年人和家属的配合。

（2）评估老年人的进液量、上次排放时间、膀胱充盈程度等，切忌老年人尿急时才排放尿液。每次导尿前鼓励老年人自行排尿并可诱导排尿，记录尿量。

（3）用物准备齐全，为自助式导尿的女性老年人准备小镜子。

## 四、操作过程

### （一）他助式间歇导尿

（1）洗手，戴口罩。

（2）臀下置尿垫，协助老年人取半卧位，脱下近侧裤管搭至对侧腿上，将两腿分开，充分暴露会阴区。

（3）将所用物品按顺序放于床尾。

（4）清洗会阴部

①男性老年人：将包皮向后拉暴露龟头，用清洁小毛巾或湿纸巾由里向外清洗尿道口及周围皮肤4～5次，再次清洗尿道口。

②女性老年人：由上向下清洗大小阴唇、尿道口至肛门及会阴4～5次后，再次清洗尿道口。

（5）将导尿包放在老年人双腿中间并打开，打开导尿管包装，夹出导尿管放置于治疗盘边，倒适量0.5%碘伏消毒液至棉球上。

（6）戴无菌手套，润滑导尿管前端，用碘伏棉球消毒尿道口。

（7）插入导尿管

①男性老年人：左手握住阴茎并提起使其与腹部成60°，右手将导尿管缓慢插入尿道18～20cm，直到尿液开始流出，当遇到尿道的3个狭窄处时，嘱老年人慢深呼吸，慢慢插入尿管，切忌用力过快、过猛而损伤尿道黏膜。

②女性老年人：分开大小阴唇暴露尿道口插入4～5cm，直到尿液流出为止。

（8）当尿液停止排出时，一边用Crede手法（置拳于脐下3cm处深按压，并向耻骨方向滚动，动作缓慢轻柔，避免使用暴力和在耻骨上方直接加压；也可用双手拇指置于髂嵴处，其余手指在脐下3cm处逐渐施力向内下方按压）轻轻挤压膀胱。

（9）当无尿液流出时，慢慢拉出导尿管，男性老年人把包皮推回原位。

（10）用棉球或湿纸巾清洁尿道口及周围皮肤。

（11）脱手套、洗手，协助老年人穿好衣裤，取舒适体位。

（12）记录导尿日期、时间、尿量、颜色和在操作过程中遇到的问题。

### （二）自助式间歇导尿

（1）将准备好的导尿用品放置在干燥、清洁的地方或床旁椅上。

（2）插入方法

①男性老年人：取站立位→暴露会阴及尿道口并清洁（同上）→洗手→打开导尿包→准备用物→戴手套→润滑导尿管→碘伏消毒尿道口→插入导尿管→固定排尿→排空尿液→

拔出导尿管→摘手套→洗手→记录尿量。

②女性老年人：取蹲位→在距离会阴部5cm处放置小镜子→洗手→打开导尿包→准备用物→戴手套→润滑导尿管→碘伏消毒尿道口→插入导尿管→固定排尿→排空尿液→拔出导尿管→摘手套→洗手→记录尿量。

## 五、操作后护理

（1）清点物品，整理用物。

（2）教会老年人间歇导尿技术的操作方法，指导老年人和照顾者注意事项，鼓励其自行操作。

（3）健康指导，告知老年人及其照顾者如何观察尿液情况。

## 六、注意事项

（1）操作中注意保暖和保护老年人的隐私。

（2）老年人易发生尿道感染，操作时尤其要注意防止感染，每1～2周行尿常规检查，做中段尿培养。

（3）指导老年人每天饮水量控制在1500～2000mL，并分配于早上6时到晚上8时之间，每次不超过400mL，入睡前3小时尽量避免饮水。

（4）如果老年人不能自主完成排尿，导尿频率可以为3～4次/天。如果老年人能够部分排尿，导尿频率可以为1～2次/天。每次导出的尿液一般为400mL左右（生理性膀胱容量）为准，残留尿量少于80～100mL时可以停止导尿。对膀胱高度膨胀且极度衰弱的老年人，第一次放尿不得超过1000mL，防止虚脱和血尿。

（5）老年女性尿道口回缩，插管时应仔细观察、辨认，避免误入阴道。如导尿管误入阴道，应更换导尿管重新插管。

（6）导尿时导尿管不要来回抽送，避免造成二次感染。如在导尿过程中遇到障碍，应先暂停5～10秒，把导尿管拔出3～4cm，然后缓慢插入。

（7）在拔出导尿管时若遇到障碍，可能是尿道痉挛所致，应等待5～10分钟再拔。

（8）膀胱排空要彻底，切忌在膀胱胀满状态下使用Crede手法。

（9）建立护理记录单，准确记录每次导尿的时间、尿量和饮水量。

（10）如遇下列情况应及时报告医生处理

①出现血尿，尿管插入或拔出失败。

②插入尿管时出现疼痛并难以忍受。

③泌尿系统感染：排尿时刺痛；尿液混浊，有沉淀物，有臭味；下腹疼痛或腰部疼痛及发热等。

# 第七节　会阴护理方法

老年人由于各种原因容易发生尿路感染，所以会阴部的清洁尤其重要。会阴护理可以起到清洁外阴、使老年人舒适、预防泌尿生殖系统感染、促进外阴切口愈合等目的。

## 一、适应证

（1）长期卧床、会阴部手术、留置尿管的老年人。

（2）自我护理能力完全丧失的老年人。

## 二、禁忌证

患有外阴皮肤病的老年人、可疑或确诊外阴癌的老年人。生命体征不平稳、随时可能有病情变化的老年人，可酌情延后行会阴护理操作。

## 三、操作前护理

（1）评估老年人的年龄、病情、意识、心理状态和配合程度，有无尿失禁或留置尿管，会阴部清洁程度、皮肤黏膜情况、有无切口和流液等。

（2）向老年人解释操作目的，协助其取仰卧位。

（3）关闭门窗，室温在24～25℃，屏风遮挡。备齐会阴护理的用物，如老年人有会阴、直肠手术或留置尿管等情况，应准备无菌棉球，必要时备便盆。

## 四、操作过程

（1）臀下垫橡胶单和一次性尿垫，协助老年人脱去对侧裤腿盖在近侧腿部，对侧盖被，双腿取仰卧屈膝外展位。

（2）洗手，戴手套。

（3）女性老年人清洁方法

①用棉球擦洗大腿内侧（由外向内至大阴唇边缘，擦洗顺序为由上向下，先对侧后近侧）。

②擦洗阴阜（由上到下，由对侧到近侧）。

③擦洗阴唇部位（先对侧后近侧，由上向下）。

④擦洗尿道口、阴道口。

⑤如有留置尿管，由尿道口处向远端依次擦洗尿管的对侧、上方、近侧、下方。

⑥擦洗肛周及肛门。

（4）男性老年人清洁方法

①用棉球擦洗大腿内上1/3（由外向内至腹股沟及阴囊边缘，擦洗顺序为由上向下，先对侧后近侧）。

②擦洗阴茎头部（轻轻提起阴茎，手持纱布将包皮向后推露出冠状沟，环形擦洗尿道口、阴茎头部、冠状沟，若尿道口分泌物较多，需更换棉球直至擦洗干净），弃去纱布，放平阴茎。

③擦洗阴茎体部上方，然后手持无菌纱布轻轻提起阴茎，擦洗阴茎体部下方（顺序为对侧、上方、近侧，由尿道口擦向根部）。

④擦洗阴囊（由对侧到近侧，由上到下）。

⑤如有留置尿管，需清洁尿道口和尿管周围，由尿道口处向远端依次擦洗尿管的对侧、上方、近侧、下方。

⑥擦洗肛周及肛门。

（5）脱手套，撤去橡胶单和一次性尿垫，协助老年人穿好衣裤，取舒适体位。

（6）撤去屏风，打开门窗。

## 五、操作后护理

（1）清点用物，整理用物。

（2）告知老年人及家属会阴清洁的重要性，并指导检查会阴部清洁情况。

（3）指导家属掌握会阴清洁方法。

（4）如果老年人留置尿管，指导预防泌尿系统感染的方法。

## 六、注意事项

（1）注意保暖，遮挡老年人。

（2）操作时，正确运用人体力学原则，注意节时省力。

（3）擦洗溶液温度适中，减少刺激。

（4）进行会阴部护理时，每擦洗一处应更换一个棉球。

（5）擦洗时动作轻稳，顺序从污染最小部位至污染最大部位，避免交叉感染。

（6）留置尿管的老年人，应注意导尿管是否通畅，避免脱落或打结。

（7）擦洗动作要轻，注意观察会阴部及会阴切口周围组织有无红肿、分泌物和切口的愈合情况，发现问题及时向医生汇报。

# 第二章　静脉输液治疗护理方法

## 第一节　外周静脉通路置入护理方法

### 一、头皮钢针

#### （一）目的

建立静脉通路，输入药物，治疗疾病。

#### （二）静脉的选择

静脉输液部位的选择通常应从远心端静脉开始，逐渐向近心端使用。首选手背静脉，避开关节部位。小儿不宜首选头皮静脉。

#### （三）皮肤消毒

1.范围

一次性静脉输液钢针穿刺部位的皮肤消毒直径应≥5cm。

2.方法

以穿刺点为中心环形消毒，由内向外用力旋转擦拭，自然待干。

3.消毒液选择

宜选用2%葡萄糖酸氯己定乙醇溶液（年龄<2个月的婴儿慎用）、有效碘浓度不低于0.5%的碘伏或2%碘酊溶液和75%酒精。

#### （四）用物

1.车上

治疗盘、弯盘、2%葡萄糖酸氯己定乙醇溶液、75%酒精、无菌棉签、输液贴、胶布板、输液器、输液条码贴、液体、治疗巾、止血带、剪刀、清洁手套、执行单、PDA。

2.车下

医用垃圾桶、非医用垃圾桶、锐器盒、盛放污止血带盒。

### （五）操作步骤及要点说明

1.评估

（1）物品准备：治疗盘、输液器等。

（2）操作者准备：洗手、戴口罩。

（3）患者准备：核对患者身份，向患者解释目的及注意事项，协助其取舒适体位，充分暴露穿刺部位。

2.准备

（1）患者年龄、病情、心理状况、合作程度。

（2）治疗方案、药物性质、过敏史。

（3）对置入位置的偏好。

（4）肢体活动度是否良好，穿刺部位皮肤是否完整，有无破损、硬结、感染等。

（5）选择粗、直、有弹性的血管，避开静脉瓣、关节等部位。

（6）环境。

3.穿刺前准备

（1）连接输液器，排气，检查输液器内有无气泡。

（2）备输液贴。

4.皮肤消毒

（1）选择穿刺静脉，皮肤消毒直径≥5cm，消毒频次≥2次，自然待干。

（2）距穿刺点6～8cm处扎止血带，松紧度以能阻断静脉血流而不阻断动脉血为宜。

5.静脉穿刺

（1）戴清洁手套，二次排气。

（2）绷紧皮肤，针头斜面向上，与皮肤成15°～30° 进针。

（3）见回血后，降低角度，再进针少许（针梗入血管内1/2～2/3为宜）。

（4）三松：嘱患者松拳，松止血带，松调节器。

6.固定

（1）第一条胶带，固定针柄，使头皮针不易脱出。

（2）第二条胶带，覆盖穿刺点。

（3）第三条胶带，胶带固定延长管，贴于第二条胶带上方，不可覆盖血管走行。

7.整理

（1）根据病情、年龄、药物性质等调节输液滴速。

（2）整理床单位，协助患者取舒适体位。

（3）整理用物，垃圾分类处理。

8.宣教

（1）穿刺部位适当限制活动。

（2）患者或家属不可随意调节滴速。

（3）如穿刺部位出现肿胀、疼痛等异常不适时，应及时告知。

9.记录

记录时间、病情、患者反应及处理等。

## 二、外周静脉短导管

### （一）目的

（1）建立静脉通路，输注药物，治疗疾病。

（2）输注全血或血液制品。

### （二）静脉的选择

宜选择上肢静脉的背侧和桡侧静脉作为穿刺部位（如选择桡静脉应尽量靠上，不宜使用桡静脉腕部，以免损伤桡神经），选择粗直、有弹性的血管，避开静脉瓣、关节部位以及有疤痕、炎症、硬结等处的静脉，成人不宜选择下肢静脉，小儿不宜首选头皮静脉。

### （三）皮肤消毒

1.范围

外周静脉留置针穿刺部位的皮肤消毒直径应≥8cm。

2.方法

以穿刺点为中心环形消毒，由内向外用力旋转擦拭，自然待干。

3.消毒液选择

与头皮钢针消毒液选择方法相同。

### （四）用物

1.车上

治疗盘、无菌棉签、75%酒精、2%葡萄糖酸氯己定乙醇溶液、剪刀、止血带、治疗巾、密闭防堵管一体式安全留置针、输液接头、输液器、无菌透明敷料（≥6m×7cm）、清洁手套、液体、输液条码贴、弯盘、弹性柔棉宽胶带、PDA、执行单、预冲式导管冲洗器。

2.车下

医用垃圾桶、非医用垃圾桶、锐器盒、盛放污止血带盒。

### （五）操作步骤及要点说明（以“Y”形防堵管一体式留置针为例）

1.评估

（1）患者年龄、病情、心理状况、合作程度。

（2）治疗方案、药物性质，过敏史。

（3）对置入位置的偏好。

（4）肢体活动度是否良好，穿刺部位皮肤是否完整，有无破损、硬结、感染等。

（5）选择粗、直、有弹性的血管，避开静脉瓣、关节等部位。

（6）环境。

2.准备

（1）物品准备：治疗盘、防堵管一体式留置针等。

（2）操作者准备：洗手、戴口罩。

（3）患者准备：核对患者身份，向患者解释目的及注意事项，协助其取舒适体位，充分暴露穿刺部位。

3.穿刺前准备

（1）连接输液器，一次排气。

（2）备无菌透明敷料。

（3）连接输液附加装置，将输液器与防堵管一体式留置针（或输液接头）连接，注意保持无菌状态。

（4）若为直型留置针，需行静脉穿刺后方可连接输液器。

4.皮肤消毒

（1）选择穿刺静脉，皮肤消毒，直径≥8cm，频次≥2次，自然待干。

（2）距穿刺点上方6～8cm扎止血带，松紧度以能阻断静脉血流而不阻断动脉血为宜。

5.静脉穿刺

戴清洁手套，绷紧皮肤，针尖斜面向上，持针翼以15°～30° 进针，见回血后降低角度至5°～10° ，再进针少许（0.2～0.3cm）。

6.送管

一手后撤针芯（0.2～0.3cm），将导管与针芯送入血管内，不可推送到底（保留0.1cm）。

7.撤针芯

（1）三松：嘱患者松拳，松止血带，松调节器。

（2）一手固定延长管根部，一手持针翼，后撤针芯收缩在保护装置中，并整体卸下。

8.固定

（1）以穿刺点为中心，预切口处置于针座上方，无张力覆盖透明敷料。

（2）进行导管塑形，使导管三面固定（捏）。

（3）以双手大鱼际由中心向边缘按压透明敷料，排尽空隙（抚）。

（4）一边去除边框纸，一边按压透明敷料边缘（压）。

（5）将记录胶带贴在隔离塞上（注明日期、时间、操作者）。

（6）延长管呈“U”形，以高举平台法固定，导管连接处高于留置导管尖端，输液接口处（白色帽端）朝外以便于连接，且避开血管走行处。

（7）单手夹夹闭于延长管根部。

9.整理

（1）根据患者病情、年龄及药物性质等调节输液滴速。

（2）整理床单位，协助患者取舒适体位。

（3）整理用物，垃圾分类处理。

10.宣教

（1）保持局部清洁干燥。

（2）穿刺侧肢体避免过度活动，避免长时间垂放。

（3）患者及家属不可随意调节输液滴速。

（4）穿刺部位出现肿胀、疼痛等异常不适时，应及时告知。

11.记录

记录时间、病情、患者反应及处理等。

## （六）注意事项

（1）一名医护人员穿刺尝试次数不得超过2次，一名患者总计不得超过4次。对于穿刺困难者可使用血管可视化技术。

（2）如患者主诉置入部位存在异样疼痛，如电休克感、刺痛、严重烧灼感和（或）麻木感，表明患者神经可能受到损伤，须立即拔除静脉留置针。

## 三、中等长度静脉导管

### （一）目的

建立静脉通路，输注药物，治疗疾病。

### （二）静脉的选择

首选上臂部位，避开肘窝、感染及有损伤的部位。可用贵要静脉、头静脉、肘正中静脉和肱静脉，其中首选贵要静脉。对新生儿和儿童可选部位还包括腿部（尖端位于腹股沟以下）和头皮（尖端在颈部，胸部以上）。

### （三）皮肤消毒

1.范围

以穿刺点为中心，整臂消毒。

2.方法

以穿刺点为中心环形消毒，由内向外用力旋转擦拭，自然待干。

3.消毒液选择

与外周静脉短导管消毒液选择方法相同。

4.最大化无菌屏障

操作者戴圆帽、口罩、无菌手套，穿无菌隔离衣；患者戴藏圆帽、口罩，全身覆盖无菌治疗巾。

### （四）导管尖端位置

腋静脉中段为导管尖端最佳位置。

### （五）用物

1.车上

治疗盘、中线导管、中线导管穿刺包、2%葡萄糖酸氯己定乙醇溶液、75%酒精、无菌棉签、弹性柔棉宽胶带、无菌生理盐水、剪刀、无菌无粉手套、执行单、5mL注射器、20mL注射器、2%利多卡因、无菌透明敷料（≥10cm×12cm）、PDA、输液接头、软尺。

2.车下

医用垃圾桶、非医用垃圾桶。

## （六）操作步骤及要点说明（以末端剪裁尖端开口导管、传统方法穿刺为例）

1.评估

（1）患者年龄、病情、既往史、实验室检查（血常规、凝血四项、D–二聚体等）、心理状况、合作程度。

（2）治疗方案、药物性质、过敏史、置管史。

（3）对置入位置的偏好以及可用护理资源。

（4）肢体活动度是否良好，穿刺部位皮肤是否完整，有无破损、硬结、感染等。

（5）选择粗、直、有弹性的血管，避开静脉瓣、关节等部位。

（6）确认医嘱，已签署知情同意书。

（7）环境。

2.准备

（1）物品准备：中线导管穿刺包、无菌物品等。

（2）操作者准备：流动水洗手，戴口罩、圆帽。

（3）患者准备：向患者及家属解释目的、注意事项，清洁双臂，戴口罩、圆帽。

（4）摆体位：术肢外展45°~90°，充分暴露穿刺部位。

3.选择静脉和穿刺点

（1）扎止血带。

（2）位置选择：肘下2横指或肘上4横指为宜。

（3）确认穿刺点。

4.测量

（1）测量预置入长度：手臂外展成90°，测量预穿刺点至腋窝间的距离。

（2）测量臂围：肘横纹上10cm处（患儿为5cm），测量双侧臂围。

5.消毒皮肤

（1）打开无菌穿刺包，戴无菌手套。

（2）协助患者抬高穿刺侧手臂，在穿刺侧手臂下方铺治疗巾。

（3）整臂消毒，频次≥3次，自然待干。

（4）2%葡萄糖酸氯己定乙醇溶液消毒：以穿刺点为中心，由内向外，频次≥3次，自然待干。

6.建立无菌区域

（1）脱手套，洗手。

（2）建立最大化无菌屏障：手臂下铺治疗巾，摆放无菌止血带；铺大单覆盖患者全身；铺孔巾，暴露穿刺部位；保证患者前臂及手部覆盖在无菌巾下。

（3）操作者穿无菌隔离衣，戴无菌手套。

（4）以无菌生理盐水冲洗双手。

7.穿刺前准备

（1）将穿刺所需物品按序摆放。

（2）用生理盐水分别冲洗导管、连接器、减压套筒、延长管、输液接头等，注意检查导管完整性及通畅性（若为三向瓣膜式导管应确保瓣膜呈开启状态：以拇指、食指指腹轻轻揉搓导管尖端），将导管全部没泡于生理盐水中。

（3）扎止血带，嘱患者握拳，使血管充盈。

8.局部麻醉

以2%利多卡因，局部浸润麻醉。

9.静脉穿刺

（1）绷紧皮肤，以15°~30° 进针（先皮下移行再进入血管）。

（2）见回血后，降低角度，再推进少许，保证针头斜面及套管鞘前端在血管内。

（3）后撤针芯少许，将套管与针芯送入静脉内。

（4）松止血带，嘱患者松拳。

（5）撤针芯：一手食指固定针座，中指按压套管鞘前端静脉止血，一手撤出针芯。

10.送导管

（1）将导管经套管鞘均匀、缓慢送入静脉（每次不超过2cm），将导管送至预测量长度。

（2）撤出套管鞘，使其远离穿刺点，撕开套管鞘。

（3）校对置入长度。

（4）抽回血，确认导管位于静脉内，脉冲式冲洗导管。

（5）将导管与导丝金属柄分离，平行、缓慢撤出导丝。

11.修剪导管安装连接器

（1）清洁导管上的血渍。

（2）保留体外导管不少于5cm，用直剪刀裁剪导管，裁剪时应保持直角，不要剪出斜面或毛碴，导管最后1cm必须剪掉（包括体内留置过长时）。

（3）将减压套筒安装到导管上。

（4）将导管连接到连接器翼形部分金属柄上，注意一定要推进到底，导管不可起槽。

（5）沿直线将翼形部分的倒钩和减压套筒上的沟槽对齐，锁定两部分，确保连接牢固。

12.冲管与封管

（1）安装输液接头，脉冲方式冲洗导管。

（2）正压封管。

13.撤孔巾

以无菌方式撤除孔巾：将导管体外部分用无菌纱布全部覆盖，一手固定，一手撤除孔巾。

14.固定导管

（1）以生理盐水纱布清洁穿刺点及周围皮肤上的血迹。

（2）消毒穿刺点。

（3）根据导管外露情况，合理摆放外露部分，可呈“L、S、U”等形状。

（4）无菌小纱布覆盖穿刺点。

（5）以穿刺点为中心，无张力粘贴透明敷料。

（6）固定手法：以拇指指腹沿纱布周边按压敷料，排尽空隙；沿导管走行进行塑形，保证导管三面固定（捏）；以双手大鱼际由中心向边缘按压透明敷料，排尽空隙（抚）；一边去除背衬纸边框，一边按压透明敷料边缘（压）。

15.固定延长管

（1）根据接头连接处形状修剪胶带。

（2）第一条胶带：以高举平台法，无张力固定于敷料与皮肤交界处。

（3）第二条胶带：与第一条反向锁和固定，形成“锁扣”。

（4）第三条胶带：记录胶带粘贴于第二条胶带上（记录置管日期、置管长度、臂围、操作者）。

16.整理

（1）整理用物，垃圾分类处理，脱手套。

（2）协助患者取舒适体位，整理床单位。

（3）记录置管日期、操作过程、穿刺静脉、置入长度、臂围、外露长度、患者反应及处理等信息，填写导管维护手册。

（4）向患者交代置管后注意事项。

## （七）注意事项

（1）避免在有触痛或开放性创伤的区域、四肢上发生感染的区域、受损血管（如静脉炎、硬化、条索状的血管）以及计划进行手术的区域进行静脉通路置入技术。

（2）应避免穿刺小血管（导管-静脉比率不高于45%的血管），以降低静脉炎和血栓风险。

# 第二节 中心静脉通路置入技术

## 一、传统PICC置管术

### （一）目的

用于中长期静脉输液治疗，为输注任何性质的药物提供安全、有效的静脉通路。

### （二）静脉的选择

宜选择肘部或上臂静脉作为穿刺部位，避开肘窝、感染及有损伤的部位，首选贵要静脉，在肘上或肘下2～3横指处穿刺进针最佳。

### （三）皮肤消毒

1.范围

以穿刺点为中心，整臂消毒。

2.方法

以穿刺点为中心环形消毒，由内向外用力旋转擦拭，自然待干。

3.消毒液选择

与外周静脉短导管消毒液选择方法相同。

4.最大化无菌屏障

操作者戴圆帽、口罩、无菌手套，穿无菌隔离衣；患者戴圆帽、口罩，全身覆盖无菌治疗巾。

### （四）定位

通过X线片确定导管尖端位置，导管尖端最佳位置为上腔静脉中下1/3处或上腔静脉与右心房交界处。

### （五）用物

PICC穿刺包、PICC导管，其他同中等长度静脉导管用物准备。

## （六）操作步骤及要点说明（以三向瓣膜式导管为例）

1.评估

（1）患者年龄、病情、既往史、实验室检查（血常规、凝血四项、D-二聚体等）、心理状况、合作程度。

（2）治疗方案、药物性质、过敏史、置管史。

（3）对置入位置的偏好以及可用护理资源。

（4）肢体活动度是否良好，穿刺部位皮肤是否完整，有无破损、硬结、感染等。

（5）选择粗、直、有弹性的血管，避开静脉瓣、关节等部位。

（6）确认医嘱，已签署知情同意书。

（7）环境。

2.准备

（1）物品准备：PICC穿刺包、一次性无菌物品等。

（2）操作者准备：流动水洗手，戴口罩、圆帽。

（3）患者准备：患者及家属已知悉目的、注意事项，清洁双臂，戴口罩、圆帽。

（4）摆体位：术肢外展45°～90°，充分暴露穿刺部位。

3.选择静脉和穿刺点

（1）扎止血带。

（2）位置选择：肘下2横指或肘上4横指为宜。

（3）确认穿刺点。

4.测量

（1）测量预置管长度：手臂外展成90°，预穿刺点经右胸锁关节至第三肋间的距离。

（2）测量臂围：肘横纹上10cm处（患儿为5cm），测量双侧臂围。

5.消毒皮肤

（1）打开无菌穿刺包，戴无菌手套。

（2）协助患者抬高穿刺侧手臂，在穿刺侧手臂下方铺治疗巾。

（3）75%酒精消毒：以穿刺点为中心，由内向外环形消毒整臂，频次≥3次，自然待干。

（4）2%葡萄糖酸氯己定乙醇溶液消毒：以穿刺点为中心，由内向外用力旋转擦拭整臂，频次≥3次，自然待干。

6.建立无菌区域

（1）脱手套，洗手。

（2）建立最大化无菌屏障：手臂下铺治疗巾，摆放无菌止血带；铺大单覆盖患者全身；铺孔巾，暴露穿刺部位；保证患者前臂及手部覆盖在无菌巾下。

（3）操作者穿无菌隔离衣，戴无菌手套。

（4）以无菌生理盐水冲洗双手。

7.局部麻醉

以2%利多卡因，局部浸润麻醉。

8.穿刺前准备

（1）将穿刺所需物品按序摆放。

（2）用生理盐水分别冲洗导管、连接器、减压套筒、延长管、输液接头等，注意检查导管完整性及通畅性（若为三向瓣膜式导管应确保瓣膜呈开启状态，以拇指、食指指腹轻轻揉搓导管尖端），将导管全部浸泡于生理盐水中。

（3）扎止血带，嘱患者握拳，使血管充盈。

9.传统穿刺法（盲穿）

（1）绷紧皮肤，以15°~30° 进针（先皮下移行再进入血管）。

（2）见回血后，降低角度，再推进少许，保证针头斜面及套管鞘前端在血管内。

（3）后撤针芯少许，将套管与针芯送入静脉内。

（4）松止血带，嘱患者松拳。

（5）撤针芯：一手食指固定针座，中指按压套管鞘前端静脉止血，一手撤出针芯。

10.送导管

（1）将导管经套管鞘均匀、缓慢送入静脉（每次不超过2cm）。

（2）当送入15~20cm时嘱患者将头转向穿刺侧，并低头使下颌贴近肩部，将导管送至预测量长度。

（3）撤出套管鞘，使其远离穿刺点，撕开套管鞘。

（4）校对置入长度。

（5）抽回血，确认导管位于静脉内，脉冲式冲洗导管。

（6）将导管与导丝金属柄分离，平行、缓慢撤出导丝。

11.修剪安装导管

（1）清洁导管上的血渍。

（2）保留体外导管不少于5cm，用直剪刀裁剪导管，裁剪时应保持直角，不要剪出斜面或毛碴，导管最后1cm必须剪掉（包括体内留置过长时）。

（3）将减压套筒安装到导管上。

（4）将导管连接到连接器翼形部分金属柄上，注意一定要推进到底，导管不可打折。

（5）沿直线将翼形部分的倒钩和减压套筒上的沟槽对齐，锁定两部分，确保连接牢固。

12.冲管与封管

（1）安装输液接头，以脉冲方式冲洗导管。

（2）正压封管。

13.撤孔巾

以无菌方式撤除孔巾：将导管体外部分用无菌纱布全部覆盖，一手固定，一手撤除孔巾。

14.固定导管

（1）以生理盐水纱布清洁穿刺点及周围皮肤上的血迹。

（2）消毒穿刺点。

（3）根据导管外露情况，合理摆放外露部分，可呈“L、S、U”等形状。

（4）无菌小纱布覆盖穿刺点。

（5）以穿刺点为中心，无张力粘贴透明敷料。

（6）固定手法：以拇指指腹沿纱布周边按压敷料，排尽空隙；沿导管走行进行塑形，保证导管三面固定（捏）；以双手大鱼际由中心向边缘按压透明敷料，排尽空隙（抚）；一边去除背衬纸边框，一边按压透明敷料边缘（压）。

15.固定延长管

（1）根据接头连接处形状修剪胶带。

（2）第一条胶带：以高举平台法，无张力固定于敷料与皮肤交界处。

（3）第二条胶带：与第一条反向锁和固定，形成“锁扣”。

（4）第三条胶带：记录胶带粘贴于第二条胶带上（记录置管日期、置管长度、臂围、操作者）。

16.整理

（1）整理用物，垃圾分类处理，脱手套。

（2）协助患者取舒适体位，整理床单位。

（3）记录置管日期、操作过程、穿刺静脉、置入长度、臂围、外露长度、患者反应及处理等信息，填写导管维护手册。

（4）向患者交代置管后注意事项。

17.定位

（1）通过X线片确定导管尖端位置。

（2）导管尖端最佳位置为上腔静脉中下1/3，靠近右心房交界处。

### （七）注意事项

（1）避免在有触痛或开放性创伤的区域、四肢上发生感染的区域、受损血管（如静脉炎、硬化、条索状的血管）以及计划进行手术的区域进行静脉通路置入技术。

（2）对于携带上腔静脉过滤器的患者，要置入PICC，只能在透视下进行。

（3）对于任何置入位置高于心脏水平的导管，胸膜腔内压力变化可能导致空气流入，应使用空气栓塞预防措施，在刺入针头、导入鞘、扩皮器和导管时封上暴露于空气的血管出口。

（4）应避免穿刺小血管（导管-静脉比率不高于45%的血管），以降低静脉炎和血栓风险。

## 二、超声引导下改良塞丁格技术行PICC置管术

### （一）目的

用于中长期静脉输液治疗，为输注任何性质的药物提供安全、有效的静脉通路。

### （二）静脉的选择

首选上臂贵要静脉，其次为肱静脉。

### （三）皮肤消毒

1.范围

以穿刺点为中心，整臂消毒。

2.方法

以穿刺点为中心环形消毒，由内向外用力旋转擦拭，自然待干。

3.消毒液选择

与外周静脉短导管消毒液选择方法相同。

4.最大化无菌屏障

操作者戴圆帽、口罩、无菌手套，穿无菌隔离衣；患者戴圆帽、口罩，全身覆盖无菌治疗巾。

### （四）定位

通过X线片确定导管尖端位置，导管尖端最佳位置为上腔静脉中下1/3处或上腔静脉与右心房交界处。

## （五）用物

1.车上

PICC导管、PICC穿刺包、2%葡萄糖酸氯己定乙醇溶液、75%酒精、无菌生理盐水、20mL注射器、无菌无粉手套、无菌透明敷料（≥10cm×12cm）、5mL注射器、2%盐酸利多卡因、输液接头、微插管鞘穿刺套件、超声血管导引穿刺套件、血管超声仪、超声耦合剂、弹力柔棉宽胶带、软尺。

2.车下

医用垃圾桶、非医用垃圾桶、锐器盒。

## （六）操作步骤及要点说明（以末端剪裁导管为例）

1.评估

（1）患者年龄、病情、既往史、实验室检查（血常规、凝血四项、D–二聚体等）、心理状况、合作程度。

（2）治疗方案、药物性质、过敏史、置管史。

（3）确认置入位置的偏好以及可用护理资源。

（4）肢体活动度是否良好，穿刺部位皮肤是否完整，有无破损、硬结、感染等。

（5）选择粗、直、有弹性的血管，避开静脉瓣、关节等部位。

（6）确认医嘱，已签署知情同意书。

（7）环境。

2.准备

（1）物品准备：PICC导管、血管超声仪等。

（2）操作者准备：流动水洗手，戴口罩、圆帽。

（3）患者准备：向患者讲解操作目的及注意事项，清洁双臂，戴口罩、圆帽，置于操作体位。

3.血管评估及穿刺点选择

（1）体位：通常取仰卧位，上肢呈外展和外旋姿势，掌心向上，外展角度与躯干成60°~90°，充分暴露穿刺侧手臂。

（2）方法：采用分区法选择最佳区域（详见第三章分区法），以中段为穿刺点的最佳区域。

（3）超声查找贵要静脉；触及肘窝处动脉搏动，探头在肘窝上约2cm处找到肱动脉、肱静脉；再将探头向内、向上移动，找到内径较大的血管，用探头压迫，可压扁，不见搏动即为贵要静脉。

（4）观察内容：静脉走行、伴行情况，变异，内膜，管腔内回声等情况；静脉管腔内是否有自发性血流信号及血流充盈情况；压迫试验，挤压远端肢体试验和乏式（valsalva）试验观察静脉内有无血栓、静脉瓣功能等。

（5）确认预穿刺点。

4.测量

（1）测量预置管长度：手臂外展成90°，预穿刺点经右胸锁关节至第三肋间的距离。

（2）测量臂围：肘横纹上10cm处（患儿为5cm），测量双侧臂围。

5.消毒皮肤

（1）打开无菌穿刺包，戴无菌手套。

（2）协助抬高穿刺侧手臂，在穿刺侧手臂下方铺治疗巾。

（3）整臂消毒，频次≥3次，自然待干。

（4）2%葡萄糖酸氯己定乙醇溶液消毒；以穿刺点为中心，由内向外用力旋转擦拭整臂，频次≥3次，自然待干。

6.建立无菌区

（1）脱手套，洗手。

（2）建立最大化无菌屏障：手臂下铺治疗巾，摆放无菌止血带；铺大单覆盖患者全身；铺孔巾，暴露穿刺部位；保证患者前臂及手部覆盖在无菌巾下。

（3）操作者穿无菌隔离衣，戴无菌手套。

（4）以无菌生理盐水冲洗双手。

7.穿刺前准备

（1）将穿刺所需物品按序摆放。

（2）用生理盐水分别冲洗导管、连接器、减压套筒、延长管、输液接头，注意检查导管的完整性及通畅性（若为三向瓣膜式导管应确保瓣膜呈开启状态），将导管全部浸于无菌生理盐水中。

8.安放无菌探头罩

取耦合剂少许涂在探头上，套无菌探头罩，注意避免产生气泡，并以橡胶圈固定。

9.局部麻醉

（1）扎止血带，嘱患者握拳。

（2）再次血管定位：探头涂无菌耦合剂后，将标记点固定在血管中央位置。

（3）选择导针器：根据静脉深度选择合适导针器固定在探头上。

（4）以2%盐酸利多卡因注射液，超声引导下逐层浸润麻醉。

10.超声导引下改良塞丁格静脉穿刺法

（1）安装穿刺针：一手握住探头，另一手执笔式取穿刺针，针尖斜面向上（向探头一侧）插入导针器沟槽，注意针尖不可超过导针器平面，以免刺破皮肤。

（2）穿刺：将探头与皮肤垂直并固定，术者手持针柄，双眼看着血管超声仪屏幕进行静脉穿刺（手眼配合）。超声显示屏上可在血管内看见一白色亮点，血自针尾处缓缓流出，即为穿刺成功。

（3）送导丝：见回血后，自针梗处沿穿刺针方向送入导丝，确保导丝进入静脉内（导丝长度超出穿刺针长度少许）。

（4）再次送导丝：固定好穿刺针，小心移开探头，随即降低穿刺针角度，松止血带，嘱患者松拳，继续推送导丝。推送长度不宜进入腋静脉，在体外保留至少10～15cm。遇阻力不可用力推送导丝。如送导丝不成功，导丝与穿刺针一并拔出，避免穿刺针针尖将导丝割断。

11.扩皮

（1）撤针：保留导丝在原位，撤出穿刺针。

（2）扩皮：沿导丝上方，与导丝平行，纵向切开皮肤（不可切割导丝）。

12.送插管鞘

（1）送插管鞘：沿导丝送入插管鞘，边旋转边向前推送，注意固定好导丝，避免导丝滑入静脉（注意推进插管鞘的方向与血管走向保持一致）。

（2）分离扩张器、插管鞘：一手小指与无名指夹住导丝，另一手以拇指固定住插管鞘，将扩张器与导丝一起拔出，随即以示指、中指、无名指三指压住穿刺鞘上方血管，防止出血，并检查导丝完整性。

13.送导管

（1）将导管经套管鞘均匀、缓慢送入静脉（每次不超过2cm）。

（2）当送入15～20cm时嘱患者将头转向穿刺侧，并低头使下颌贴近肩部，将导管送至预测量长度。

（3）撤出套管鞘，使其远离穿刺点，撕开套管鞘。

（4）校对置入长度。

（5）抽回血，确认导管位于静脉内，脉冲式冲洗导管。

（6）将导管与导丝金属柄分离，平行、缓慢撤出导丝。

14.修剪导管、安装连接器

（1）清洁导管上的血渍。

（2）保留体外导管不少于5cm，用直剪刀裁剪导管，裁剪时应保持直角，不要剪出斜面或毛碴，导管最后1cm必须剪掉（包括体内留置过长时）。

（3）将减压套筒安装到导管上。

（4）将导管连接到连接器翼形部分金属柄上，注意一定要推进到底，导管不可起褶。

（5）沿直线将翼形部分的倒钩和减压套筒上的沟槽对齐，锁定两部分，确保连接牢固。

15.初步判断导管位置

在助手协助下进行超声检查。超声检查同侧及对侧锁骨下静脉和颈内静脉处，判断导管有无进入颈内静脉，正常在同侧锁骨下静脉处可见导管回声。

16.冲管与封管

（1）安装输液接头，以脉冲方式冲洗导管。

（2）正压封管。

17.撤孔巾

以无菌方式撤除孔巾：将导管体外部分用无菌纱布全部覆盖，一手固定，一手撤出孔巾。

18.固定导管

（1）以生理盐水纱布清洁穿刺点及周围皮肤上的血迹。

（2）消毒穿刺点。

（3）根据导管外露情况，合理摆放外露部分如“U”形等。

（4）无菌小纱布覆盖穿刺点。

（5）以穿刺点为中心，无张力粘贴透明敷料。

（6）固定手法：同传统PICC置管术（捏、抚、压）。

19.固定延长管

（1）根据接头连接处形状修剪胶带。

（2）第一条胶带：以高举平台法，无张力固定于敷料与皮肤交界处。

（3）第二条胶带：与第一条反向锁和固定，形成“锁扣”。

（4）第三条胶带：记录胶带粘贴于第二条胶带上（记录置管日期、置管长度、臂围、操作者）。

20.整理

（1）整理用物，垃圾分类处理，脱手套。

（2）协助取舒适体位，整理床单位。

（3）记录置管日期、操作过程、穿刺静脉、置入长度、臂围、外露长度、患者反应及处理等信息，填写导管维护手册。

（4）向患者交代置管后注意事项。

21.定位

（1）通过X线片确定导管尖端位置。

（2）导管尖端最佳位置为上腔静脉中下1/3，靠近右心房交界处。

### （七）注意事项

（1）对于携带上腔静脉过滤器的患者，要置入PICC，只能在透视下进行。

（2）对于任何置入位置高于心脏水平的导管，胸膜腔内压力变化可能导致空气流入，应采取空气栓塞预防措施，在刺入针头、导入鞘、扩皮器和导管时封上暴露于空气的血管出口。

（3）使用超声辅助导管置入时可以观察纵视图或横视图。纵视图无法观察静脉周围结构，操作人员应始终观察针尖位置。如无法获得针尖影像，应移动探头（而非针头）尝试重新获取影像，否则可能不慎穿刺神经或动脉。

## 三、新生儿经外周静脉置入中心静脉（PICC）置管术（以前端裁剪导管为例）

### （一）目的

维护静脉通路，保证药物输注。

### （二）静脉的选择

首选贵要静脉，其次为肘正中静脉、腋静脉，大隐静脉，可作为备选的血管（静脉瓣多，影响股静脉取血），特别适合于上肢血管条件差的早产儿和极低出生体重儿，头部静脉（颞浅静脉、耳后静脉）适合18个月以下婴儿。

### （三）皮肤消毒

1.范围

以穿刺点为中心，整臂消毒。

2.方法

以穿刺点为中心环形消毒，由内向外螺旋涂擦，自然待干。

3.消毒液选择

皮肤清洁宜用75%酒精，消毒皮肤宜选用有效碘浓度不低于0.5%碘伏（年龄<2个月的婴儿慎用2%葡萄糖酸氯己定乙醇溶液），用生理盐水脱碘。

## （四）定位

（1）位于上腔静脉下1/3处，或上腔静脉与右心房连接处（T6～T4）。

（2）位于膈肌以上的下腔静脉开口心房腔静脉交界处（T10～T8）。

## （五）用物

1.车上

新生儿PICC套件包：新生儿PICC穿刺包、0.5%碘伏、75%酒精、10mL注射器、无菌生理盐水、皮肤保护剂、测量尺、无菌透明敷料。

2.车下

医用垃圾桶、非医用垃圾桶，锐器盒、盛放污止血带盒。

## （六）操作流程及要点说明

1.评估

（1）患儿病情，营养情况，置管前家属知情同意书签署。

（2）穿刺部位皮肤情况。

（3）血管选择：柔软、粗直、有弹性易触及。

（4）肢体活动度。

2.准备

（1）物品准备：1.9FR中心静脉导管穿刺套装、无菌隔离衣、帽子、口罩、无菌手套、消毒液等。

（2）患者准备：测量预置长度。

（3）操作者准备：洗手，戴口罩。

3.消毒皮肤

（1）以穿刺点为中心，消毒面积为上臂、前臂、手部整个肢体消毒。

（2）第一次消毒，先酒精再安尔碘各消毒两遍，待干。

（3）铺无菌敷料，建立无菌区，暴露预定穿刺部位。

（4）第二次消毒，先安尔碘再酒精各消毒两遍，待干。

4.准备导管

（1）检查导管型号、日期。

（2）打开包装，按预置长度修剪导管确认无斜面、无毛碴。

（3）预冲导管，连接注射器，排气。

（4）检查导管完整性。

5.静脉穿刺

（1）扎止血带，绷紧皮肤。

（2）以15°~30°直刺血管。

（3）见回血后，放低5°~10°，再进针2~5mm，然后推入导入鞘。

6.撤针芯

（1）助手松开止血带，并向心方向按压导入稍上方血管止血。

（2）操作者左手固定好导入鞘，右手缓慢从导入鞘内撤出针芯。

7.送管

（1）操作者用镊子轻夹导管缓慢匀速送入导入泵，每次送入1~2mm，送管过程中，间断推注生理盐水。

（2）当导管入5cm，助手将患儿头部歪向穿刺侧肩部，同时抬高上身呈半坐位，避免导管误入颈静脉。

8.撤除导入鞘

（1）导管送至预置长度。

（2）助手一手固定住导管圆盘，另一手拿纱布按压穿刺点。

（3）操作者从静脉内缓慢撤出导入鞘，用双手拇指、示指持住两端针翼撕开导入鞘并去除。

9.抽回血冲封导管

（1）抽吸回血，抽吸到延长管即可，确保通畅冲管。以10mL生理盐水脉冲式冲洗导管。

（2）接输液接头，再次正压封管。

10.固定

（1）先固定住圆盘，以透明敷料固定导管弯曲呈“S”形。

（2）再固定延长管。

（3）将写有穿刺日期、时间、导管长度的粘贴纸，贴于针座上方。

11.整理物品记录

（1）分类整理用物。

（2）填写置管信息表，书写护理记录。

12.床头摄片

（1）床头拍摄X线片，确定导管位置。

（2）导管尖端应在上腔静脉下1/3段，即胸骨右缘第5~7后肋间。

### （七）注意事项

新生儿和儿童在接受先天性心脏缺陷缺损治疗后，锁骨下动脉血流量可能减少，应避免穿刺右臂血管。

## 四、心电导联定位新生儿经外周静脉置入中心静脉（PICC）置管术

心电导联定位新生儿经外周静脉置入中心静脉（PICC）置管术的目的、静脉的选择、皮肤消毒、定位与新生儿经外周静脉置入中心（PICC）置管术相同。

### （一）用物

1.车上

1.9F PICC穿刺包、穿刺护理辅助包、无菌心电导联线、0.5%碘伏、75%酒精、10mL注射器、生理盐水、皮肤保护剂、测量尺、透明敷料。

2.车下

医用垃圾桶、非医用垃圾桶、锐器盒、盛放污止血带盒。

### （二）操作流程及要点说明（以末端剪裁导管为例）

1.评估

（1）患儿病情、治疗方案、生命体征、化验结果等。

（2）穿刺部位皮肤情况、静脉状况。

（3）血管的选择：选择柔软、粗直、有弹性、易触及的血管。

2.操作前心电图采集

（1）录入患儿信息。

（2）连接心电导联，采集心电图。

（3）留存，记录。

3.测量定位

（1）上腔静脉测量法：穿刺侧手臂外展90°，从穿刺点沿静脉走向至右胸锁关节，右侧加0.5cm，左侧加1cm。

（2）下肢静脉测量法；患儿取自然体位，由穿刺点至腹股沟中点，至脐，至剑突。

4.准备

（1）物品准备：1.9F PICC穿刺包、穿刺护理辅助包、无菌心电导联线、安尔碘、酒精、无菌手套、消毒液等。

（2）患者准备：使患儿保持安静，必要时使用镇静剂。

（3）操作人员准备：洗手，戴口罩。

5.消毒皮肤

（1）术者手持患儿手部末端，消毒穿刺侧手臂腕部以上整个肢体皮肤，先酒精后安尔碘，各2遍，待干。

（2）助手戴无菌手套，手持已消毒肢体，术者对未消毒手部末端进行消毒，方法同上，待干。

（3）术者穿无菌隔离衣，戴无菌手套。

6.送导管

（1）将导管沿导入鞘缓慢、匀速送入静脉，每次送入1～2mm。

（2）当导管送至大约5cm，患儿肩部位置时，助手将患儿头部转向穿刺侧并剃头使下颌贴近肩部，必要时同时抬高上身呈半坐位，避免导管误入颈静脉。

7.撤除导入鞘

（1）导管送至预置长度。

（2）助手一手拿纱布按压穿刺点上端静脉，一手固定导管圆盘。

（3）术者从静脉内缓慢撤出导入鞘，用双手拇指、示指持住两端针翼撕开导入鞘并去除。

8.心电导联定位

（1）连接心电各导联及无菌导联线，并夹于PICC导丝上。

（2）患儿安静状态下，采集心电图图像出现特异性P波，确定导管置于上腔静脉内，撤除导丝。

9.抽回血冲封导管

（1）抽吸回血，抽吸到延长管即可，确保通畅冲管。

（2）以2mL生理盐水脉冲式冲洗导管。

（3）连按输液接头，再次正压封管。

10.固定

（1）固定圆盘，穿刺点上方覆盖方形无菌纱布。

（2）选择透明敷料以“L”形或“U”形固定导管，蝶形固定延长管。

（3）将记录置管日期、时间、操作者姓名用胶带固定。

11.整理物品

（1）分类整理用物。

（2）填写置管信息表，记录穿刺静脉、穿刺日期、导管刻度、导管尖端位置等。

12.定位

（1）床头拍摄X线片，确定导管位置。

（2）导管尖端最佳位置为上腔静脉下1/3段，即胸骨右缘第5～7后肋间。

## 五、超声引导下经颈内静脉置入中心静脉导管术（CVC）

### （一）目的

（1）建立静脉通路，保证药物输注。

（2）监测中心静脉压。

### （二）静脉的选择

首选右侧颈内静脉。

### （三）皮肤消毒

1.范围

以穿刺点为中心，皮肤消毒范围直径≥20cm。

2.方法

以穿刺点为中心环形消毒，由内向外用力旋转擦拭，自然待干。

3.消毒液选择

与外周静脉短导管消毒液选择相同。

4.最大化无菌屏障

操作者戴口罩、圆帽、无菌手套，穿无菌隔离衣；患者戴圆帽、口罩，全身覆盖无菌消毒巾。

### （四）定位

通过X线片确定导管尖端位置，导管尖端最佳位置为上腔静脉中下1/3或上腔静脉与右心房交界处。

### （五）用物

1.车上

无菌物品：2%葡萄糖酸氯已定乙醇溶液、75%酒精、无菌生理盐水、20mL注射器、无菌无粉手套、无菌透明敷料（≥10cm×12cm）、5mL注射器、2%盐酸利多卡因、输液接头、微插管鞘穿刺套件、CVC导管、超声血管导引穿刺套件、CVC穿刺包、血管超声仪、超声耦合剂、弹性柔棉宽胶带、软尺。

2.车下

医用垃圾桶、非医用垃圾桶、锐器盒。

### （六）操作流程及要点说明

1.评估

（1）患者年龄、病情、既往史、实验室检查（血常规、凝血四项、D–二聚体等）、心理状况、合作程度。

（2）治疗方案、药物性质、过敏史、置管史。

（3）对置入位置的偏好以及可用护理资源。

（4）穿刺部位皮肤是否完整，有无破损、硬结、感染等。

（5）确认医嘱，已签署知情同意书。

（6）环境。

2.准备

（1）物品准备：中心静脉导管、血管超声仪等。

（2）操作者准备：流动水洗手，戴口罩、圆帽。

（3）患者准备：已知悉目的及注意事项，清洁颈部皮肤，戴口罩、圆帽，取去枕仰卧位，肩下垫一薄枕，头偏向预穿刺对侧。

3.静脉评估及穿刺点选择

（1）方法：将探头垂直于皮肤，平行于锁骨，置于胸锁乳突肌、颈外静脉与锁骨形成的三角形内，查找颈内静脉。

（2）查看范围：沿血管走行扫查血管的深度、走行方向和分叉位置，观察血管周围的结构，伴行动脉的情况，有无血管变异，血管内有无血栓及淋巴结等。

（3）确认预穿刺点。

4.测量

测量预置入长度：预穿刺点至第3肋间的距离。

5.皮肤消毒

（1）打开无菌穿刺包，操作者戴无菌手套。

（2）患者穿刺侧肩下垫治疗巾。

（3）酒精消毒：消毒直径≥20cm，频次≥3次，自然待干。

（4）2%葡萄糖酸氯己定乙醇溶液，以穿刺点为中心，由内向外用力旋转擦拭，直径≥20cm，频次≥3次，自然待干。

6.建立无菌区

（1）脱手套，洗手。

（2）建立最大化无菌屏障：铺治疗巾覆盖患者全身，铺孔巾并暴露穿刺点。

（3）操作者穿无菌隔离衣，戴无菌手套。

（4）以无菌生理盐水冲洗双手。

7.穿刺前准备

（1）将穿刺所需物品按序摆放。

（2）用无菌生理盐水分别冲洗导管、连接器、减压套筒、延长管、输液接头等，注意观察导管的完整性及通畅性，将导管全部浸于生理盐水中。

（3）5mL注射器抽吸2%利多卡因注射液。

8.安放无菌探头罩

取耦合剂少许涂在探头上，套无菌探头罩，注意避免产生气泡，并以橡胶圈固定。

9.局部麻醉

（1）扎止血带，嘱患者握拳。

（2）再次血管定位：探头涂无菌耦合剂后，将标记点固定在血管中央位置。

（3）选择导针器：根据静脉深度选择合适导针器固定在探头上。

（4）以2%盐酸利多卡因注射液，超声引导下逐层浸润麻醉。

10.超声引导下“直视法”

（1）定位血管：穿刺前在超声引导下，将标记点固定在所选血管影像的中央位置。

（2）穿刺：左手握住探头与皮肤垂直并固定，右手取穿刺针，针尖斜面向上，操作者眼手配合，超声显示屏上可在血管内看见一白色亮点，为穿刺针已进入血管。

（3）判断回血：助手持注射器自穿刺针尾端回抽血液。

（4）送导丝：见回血后，保持不动，自针梗处送入导丝。导丝入血管后，随即降低进针角度。

（5）再次送导丝：固定好穿刺针，小心移开探头，随即降低穿刺针角度，继续推送导丝，导丝送入血管10~15cm（在体外保留的导丝长度必须长于导管）。遇到阻力不可用力推送导丝，如送导丝不成功，导丝与穿刺针必须一并拔出，避免穿刺针针尖将导丝割断。

（6）撤针：保留导丝在原位，撤除穿刺针。

（7）护皮：沿导丝上方，与导丝平行，纵向切开皮肤（注意不能切割到导丝）。

11.送导管

（1）将导管沿导丝缓慢、均匀送入静脉（每次不超过2cm），推送导管时注意固定导丝。

（2）校对置入长度。

（3）撤出导丝：将导丝平行、缓慢撤出。

（4）抽回血，确认导管位于静脉内，以脉冲式冲洗导管。

12.正压封管

（1）安装输液接头，以脉冲方式冲洗导管。

（2）正压封管。

13.撤孔巾

以无菌方式撤除孔巾，将导管体外部分用无菌纱布全部覆盖，一手固定，一手撤除孔巾。

14.固定导管

（1）消毒穿刺点，以生理盐水清除血迹。

（2）将导管体外部分安置在思乐扣上。

（3）以无菌小纱布覆盖穿刺点。

（4）透明敷料粘贴（要将思乐扣完全粘贴于透明敷料内）。

15.固定延长管

根据接头连接处形状修剪胶带。

第一条胶带：固定于贴膜与皮肤交界处（以高举平台法）。

第二条胶带：反向锁和固定，形成“锁扣”。

第三条胶带：记录胶带粘贴于第二条胶带上（记录内容包括置管日期、置管长度、操作者）。

16.定位

（1）通过X线片确定导管尖端位置。

（2）导管尖端最佳位置为上腔静脉中下1/3处，靠近右心房交界处。

17.整理

（1）整理用物，垃圾分类处理，脱手套。

（2）记录：置管日期、操作过程、患者反应、穿刺静脉、置入长度等相关信息。

（3）向患者及家属交代注意事项。

## （七）注意事项

（1）对携带有上腔静脉（SVC）过滤器的患者进行颈内静脉、颈外静脉、腋静脉、锁骨下静脉的中心血管通路装置置入时，只能在透视下进行。

（2）优先选择右侧颈内静脉，因为从右侧进入上腔静脉路线较平直。

（3）避免在以下部位进行穿刺：有触痛或开放性创伤的区域、受损血管（如瘀紫、渗出、静脉炎、硬化、条索状或充血的血管）以及计划进行手术的区域。

（4）使用超声辅助导管置入时可以观察纵视图或横视图。纵视图无法观察静脉周围结构，操作人员应始终观察针尖位置。如无法获得针尖影像，应移动探头（而非针头）尝试重新获取影像，否则可能不慎穿刺神经或动脉。

（5）由于头部动作的影响，从颈内静脉置入难以保证装置稳定性，且置入位置离颈部动、静脉近，可能有刺入颈动脉的风险。

（6）观察并注意计划穿刺部位周围血管、动脉、神经的位置。注意受挤压时，动脉是搏动的。当轻微下压超声探头时，健康的静脉容易受压。神经距离动、静脉较近，呈回波束状，应小心避免刺激神经。

## 第三节　其他输液治疗护理技术

### 一、静脉采血

#### （一）目的

1.全血标本

测定红细胞沉降率、血常规及血液中某些物质，如血糖、尿素氮、肌酐、尿酸、血氨的含量等。

2.血清标本

测定肝功能、血清酶、脂类、电解质等。

3.血培养标本

培养检测血液中的病原菌。

#### （二）静脉的选择

常用静脉包括以下几种。

1.四肢浅静脉

上肢常用肘部浅静脉（贵要静脉、肘正中静脉、头静脉）、手背静脉，下肢常用大隐静脉、小隐静脉及足背静脉。

2.颈外静脉

婴幼儿在颈外静脉采血。

3.股静脉

股静脉位于股三角区，在股神经和股动脉的内侧。

### （三）皮肤消毒

1.范围

一次性静脉输液钢针穿刺部位的皮肤消毒直径应≥5cm。

2.方法

以穿刺点为中心环形消毒，由内向外用力旋转擦拭，自然待干。

3.消毒液选择

宜选用2%葡萄糖酸氯己定乙醇溶液（年龄＜2个月的婴儿慎用）、有效碘浓度不低于0.5%的碘伏或2%碘酊溶液和75%酒精。

### （四）用物

1.车上

治疗盘、75%酒精、2%葡萄糖酸氯己定乙醇溶液、止血带、采血针、采血容器、采血条形码、治疗巾、无菌棉签、剪刀、输液贴、清洁手套、标本架、小棉垫、执行单、PDA。

2.车下

医用垃圾桶、非医用垃圾桶、锐器盒、盛放污止血带盒。

### （五）操作流程及要点说明

1.准备

（1）执行医嘱，打印条形码，根据检验类型选择合适的真空采血管，检查条形码有无模糊、破损，信息是否完整正确。

（2）物品准备：采血针、采血管、清洁手套等。

（3）操作者准备：洗手，戴口罩。

（4）患者准备：向患者解释目的及注意事项，协助其取舒适体位。

（5）环境。

2.评估

（1）核对患者信息，了解患者身体情况。

（2）评估穿刺部位皮肤及血管情况。

（3）评估患者意识状态及配合程度。

（4）掌握患者生命体征、凝血功能、治疗方式。

3.消毒皮肤

（1）洗手，戴手套。

（2）选择静脉，皮肤消毒直径≥5cm，频次≥2次，自然待干。

4.采集血液

（1）扎止血带；距穿刺点上方6～8cm扎止血带（时间<2min），嘱患者握拳。

（2）手持穿刺针，绷紧皮肤，与皮肤成15°～30° 进针，见回血后降低角度，再进针少许。

（3）嘱患者松拳，固定采血针。

（4）连接真空采血管，获取所需血量（注意采血顺序）。

（5）松止血带，拔针。指导患者以示指、中指、无名指沿血管方向同时按压穿刺点3～5min，如有凝血功能障碍或使用抗凝药物患者酌情增加按压时间。

（6）采血后即刻颠倒混匀采血管（表2–1），再次核对患者信息。

5.整理

（1）整理用物，垃圾分类处理。

（2）摘手套，洗手，摘口罩。

（3）安置患者，交代注意事项。

（4）记录。

（5）正确存储与转运，在短时间内及时送检（暂存时间≤2h）。

**表2–1　采集血液分类表**

| 采血管分类 | 适用范围 | 标本类型 | 添加剂类型 | 混匀次数 |
| --- | --- | --- | --- | --- |
| 蓝帽真空采血管 | 血凝检测，如PT、APTT各种凝血因子等 | 全血 | 枸橼酸钠 | 3～4次 |
| 黑帽真空采血管 | 红细胞沉降率检测 | 全血 | 枸橼酸钠 | 8次 |
| 红帽真空采血管 | 各种生化与免疫学检测，血库（交叉配血） | 血清 | 促凝剂 | 5～6次 |
| 黄帽真空采血管 | 急诊各种生化和血清学检测 | 血清 | 分离剂/促凝剂 | 5～6次 |
| 绿帽真空采血管 | 急诊、大部分的生化实验和某些特定的化验项目，如血氨、血流变等 | 血浆 | 肝素钠/肝素锂 | 8次 |

续表

| 采血管分类 | 适用范围 | 标本类型 | 添加剂类型 | 混匀次数 |
|---|---|---|---|---|
| 紫帽真空采血管 | 血常规、糖化血红蛋白等检测 | 全血 | EDTA | 8次 |
| 灰帽真空采血管 | 糖耐量检测 | 血浆 | 草酸盐-氟化钠 | 8次 |

## 二、静脉输血

### （一）目的

补充血容量，纠正贫血，改善循环功能，促进携氧功能，提高血浆蛋白，增强凝血功能和免疫力。

### （二）消毒皮肤

1.范围

一次性静脉输液钢针穿刺部位的皮肤消毒直径应≥5cm。

2.方法

选择静脉，皮肤消毒直径≥5cm，频次≥2次，自然待干。

3.消毒液选择

宜选用2%葡萄糖酸氯己定乙醇溶液（年龄<2个月的婴儿慎用）、有效碘浓度不低于0.5%的碘伏或2%碘酊溶液和75%酒精。

### （三）用物

1.车上

交叉配血报告单、输血器、无菌生理盐水治疗盘、无菌棉签、2%葡萄糖酸氯己定乙醇溶液、弯盘、输液贴、胶布板、剪刀、治疗巾、止血带、输液条形码、清洁手套、执行单、化验单、PDA、血袋及输血条形码。

2.车下

医用垃圾桶、非医用垃圾桶、锐器盒、盛放污止血带盒。

### （四）注意事项

（1）血液制品不应加热，不应随意加入其他药物。

（2）全血、成分血和其他血液制品从血库取出后应在30分钟内输注，1个单位的全血或成分血应在4小时内输完。

（3）发生输血反应立即减慢或停止输血，更换输血器，用生理盐水维持静脉通畅，通知医生给予对症处理，保留余血及输血器，并上报输血科，密切观察患者病情变化并记录。

## （五）操作流程及要点说明

1.备血

（1）执行医嘱，打印条码，准备用物。

（2）核对患者腕带、姓名，确认身份及血型。

（3）了解患者输血史及不良反应史。

（4）按静脉采血流程进行标本采集。

（5）专人送交输血科，双方核对登记后进行备血。

2.取血

（1）用血科室医护人员凭取血单及取血箱与输血科人员实行“三查”“八对”。

（2）查对无误后，记录取血时间并签全名。

3.输血前准备

（1）物品准备：无菌生理盐水、输血器、血袋、输血登记本等。

（2）操作者准备：洗手，戴口罩。

（3）患者准备：告知输血目的、注意事项、不良反应及表现。

4.操作前核对

（1）双人核对医嘱信息、检验结果、受血者及供血者信息、交叉配血试验结果等。

（2）检查血袋的完好性、血液质量、血液有效期等。

5.评估

（1）询问患者输血史、过敏史。

（2）评估患者病情、血管通路状况、心理状态、配合程度。

（3）评估穿刺部位及血管。

（4）患者是否如厕。

6.输血前再次核对

（1）双人再次“三查”“八对”。

（2）使用PDA与患者腕带、血液条码核对。

7.输血

（1）以生理盐水建立静脉通路，确保管路通畅后方可进行血液输注。

（2）输血起始速度宜慢，应观察15分钟，如无不适后再根据病情、年龄及输注血液制品的成分调节滴速。

（3）输血过程中应对患者进行监测，监测生命体征，观察有无输血不良反应发生，必要时备好急救物品。

（4）根据患者年龄、病情、血液种类调节所需速度，按血液成分合理安排输入顺序。

（5）多袋血制品之间以生理盐水充分冲洗输液管路。

（6）用于输注全血、成分血或生物制剂的输血器宜4小时更换1次。

8.输血结束

（1）输血结束以生理盐水冲洗输液通路。

（2）使用静脉管路装置输血的患者，进行正确冲封管及输液接头的更换。

（3）监测患者生命体征，观察病情变化。

9.整理

将用后物品按垃圾分类要求正确处理，空血袋应低温保存24小时。

10.记录

（1）按要求书写护理记录。

（2）双人填写输血登记表。

## 三、动脉采血

### （一）目的

采集动脉血标本进行血气分析，判断氧合情况，为治疗提供依据。

### （二）动脉的选择

通过Allen试验判断，一般首选桡动脉，也可选择肱动脉、股动脉、足背动脉。

### （三）皮肤消毒

1.范围

一次性静脉输液钢针穿刺部位的皮肤消毒直径应≥5cm。

2.方法

以穿刺点为中心环形消毒，由内向外用力旋转擦拭，自然待干。

3.消毒液选择

宜选用2%葡萄糖酸氯己定乙醇溶液（年龄<2个月的婴儿慎用）、有效碘浓度不低于

0.5%的碘伏或2%碘酊溶液和75%酒精。

## （四）用物

1.车上

治疗盘、2%葡萄糖酸氯己定乙醇溶液、一次性动脉采血器、采血条形码、治疗巾、无菌棉签、剪刀、无菌手套、标本架、小棉垫。

2.车下

医用垃圾桶、非医用垃圾桶、锐器盒、盛放污止血带盒。

## （五）操作流程及要点说明

1.评估

（1）执行医嘱，打印条码。条形码上注明患者体温、吸氧流量、血红蛋白值。

（2）物品准备：一次性动脉采血器等。

（3）操作者准备：洗手，戴口罩。

（4）患者准备：向患者解释目的及注意事项，协助取舒适体位。

2.准备

（1）准确核对患者信息，了解患者生命体征、凝血功能、辅助治疗方式。

（2）评估患者病情、有无影响采血标本的因素、合作程度。

（3）评估局部皮肤及动脉搏动情况，明确穿刺部位（搏动最明显处）。

3.皮肤消毒

（1）选择血管，扪及动脉搏动最明显处。

（2）以穿刺点为中心由内向外旋转环形消毒，直径≥5cm，频次≥2次，自然待干。

（3）打开动脉采血器。

（4）操作者戴无菌手套。

4.动脉穿刺

（1）非主力手示指、中指扪及动脉搏动最明显处，并固定。

（2）主力手持针，以45°～90°，在动脉搏动最明显处刺入皮肤。

（3）见回血后手持采血器保持不动，至血液达到预设位置血量。

（4）采取适量血液（成人2～3mL，儿童0.5～1mL）。

5.标本处理

（1）拔针：获取足够血量后拔除穿刺针，指导患者按压方法（同静脉采血），时间5～10min，如有凝血功能障碍或使用抗凝药物患者酌情增加按压时间。

（2）将动脉血气针针头垂直插入蓝色橡皮塞（置于台面上的）中。

（3）正确处理针头、针塞，螺旋拧上安全针座帽，立即隔绝空气。

（4）颠倒混匀，双手轻轻搓动采血器，使血液与抗凝剂充分混匀。

6.整理用物与记录

（1）再次核对患者信息。

（2）立即送检。

（3）安置患者，交代注意事项。

（4）将用后物品分类处理。

（5）记录。

# 第三章　临床常见管道护理规范

## 第一节　吸氧管护理

吸氧管为单腔或双腔鼻导管，可将其插入一侧或两侧鼻孔，末端连接氧气。

### 一、作用

用于轻症缺氧患者、呼吸衰竭恢复期患者及需要预防性给氧者。

### 二、固定规范

#### （一）固定要求

牢固、舒适、美观。每日检查耳郭后皮肤，防止导管相关性压疮。

#### （二）固定流程

1.评估

评估患者年龄、病情、意识、治疗情况、心理状况、合作程度、缺氧程度、鼻腔黏膜状况及有无分泌物堵塞。

2.护士准备

护士着装整齐、洗手、戴口罩。

3.物品准备

吸氧管、胶带、手电筒、小纱布、温水、手消毒剂、无菌棉签、弹性棉柔宽胶带。

4.具体流程

（1）确认单孔鼻塞式吸氧管在位。

（2）撕开“人”字形胶带离型纸。

（3）将胶带未剪开部分固定在鼻梁上，指压固定好的胶带。

（4）轻压鼻尖部弹性胶带。

（5）将胶带左侧撕开端从左向右螺旋固定于吸氧管，末端反折0.3cm，便于撕除。

（6）将胶带右侧撕开端从右向左螺旋固定于吸氧管，末端反折0.3cm，便于撕除。

（7）检查敷贴固定情况，不影响氧气吸入。

（8）第二道固定以高举平台法固定于面颊上，管道标志置于第二道固定处稍后方。

## 三、护理要点

（1）根据病情调节至合适氧流量，防止管道脱落、扭曲、受压。

（2）观察患者神志、呼吸、缺氧改善情况。

（3）观察鼻黏膜有无出血、破损。

（4）做到用氧安全。

（5）吸氧及配套装置根据其性质决定更换频次。

## 四、管道意外滑脱应急预案

被污染的管道及时予以更换，告知患者不要随意取下，交代注意事项，做好心理安抚。

# 第二节 胃管护理

胃管也称鼻胃管，一般由一侧鼻孔插入，经咽部，通过食管到达胃部，多用于回抽胃液及消化道出血时通过引流观察出血量，也可以用来向胃里注入液体，为患者提供必需的食物、肠内营养物质或药物。

## 一、作用

（1）用于胃肠减压，目的在于防治各种疾病导致的腹胀、腹痛、胃潴留。

（2）为不能经口进食的患者进行鼻饲。

（3）为中毒患者进行洗胃治疗。

（4）用于消化道出血的观察和治疗。

## 二、固定规范

### （一）固定要求

舒适、牢固、保持通畅且美观。

### （二）固定流程

1.评估

评估患者意识、病情、合作程度、面部皮肤情况及管道通畅度。

2.护士准备

护士着装整齐、洗手。

3.物品准备

弹性柔棉宽胶带、手消毒剂、导管标志，必要时备皮肤保护剂（清洁鼻部后使用）。

4.具体流程

（1）剪取一“工”字形弹性柔棉宽胶带（固定贴）。

（2）将离型纸从中间撕开。

（3）清洁鼻部，待干，撕除上端离型纸，将较宽一端粘贴于患者鼻部，注意避开眼角。

（4）将“工”字形固定贴中部粘贴在胃管上。

（5）撕除下端离型纸，缠绕于胃管上，两侧末端边角均反折0.3cm，便于移除。

（6）抚平固定贴，使粘贴部分固定牢固。

（7）清洁面颊皮肤，待干，从中间撕开大“I”字形弹性柔棉宽胶带离型纸。

（8）以高举平台法粘贴胃管延长管，距鼻部约15cm。

（9）先后撕开两侧离型纸，将胶带粘贴于面颊部皮肤上。

（10）检查胃管固定情况，确保牢固。

（11）将导管标志粘贴于管道出口10～15cm处。

## 三、护理要点

（1）每班注意交接管道刻度和通畅度。

（2）行胃肠减压时负压一般为-7～-5kPa。

（3）管道妥善固定，防止扭曲、打折、受压。

（4）留置胃管，每天做好口腔护理，观察鼻腔黏膜状况。

（5）一般硅胶胃管4周更换一次，并换至另一侧鼻腔。

（6）护理时注意避免胃管脱出、误吸等并发症。

## 四、管道意外滑脱应急预案

（1）发现胃管脱出，立即安抚患者并取合适体位。

（2）同时汇报医生，评估患者生命体征。

（3）是否重新置入应遵医嘱执行，重置者须妥善固定。

（4）对患者或家属进行宣教。

（5）记录胃管滑脱原因、时间及其是否重置等情况，并在护理记录中体现。

（6）按照护理不良事件上报。

# 第三节　鼻肠管护理

鼻肠管由鼻腔插入，经咽部、食道、胃置入十二指肠或空肠内，为不能经口进食的患者提供水分、食物、药物等，满足机体对水、电解质及营养物质的需求。

## 一、作用

（1）供给食物和药物。

（2）促进肠道运动。

（3）维护肠道完整性，防止细菌移位。

## 二、固定规范

### （一）固定要求

舒适、牢固、保持通畅且美观。

### （二）固定流程

1.评估

评估患者意识、病情、合作程度、鼻面部皮肤情况及管道通畅度。

2.护士准备

护士着装整齐、洗手。

3.物品准备

弹性柔棉宽胶带、手消毒剂、导管标志，必要时备皮肤保护剂（清洁鼻部后使用）。

4.具体流程

单独鼻肠管固定方法同鼻胃管。以下介绍置鼻胃管+鼻肠管的固定流程。

（1）清洁鼻部，待干，将双“工”字形固定贴未剪开一端粘贴于患者鼻部，避开眼角。

（2）将胃管侧“工”字形固定贴包裹并粘贴于胃管上，两侧末端均反折0.3cm，便于移除。

（3）抚平固定贴，使粘贴部分固定牢固。

（4）将鼻肠管侧“工”字形固定贴同法包裹并粘贴于鼻肠管上，末端反折0.3cm。

（5）抚平固定贴，使粘贴部分固定牢固。

（6）检查胃管及鼻肠管固定情况，确保均妥善固定。

（7）清洁面颊皮肤，待干，从中间撕开双“人”字形固定贴离型纸。

（8）先以高举平台法粘贴胃管延长管，距鼻部约15cm。

（9）再以高举平台法粘贴鼻肠管延长管。

（10）将导管标志分别粘贴于胃管和鼻肠管，距鼻腔管道出口10～15cm处。

## 三、护理要点

（1）妥善固定，每班交接固定的刻度。

（2）使用前抽吸胃肠液确定营养管位置，确保通畅。

（3）鼻肠管喂养时注意营养液不可被细菌污染，要求按静脉输液标准执行无菌操作，同时每日更换输注管道。

（4）流质和药物要粉碎并完全溶解，鼻饲前、后用20mL温开水冲管。

（5）连续输注营养液时每4h冲管1次，以预防堵管。

## 四、管道意外滑脱应急预案

（1）发现鼻肠管脱出，立即安抚患者并取合适体位。

（2）同时汇报医生，评估患者生命体征。

（3）遵医嘱是否重新置入，如置入需要妥善固定。

（4）对患者或家属进行宣教。

（5）记录鼻肠管滑脱原因、时间及其是否重置等情况，并在护理记录中体现。

（6）按照护理不良事件上报。

# 第四节　尿管护理

导尿管由天然橡胶、硅橡胶或聚氯乙烯（PVC）制成，经由尿道插入膀胱以便将尿液引流出来。导尿管插入膀胱后，靠近头端的气囊能够将导尿管留在膀胱内，使导尿管不易脱出。导尿管通过引流管连接尿袋收集尿液。

## 一、作用

（1）各种原因引起的排尿困难。

（2）用于特定手术（如腹腔、泌尿道、妇科等手术）。

（3）可用于准确记录单位时间尿量。

（4）三腔尿管常用于泌尿外科术后的持续冲洗。

## 二、固定规范

### （一）固定要求

牢固，防止牵拉，保持管道通畅，防止尿袋拖到地面。

### （二）固定流程

1.评估

评估患者意识、病情、合作程度、大腿处皮肤情况及管道通畅度。

2.护士准备

护士着装整齐、洗手。

3.物品准备

弹性柔棉宽胶带、透明敷贴、手消毒剂、20mL注射器×2、灭菌注射用水、导管标志、固定绳，必要时备皮肤保护剂（清洁皮肤后使用）。

4.具体流程（三腔尿管固定同两腔尿管）

（1）为患者行保留导尿。

（2）准备20mL空注射器一个。

（3）回抽气囊内原有的气体或液体。

（4）用20mL注射器抽取15mL灭菌水。

（5）将气囊内注入15mL灭菌水。

（6）取一7.5cm × 5cm弹性柔棉宽胶带，剪成需要的形状，撕开中间部分离型纸。

（7）将中间撕开的部分粘在一起。

（8）将固定绳系在中间剪口部分。

（9）或者选择专用导管固定贴。

（10）清洁皮肤，待干，准备一张透明敷贴先粘贴于大腿内侧处（视患者皮肤而定）。

（11）将准备好的弹性柔棉宽胶带粘贴于透明敷贴上。

（12）将弹性柔棉宽胶带上的系带系于尿管气囊端。

（13）将尿管标志粘贴于尿管气囊侧。

（14）用专用固定贴固定尿管。

## 三、护理要点

（1）保持管道通畅，防止扭曲、受压、堵塞；观察导尿管有无位置的改变及脱出，避免过度牵拉。

（2）观察尿液的颜色、性状与量，注意有无出血。

（3）泌尿外科术后患者不常规评估尿管固定情况（或者根据泌尿外科医生指示）。

（4）对于急性尿潴留、膀胱高度膨胀的患者首次引流尿液不宜超过1000mL。

（5）尿袋的位置低于膀胱，定时放出尿袋中的尿液。

（6）保持尿道外口周围清洁，会阴每日擦洗2次。

（7）严格执行无菌操作，引流袋每周更换一次。

（8）视病情鼓励患者多饮水，饮水量为2000 ~ 3000mL/d，保持足够的尿量，达到冲洗的作用。

## 四、管道意外滑脱应急预案

（1）观察患者能否自行排尿、尿道有无损伤，汇报医生。

（2）能排尿者观察尿液的性状、量及颜色。

（3）做好会阴部清洁。

（4）协助重新导尿。

（5）按照护理不良事件上报。

# 第五节　外周动脉置管护理

外周动脉置管指通过桡动脉、肱动脉、股动脉、足背动脉等部位留置导管，用于危重患者的抢救和血压监测。

## 一、作用

（1）用于危重患者及重大手术监测，以准确反映患者血压动态变化。

（2）留取动脉血标本。

## 二、固定规范

### （一）固定要求

密闭以保持无菌屏障，牢固、舒适、美观，导管无滑脱、移位。

### （二）固定流程

1.评估

评估患者意识、病情、合作程度、导管穿刺点及局部皮肤情况、敷贴情况，换药日期，置管日期。

2.护士准备

护士着装整齐，洗手，戴口罩。

3.物品准备

导管维护专用换药包或换药盒（包括无菌棉球、无菌换药镊子、治疗巾、无菌手套、6cm×7cm透明敷贴、皮肤消毒剂）、手消毒剂、导管标志、弹性柔棉宽胶带，必要时备无菌小纱布或纱布敷贴。

4.具体流程（以桡动脉置管固定为例）

（1）确认外周动脉置管在位，按照规范流程换药。

（2）将6cm×7cm透明敷贴中心对准穿刺点轻轻放下。

（3）无张力固定透明敷贴，先粘紧中心位置并塑形。

（4）由中心向四周抚平透明敷贴，排尽气泡。

（5）撕除透明敷贴边衬，轻轻按压并抚平敷贴边缘。

（6）在胶带上注明置管日期、工号。

（7）检查透明敷贴固定情况，确保牢固。

（8）动脉置管延长管绕过虎口以防止牵拉。

（9）以高举平台法进行第二道固定，在导管标志上注明管道名称、置管日期、工号。

（10）用弹性柔棉宽胶带沿管道走向以高举平台法于标志稍后方进行第三道固定。

（11）检查管道固定情况。

# 第四章　临床重症护理

## 第一节　重症患者的基础护理

### 一、重症患者压力性损伤的护理

（一）概述

1.概念

1917年，美国Browning医师首次提出“压疮”这一术语，后逐渐发展演变为压力性损伤。2016年4月，美国压力性损伤咨询委员会（National Pressure Ulcer Advisory Panel，NPUAP）将压疮更名为压力性损伤，其是指由于强烈的或长时间存在的压力/压力联合剪切力所造成的皮肤和深层软组织的局部损伤，可表现为局部组织受损，但表皮完整或开放性溃疡，常伴有疼痛，通常发生在骨隆突处或皮肤与医疗设备接触处。皮肤和软组织对压力和剪切力的耐受力可能会受到微环境、营养、灌注、并发症及软组织自身情况的影响。

2.分期

美国NPUAP对压力性损伤的分期进行了重新界定。

（1）1期压力性损伤：局部组织皮肤完整，出现压之不褪色的红斑，深肤色人群可能有不同表现。局部呈现的红斑或者感觉、皮温、硬度的改变，可能有先于视觉可见的变化。此期的颜色改变不包括紫色或栗色，若出现这些颜色变化则提示可能存在深部组织损伤。

（2）2期压力性损伤：部分皮层缺损，伤口床有活性，基底面呈粉红色或红色、潮湿，也可表现为完整或破损的浆液性水疱，脂肪及深部组织不可见，无肉芽组织、腐肉、焦痂。该期损伤往往是骶尾部、足跟等处在不良微环境中受到剪切力的作用而导致的。应注意和潮湿相关性皮肤损伤，如失禁相关性皮炎、皱褶处皮炎、医用黏胶相关性皮肤损伤或创伤伤口（皮肤撕脱伤、烧伤、擦伤）等进行鉴别。

（3）3期压力性损伤：全层皮肤缺损，溃疡面可见脂肪组织、肉芽组织和伤口边缘卷边现象，可能存在腐肉和（或）焦痂；不同解剖位置的组织其损伤深度存在差异，皮下脂肪丰富的区域可能出现较深的创面，在无皮下脂肪组织的部位（鼻梁、耳郭、枕部和踝部）则呈现为表浅的创面；可能出现潜行或者窦道；无筋膜、肌肉、肌腱、韧带、软骨和（或）骨骼暴露；如果腐肉或焦痂的存在模糊了组织缺损的程度，则为不可分期压力性损伤。

（4）4期压力性损伤：全层皮肤和组织缺损，溃疡面可见或可直接触及筋膜、肌肉、肌腱、韧带、软骨或骨头，可能存在腐肉和（或）焦痂，常常会出现上皮卷边、窦道和（或）潜行，不同解剖位置的组织其损伤深度存在差异。如果腐肉或焦痂的存在模糊了组织缺损的程度和范围，则为不可分期压力性损伤。

（5）不可分期压力性损伤：全层皮肤和组织缺损，但由于腐肉或焦痂的存在，溃疡面组织损伤的程度和范围无法确认。当清除腐肉或焦痂后，可见3期或4期压力性损伤。位于足跟或缺血性肢体的稳定型焦痂（干燥、紧密黏附、完整而无红斑或波动感）不应被软化或清除。

（6）深部组织压力性损伤（deep tissue pressure injury，DTPI）：局部皮肤出现持续的指压不褪色的黯红、栗色或紫色改变，或表皮分离而暴露深色伤口床或充血水疱，颜色改变前往往会有疼痛和温度变化，深肤色人群的颜色改变可能有不同表现。该损伤是由于骨骼-肌肉界面受到强烈和（或）长时间的压力和剪切力作用而出现，伤口可能迅速发展而显现组织损伤或者经过处理缓解后没有出现组织损伤。如果可见坏死组织、皮下组织、肉芽组织、筋膜、肌肉或其他潜在组织结构，表明为全层压力性损伤（不可分期、3期或4期压力性损伤），不可使用DTPI来描述血管、创伤、神经性或皮肤疾病。

（7）其他压力性损伤：包括医疗器械相关性压力性损伤和黏膜压力性损伤。

①医疗器械相关性压力性损伤（medical device related pressure injury，MDRPU）：由于使用了用于诊断或治疗的医疗器械，出现的损伤通常与器械的设计或形状一致。该类损伤应使用上述分期系统进行分期。

②黏膜压力性损伤：黏膜压力性损伤是医疗设备在黏膜局部使用所造成的损伤。由于黏膜组织的解剖结构无法进行分期，所以将其统称为黏膜压力性损伤。

### （二）压力性损伤的评估

在患者入院8h内完成全面的皮肤风险评估，以鉴别有压力性损伤风险的患者；根据患者的病情特点及变化需要及时进行再次评估，制定并执行个体化预防措施；每次风险评估时，都要进行全面的皮肤检查，以评价皮肤是否完整无损；记录下所有的风险评估内容。

1.使用结构化方法进行风险评估

评估应包括以下方面。

（1）移动能力受限对压力性损伤风险的影响。移动受限表现为个体移动频率的减少或移动能力的下降，可被视作压力性损伤出现的必要条件。如卧床或坐轮椅的患者常被描述为活动能力受限，在评估压力性损伤风险时，应考虑此类患者发生压力性损伤的风险，对其进行完整而全面的风险评估，以指导预防措施的执行。

（2）压力性损伤恶化及进展的风险。如1期压力性损伤的患者存在压力性损伤进展的风险，或有出现新发2期以及更严重压力性损伤的风险。

（3）已有压力性损伤的患者存在再发压力性损伤的风险。

（4）患者的灌注及氧合、营养状态差及皮肤潮湿度增加等因素对压力性损伤形成风险的影响。

（5）患者体温升高、年龄增长、感官认知、血液学指标及总体健康状态等因素对压力性损伤形成风险的潜在影响。

2.利用压力性损伤风险评估工具进行评估

选择合适的评估工具有利于精准评估；评估患者的压力性损伤风险时，不可仅仅依赖风险评估工具的结果，应综合考虑其他因素（如灌注、皮肤状态和其他相关风险），并进行恰当的临床判断。

## （三）压力性损伤专科处理要点

1.患者评估

对全身及局部氧合灌注状态不佳的患者，评估其是否需要改变压力再分布支撑面，以降低剪切力并控制微环境；按需要使用其他方法（如辅助翻身、叩背）变换体位；对于因病情限制无法翻身的患者，如暂时人工气道患者、脊髓不稳定患者和血流动力学不稳定患者，要评估是否需要更换支撑面。

2.尽早启动体位调整计划

根据患者对调整体位的耐受程度来修订体位调整计划。考虑进行缓慢逐步的翻身，这样有充足的缓冲时间以稳定血流动力学指标和氧合状态。极少患者因状态极不稳定而无法翻身，应考虑更为缓慢地翻动患者，或者分小步骤翻动患者。一旦上述患者条件稳定，则重新开始常规的体位调整。

3.特殊部位压力性损伤预防和治疗

长期卧床的重症患者，足跟后凸承受了极大压力，缩小足跟部的压力和剪切力是临床实践中至关重要的一点。

（1）定期评估：定期检查足跟皮肤。

（2）确保足跟不和床面接触：清醒的、短期卧床的患者可将枕头置于整个小腿下方来抬高足跟。对于需要长期护理的患者或不能把腿部放在枕头上的患者，可使用足跟托起装置来抬高足跟，完全解除足跟压力。操作时不可将压力作用在跟腱上，要沿小腿分散整个腿部的重量，使用与小腿等长的泡沫垫来抬高足跟，将小腿部和腓肠肌部从床垫处抬高。有证据表明，膝关节过伸有可能导致腘静脉阻塞，诱发患者发生深静脉血栓。因此，膝关节应轻度屈曲（5°~10°）以防止腘静脉阻塞。

（3）使用足跟托起装置注意事项：使用足跟托起装置应定期去除使用的足跟托起装置，并评估足跟皮肤的完整性；避免使用合成羊皮垫、纸板、静脉输液袋及充水手套等装置。

4.新型压力性损伤治疗方法

（1）电刺激：电刺激主要用在伤口愈合的治疗中。该疗法的使用有助于恢复伤口电场和刺激内皮细胞、成骨细胞的产生，从而缩短伤口的愈合时间。

（2）胶原蛋白敷料：胶原蛋白敷料的主要作用是刺激组织生长，帮助细胞迁移。其原则上可用于所有伤口愈合阶段，包括清创、血管形成和上皮化。唯一的禁忌证是三度烧伤、形成焦痂的伤口或对胶原蛋白过敏的患者。

（3）生长因子：生长因子是机体分泌的物质，可以刺激参与伤口愈合细胞的生长和增殖。因此，可以增加伤口愈合所需细胞数量和加快伤口愈合。目前，有4种生长因子和细胞因子被用于伤口治疗，即血小板衍生生长因子（platelet derived growth factor，PDGF）、重组人血管内皮细胞生长因子（recombinant human vascular endothelial growth factor，rh-VEGF）、粒细胞-巨噬细胞集落刺激因子（granulocyte-macrophage colony stimulating factor，GM-CSF）和碱性成纤维细胞生长因子（basic fibroblast growth factor，bFGF）。其中PDGF贯穿于伤口愈合的所有阶段，受伤后由血小板分泌，存在于伤口液体中，其主要作用是帮助启动炎症反应和增强增生期成纤维细胞的增殖。成纤维细胞生长因子由角质形成细胞、成纤维细胞、内皮细胞、平滑肌细胞、软骨细胞和肥大细胞产生，在肉芽组织形成、再上皮化和重构过程中发挥重要作用。有研究表明，局部使用bFGF相比GM-CSF能产生更好的伤口愈合。VEGF是血管形成的关键，一般用于糖尿病足和缺血性溃疡等伤口。

（4）负压伤口治疗（negative pressure wound therapy，NPWT）：NPWT被广泛应用于压力性损伤、开放性腹部伤口、胸骨伤口、创伤及糖尿病足等治疗。NPWT的优势在于能够促进愈合和帮助管理伤口渗液，目前已经成为治疗压力性损伤的主流方式。

5.生物膜

生物膜是指由不同种类的细菌和真菌等微生物构成的复杂群体，能造成持续的亚临床伤口感染，具有自我保护机制，使其免受宿主免疫系统影响，且对抗生素和抗菌剂耐受。能在数小时内形成，并在48～72h内达到成熟状态。目前的研究发现，当伤口难以愈合时，应考虑可能与生物膜形成有关。

6.伤口清洁

生物膜对伤口愈合具有重大的影响，因此，伤口清洁是清除生物膜的一种方式，包括清洗、清创、重塑伤口边缘和敷料覆盖。清洗是指清洗伤口和周围皮肤，清洗伤口床，去除失活组织、碎屑和生物膜。清洗伤口周围皮肤以去除死亡皮屑、胼胝和去除污染物。清创是每次更换敷料时须去除坏死组织、腐肉、碎屑和生物膜。重塑伤口边缘是去除可能含有生物膜的坏死、硬痂和（或）突出的伤口边缘组织，确保皮肤边缘与伤口床齐平，以辅助上皮移行和伤口收缩。敷料覆盖是使用含有抗生物膜和（或）抗菌制剂的敷料，在解决残留生物膜的同时，可防止或延迟生物膜的再形成。

## （四）压力性损伤愈合的评估与监测

尽管进行了适当的局部伤口护理、压力再分布和营养支持，但压力性损伤仍未按预期表现出愈合迹象，此时应对患者和护理计划做再次评估。存在影响伤口愈合的多发因素时，调整对压力性损伤愈合的预期。目前，在临床实践中，压力性损伤的愈合监测是由医疗专业人员进行临床判断，辅以压力性损伤评估工具和数字成像来进行的。

1.使用有效且可靠的压力性损伤评估量表来评估愈合过程

已有多种压力性损伤评估量表/工具，来帮助评估压力性损伤的愈合过程，包括Bates-Jensen伤口评估工具（Bates-Jensen wound assessment tool，BWAT）、压力性损伤愈合量表（pressure ulcer scale for healing，PUSH）、压力性损伤状态工具（pressure sore status tool，PSST）和DESIGN量表（depth，exudate，size，inflammation/infection，granulation，necrotic tissue）。

2.利用临床判断来评估愈合迹象

如渗出量减少，伤口面积缩小，创面组织好转。每次更换敷料时，观察压力性损伤部位是否出现需要改变治疗方案的迹象（如伤口改善、伤口恶化、渗出变多或变少、感染迹象或其他并发症）。

3.考虑使用最初和随后的一系列照片，来监测压力性损伤随时间推移的愈合过程

照片不可替代床旁评估，但可用作实用的记录方式。若使用这种方法，应对照相技术和设备做标准化处理，以确保准确记录压力性损伤状况，并可对不同时间的照片作出比较。

## （五）健康宣教

向患者及对其有重大影响的家人告知如下内容：压力性损伤正常的愈合过程，如何识别愈合或恶化迹象，应该引起医疗专业人员注意的症状和体征等。

## 二、重症患者的口腔护理

### （一）概述

1.概念

口腔是消化道的起始，口腔前端借助口唇裂口与外界相通，后经咽峡与咽喉相续。在人体的口腔中存在着大量的致病菌和正常菌，当机体的防御功能下降时，口腔中的致病菌大量繁殖，从而导致口腔疾病或下呼吸道疾病的发生。ICU患者由于禁食、张口、唾液分泌减少、免疫力低下、大量使用广谱抗生素等，口腔内环境发生改变，出现菌群失调，再加上插管不易进行口腔护理或口腔护理不彻底，容易成为口腔感染高危人群。因此，有效进行口腔护理工作显得特别重要。口腔护理是指借助相应的口腔护理用具，结合一定的技术方法，在适当的口腔护理液的辅助下达到舒适口腔、清洁口腔、去除口腔细菌、防治口腔炎症及预防吸入性肺炎的目的。

2.口腔护理的目的

（1）清洁及除菌：口腔护理具有局部清洁及去除口腔内细菌的作用。重症患者和日常生活能力低下的患者，其口腔内常受到严重污染，造成口腔内正常细菌菌群环境被破坏。通过口腔护理，能使口腔恢复正常的菌群环境。

（2）治疗及预防疾病：口腔护理对发生在口腔局部的口腔炎、口腔溃疡、齿龈炎、牙周病等具有预防及治疗作用，特别是在ICU，人工气道患者通过有效的口腔护理可以去除牙菌斑，对预防肺部感染、呼吸机相关性肺炎具有积极的意义。此外，口腔内的严重感染，不仅是细菌大量繁殖的温床，还有炎症局部的细菌及其相关毒素可侵入血液中而引起菌血症，因此口腔护理有预防菌血症的效果。

（3）促进身体功能恢复：口腔护理的目的包括改善口腔卫生、预防口腔疾患、预防吸入性肺炎等。在口腔出现健康问题时，常导致食欲减退、消化功能下降，势必影响患者的身体功能恢复及日常生活能力。

### （二）专科护理要点

1.口腔护理评估

国内基础护理学中提到口腔护理评估内容包括口、齿、唇、舌、黏膜、口腔气味及自理能力等。国外用于口腔护理的口腔评估工具有多种，包括《口腔评估指南》（oral assessment guide，OAG）、改良版Beck口腔评估表（beck oral assessment score，BOAS）、BOAS、BRUSHED评估模型等。现临床中常采用改良版Beck口腔护理评估表（表4-1）作为口腔清洁评价标准。评估者先对不同部位进行评估，再计算总分。理论总分为10～30分，分数越高，口腔清洁度越差，提示需要加强口腔护理。其中10分为口腔正常，11～20

分为口腔情况轻度缺陷，20～30分为口腔情况中度缺陷。

表4-1 改良版Beck口腔护理评估表

| 评估范畴 | 1分 | 2分 | 3分 |
|---|---|---|---|
| 唇 | 湿润，质软，无裂口 | 粗糙、干燥，有少量痂皮，有裂口，有出血倾向 | 干燥，有裂口，有大量痂皮，有分泌物，易出血 |
| 黏膜 | 湿润，完整 | 干燥，完整 | 干燥，黏膜擦破或有溃疡面 |
| 腭 | 湿润，无或有少量碎屑 | 干燥，有少量或中量碎屑 | 干燥或湿润，有大量碎屑 |
| 牙/假牙 | 无白斑，无龋齿，义齿合适 | 中量白垢，无龋齿或齿间引流，义齿不合适 | 大量牙垢，有许多空洞，有裂缝，义齿不合适，齿间流脓液 |
| 舌 | 淡红，适中，灵活 | 白/鲜红，瘦小/胖大，歪斜 | 瘀斑/青紫，干瘦/齿痕，萎软/强硬 |
| 舌苔 | 薄白 | 少/厚，白苔/黄苔 | 无苔/厚，灰苔/黑苔 |
| 损伤 | 无 | 唇有损伤 | 口腔内有损伤 |
| 唾液 | 稀薄，水状，丰富 | 缺乏，呈黏液状 | 黏稠成丝状 |
| 气味 | 无味或有味 | 有难闻气味 | 有刺鼻气味 |

2.不同类型ICU患者口腔护理

（1）清醒患者：此类患者可选择棉球擦拭法或牙刷刷洗法。对于能够经口进食的患者，应尽量采用接近于正常人的护理方式，即协助患者在床上使用牙膏、牙刷自行刷牙、漱口。

（2）昏迷患者：此类患者可选择棉球擦拭法或牙刷刷洗法。昏迷患者存在吞咽问题，容易出现误吸而造成吸入性肺炎，因此，昏迷患者不可以漱口，在进行护理的时候，应当使用钳子夹紧棉球，进行擦拭。护理时要小心谨慎，动作轻缓，防止刺激口腔内的敏感部位。当出现大量泡沫的时候要及时使用干棉球擦拭，要注意患者喉咙是否有痰，及时进行吸痰。打开患者的口腔之后，把压舌板置于患者的臼齿上。护理人员的动作要熟练，不可以刺激患者次数过多，防止造成患者的不适。对于长期注射抗生素的患者需要观察其口腔黏膜有无真菌感染，如有发现要及时进行处理。

（3）经口气管插管患者：此类患者可选择棉球擦洗法、口腔冲洗或口腔冲洗＋牙刷刷洗法。经口气管插管患者的口腔一直处于开放状态，口腔容易干燥。尤其是对于存在意识障碍的患者，在口腔中置入牙垫和气管插管，导致口腔活动受限，使得口腔分泌物成为重要的感染源，并且口腔内的分泌物极易导致误吸。目前，临床上多选择一次性使用组合吸痰管配合负压吸引的方法进行口腔护理。临床使用中发现，一次性使用组合吸痰管前段的海绵头的摩擦力较棉球大，而且采用边冲洗边吸引的方法不断冲洗口腔内部，不仅能将口腔各部位以及口腔深部的各种污垢清除，而且能使吸附在黏膜、口咽部的细菌数明显下降，并随着不断冲洗吸引而排出。

（4）气管切开患者：此类患者可选择棉球擦拭法或牙刷刷洗法。气管切开且意识清醒的患者可选择冲吸式口护牙刷进行口腔护理，牙刷头背面及侧面有刮苔器，手柄上有控压孔，通过拇指控制负压，能很好地预防冲洗液被误吸。给气管切开患者进行口腔护理时，无论采用哪种方法，操作前均需清理口腔分泌物；以往均需要先吸痰再行口腔护理，而冲吸式口护牙刷，既可以用于口腔吸痰，又可以刷牙，吸痰、刷牙同时进行，节省吸痰管的费用，缩短操作的时间。气管切开昏迷患者多出现牙关紧闭或口腔呈半张开状态，且患者病情危重、机体抵抗力下降，加大了口腔护理难度，易导致口腔并发症及肺部感染的发生。昏迷患者口腔护理时要特别注意预防误吸，操作前先吸净口腔及气道内的分泌物，注意冲洗的压力不宜过大，冲洗时做好同步吸引，吸引口腔时牙刷头应放在口腔的最低点，才能吸净冲洗液。操作时密切观察患者生命体征，有无呛咳、缺氧等不适。

3.ICU口腔护理的操作方法

（1）棉球擦拭法：床头抬高＞30°，保证足够的气囊压力【2.5～3.0kPa（25～30cm$H_2O$）】，使用吸痰管吸净口鼻分泌物。松开气管固定装置，查看气管插管刻度是否与置入时相同。双人操作，一名护士协助固定气管插管，另一名护士进行口腔护理操作。患者头偏向一侧，颌下铺治疗巾，弯盘置于口角边。将开口器从臼齿处放入，将蘸有口腔护理液的棉球拧至半干状态，纵向擦拭上下齿左侧面，由内向门齿擦拭。同法擦拭右侧上下牙。然后擦拭牙左上内侧面、左上咬合面、左下内侧面、左下咬合面、左侧颊部，同样顺序擦拭右侧牙齿和颊部，擦拭上颚、舌。每一处用一块棉球，保证擦拭干净。最后擦拭口唇和气管插管口腔部分。此方法简单、易操作，可实行性强，但是由于棉球柔软，与牙齿、舌面等部位之间的接触力小，再加上气管插管的阻挡，难以对牙内面、牙缝、舌下面、舌后根及咽喉部等死角部位进行彻底的清洁，以致分泌物残留和牙表面的污垢不断积累而产生口臭、口腔感染及牙菌斑。

（2）口腔冲洗法：目前在临床中应用也比较广泛。研究表明，使用冲洗法对经口气管插管患者进行口腔护理时，口腔护理效果优于传统擦拭法且操作时间短。单纯的口腔冲洗不能有效去除牙缝的污垢，冲洗法只能冲掉附着于牙面的牙垢，不能有效清除牙菌斑，而且在冲洗过程中有可能造成含有大量细菌的冲洗液进入气管导管气囊上部的间隙，从而导致吸入性肺炎。因此，口腔冲洗也无法有效去除牙菌斑或对口咽部位进行彻底清洁，牙菌斑不能得到有效清除，口腔卫生难以得到保证。

（3）牙刷刷洗法：使用手电筒评估口腔情况；将冲洗式牙刷或牙具浸入温开水，使刷头充分柔软。使用牙刷将牙齿缝内异物及牙结石等异物刷出，避免牙龈出血，反复擦拭至牙缝内无异物。边冲洗边刷牙，应选择含0.2%氯己定为口腔护理液。将新牙垫置入口腔，再次确认气管插管的置入深度，使用胶布将牙垫与气管插管固定在一起，再用蝶形固定法将气管插管妥善固定，对于皮肤破损处应尽量避开或是给予衬垫。胶布固定时应在口唇部位保留相应的空间。刷洗法可以按摩牙龈，促进牙龈部位血液循环，增强新陈代谢的活力和牙龈的角化程度，从而提高牙龈的抗病能力。同时其可有效清除口腔残留物，去除牙菌斑，对预防呼吸机相关肺炎和肺部感染具有重要作用。在临床应用中发现，一方面由于牙刷材质较硬，操作时会增加插管移位的危险，操作难度较大，对有牙龈出血或血小板减少的患者也应慎用；另一方面其不能及时将刷洗过的口腔异物清除，必须配合冲洗及吸引，因此具有一定难度和危险性。

（4）口腔冲洗＋刷洗：由两名护士共同操作，操作流程为抬高床头30°~45°，头偏向一侧，检查气囊压力，并在原有压力的基础上增加1.0kPa（$10cmH_2O$）；一名护士使用氯己定漱口液棉球，从患者一侧口角伸入口中，刷洗牙齿各面、颊部、舌面及硬腭，并用50mL注射器抽取口腔护理液，缓慢冲洗牙齿各面、颊部、舌面及硬腭，每个牙面停留5s，同时另一名护士用吸痰管连接负压吸引器从口角最低处吸引刷洗液，一侧冲洗结束后，同法冲洗对侧，直至吸出的冲洗液澄清；刷洗完毕后妥善固定管道，并将气囊压力放气至原有压力。此口腔护理方法与牙齿有效接触面大，利于清除牙间隙残渣、齿龈槽软垢及舌苔，冲刷结合，使血痂、痰痂易于脱落，减少污物残留及口咽部细菌定植，有效降低呼吸机相关性肺炎。

4.ICU患者口腔护理注意事项

（1）频次：一般情况下，建议机械通气重症患者每6~8h予以口腔护理。

（2）口腔护理时建议抬高床头30°~45°，或者在患者承受范围尽可能抬高，以减少误吸风险，脊髓损伤者除外。

（3）机械通气患者按需吸痰，优先选择可在声门下吸引的套管。

（4）动作轻柔：动作要轻稳，以免损伤牙龈及口腔黏膜，特别是对凝血功能差的患者，如有刷牙禁忌证（血小板减少性牙龈出血、严重溃疡及凝血功能紊乱等），应用口腔拭子替代。

（5）棉球：每次只能用一个棉球，且要用血管钳夹紧，以防遗留在口腔内，且棉球蘸水不可过多，以防液体被吸入呼吸道。

（6）观察口腔黏膜情况。

（7）佩戴义齿的患者，每日清洁义齿，使用后可取下，并浸入冷水中。

（8）护士应根据患者实际情况，在嘴部位置轻移、更换气管插管导管，防止口角皮肤长期受压发生溃疡或破损，并采用合适的方法确保气管、插管、导管固定在位。

## 三、重症患者的睡眠管理

### （一）概述

1.正常睡眠结构

睡眠与觉醒是交替循环的生理过程，根据睡眠发展过程中脑电波、眼电和下颏肌电三类信号中的不同特征波将睡眠分为清醒期（stage of wakefulness，Stage W）、非快速眼球运动睡眠期（non-rapid eye movement，NREM）和快速眼球运动睡眠期（rapid eye movement，REM），其中NREM占整体睡眠时间的75%～80%。

2.睡眠障碍

睡眠障碍是指睡眠量及睡眠质的异常，或在睡眠时发生某些临床症状而影响入睡，以及保持正常睡眠能力的各种障碍。《国际疾病及有关健康问题的统计分类》（ICD-10）将睡眠障碍分为睡眠失调和睡眠失常两类。睡眠失调指的是一种原发性心因性状态，包括失眠、嗜睡及睡眠-觉醒节律障碍；睡眠失常是指在睡眠中出现异常的发作性事件，包括睡行症、睡惊及梦魇。睡眠障碍是ICU患者普遍存在的问题，主要表现为睡眠结构异常、睡眠片段化、昼夜节律缺失以及主观睡眠质量差。睡眠障碍给ICU患者的生理、心理及预后带来很多不利影响，严重影响患者康复。

3.ICU睡眠障碍的影响因素

（1）环境因素：主要包括噪声和持续光照。ICU常见噪声包括仪器的报警声、电话声以及医务人员交谈声。ICU持续的照明会影响患者的昼夜节律，从而影响患者的生物节律和激素分泌，持续照明相对噪声对患者睡眠的影响较小。

（2）治疗因素

①操作检查：护士执行夜间护理操作必然会中断患者睡眠，降低患者的睡眠质量，尽量集中护理操作显然是提高ICU患者睡眠质量的方法之一。

②药物：ICU患者有时需使用镇痛镇静药物，这些药物会影响患者睡眠。苯二氮䓬类药物会延长浅睡眠，减少慢波睡眠和快速眼动睡眠；阿片类药物可延长非快速眼动睡眠第二阶段，减少慢波睡眠；此外，一些强心药、三环类抗抑郁药物和抗惊厥药也都被证实会影响睡眠。目前，缺乏具体资料来验证药物对ICU患者睡眠的影响，但是可以推测药物对ICU患者睡眠的影响很可能与健康人群相似，甚至影响程度更大。

③机械通气：机械通气也是影响ICU患者睡眠的重要因素。气管插管或气管切开作为强烈的应激源刺激机体产生应激反应，患者感觉憋气、不适和疼痛、人机对抗等，都会影

响患者睡眠。

④疾病相关因素：疾病相关因素也会降低患者的睡眠质量，如疾病严重程度、疼痛和舒适度的改变等，病情较重的患者觉醒次数更多。

（3）心理因素：由于疾病原因，ICU患者多存在焦虑、抑郁、恐惧等心理问题，在一定程度上也会导致患者入睡困难、失眠等，从而影响患者的睡眠质量。也就是说，患者存在心理问题时会导致睡眠障碍，睡眠障碍又进一步加重了心理问题。

## （二）专科护理要点

1.睡眠评估方法

（1）客观睡眠评估

①多导睡眠监测（polysomnography，PSG）：多导睡眠监测被认为是诊断睡眠障碍的金标准，是唯一能够提供睡眠结构信息的测量工具。PSG在全夜睡眠过程中，连续并同步地描记来自前额、中央区和枕部至少三路脑电信号脑电图、两路眼球电信号眼电图和一路来自颏下肌信号肌电图，必要时监测口鼻气流、胸腹部运动、心电图、血氧饱和度等多项生理指标。通过分析患者睡眠时的脑电图、眼动图、肌动图等数据，可知患者睡眠分期及各期所占比例、觉醒次数、睡眠转醒次数等信息，从而评价睡眠质量，判断患者的睡眠是否存在异常。尽管PSG检查被认为是诊断睡眠障碍的金标准，但PSG操作耗时耗力，数据分析需要专业技术人员操作，花费时间较长且价格昂贵。所以，目前PSG并没有作为常规睡眠评估方法在ICU中使用。

②体动记录仪（actigraphy，Act）：体动记录仪的使用同PSG相似，将其佩戴在手腕上能感知并记录患者的活动信息，软件以此分析睡眠评价指标。其价格便宜且无创，但无法提供患者睡眠质量和分期的相关信息，由于ICU患者长期卧床、腕部活动可能受限等原因，体动记录仪容易高估患者睡眠时间。目前，它更适合监测患者的休息与活动信息，不太适合评价睡眠状况。

③脑电双频指数（bispectral index，BIS）：BIS监测通常用于评估麻醉深度，现也有研究用它来评估ICU患者的睡眠状况。研究者根据患者的脑电图信息建立回归模型并得出BIS值，接近100表示清醒，小于80视为睡着，0表示无脑电波活动。仪器不能精准辨别睡眠各阶段，但能对患者的睡眠进行持续监测。BIS计算方法是基于麻醉深度而发展出的，但睡眠不等同于麻醉状态，因此，在BIS作为常规方法评价睡眠之前，还需对其计算方法做进一步的探究，以便更适用于ICU患者。

④内源性褪黑素检测：通过生化免疫测量人体褪黑素浓度可以掌握内源性褪黑素释放曲线，这是评价人体睡眠昼夜节律的可靠方法。但是，ICU内经常昼夜开灯，夜间难以保障黑暗环境，且此方法对技术要求高，耗费财力，推广性较差。

⑤核心体温监测：人在一日之中，清晨2～5时体温最低，下午5～7时体温最高，一日之内的温差小于1℃，夜晚入睡后体温变低，核心体温（以口腔舌下、直肠温度为准）随时间的变化可以用来评估睡眠情况。睡眠良好者全日体温变化有此规律，但是对于疾病复杂的ICU患者，此方法所受干扰因素较多，结果可参考性差。

（2）主观睡眠评估

①睡眠评估量表：包括Richards Campbell睡眠量表（Richards Campbell sleep questionnaire，RCSQ）、睡眠障碍评定量表（sleep dysfunction rating scale，SDRS）、匹兹堡睡眠质量指数量表（Pittsburgh sleep quality index，PSQI）、斯坦福嗜睡量表（Stanford sleeping scale，SSS）以及睡眠状况自评量表（self rating scale of sleep，SRSS）等。目前，在ICU中使用较多的是RCSQ和PSQI。其中，PSQI用于评定最近1个月的睡眠状况，多用于刚入院、住院时间较长和入院随访的患者。

②睡眠日记：患者在记录本上记录每日上床时间、入睡时长、觉醒时间、午休时长、夜间睡眠评分、白天嗜睡程度等信息。此方法操作简单，患者容易接受，可用于了解患者睡眠模式信息，适用于患者出院后睡眠状况随访。此方法亦适合协助医师进行睡眠障碍分类，了解患者睡眠障碍的性质、频率、持续时间以及强度等资料。多数ICU患者病情危重，且ICU内睡眠障碍原因复杂，因此可以采用此方法的患者较少。

2.ICU睡眠障碍的干预策略

（1）药物治疗：合理使用镇静镇痛药物，抗精神病药物氟哌啶醇和奥氮平可缩短患者入睡时间，增加非快速动眼第三阶段睡眠时间，增加睡眠时间，减少觉醒，进而改善睡眠。《临床实践指南》推荐，高风险患者使用小剂量氟哌啶醇并避免过度镇静，可有效提高患者睡眠质量。目前，我国临床对于ICU睡眠障碍的药物使用并没有颁布具体的规范，可根据患者状况参考《临床实践指南》意见用药。值得一提的是褪黑素（melatonin，MT）治疗。褪黑素是维持人体睡眠–觉醒周期的生理基础，通过调整脑内单胺递质的水平，启动一系列的级联事件而启动睡眠机制，并通过调节睡眠而改善认知功能。

（2）合理选择机械通气模式：辅助通气相对于压力支持通气方式而言，对患者睡眠影响较小，在不影响患者治疗的前提下，选择通气方式时应尽量选择对患者睡眠影响较小的通气方式。

（3）非药物治疗

①减轻噪声和光线刺激：减少ICU中噪声的来源和强度，工作人员应降低电话、门铃、打印机等设备分贝，及时发现监测机器的报警声并给予处理，及时消除故障；做好ICU中光线管理，白天可适度提高室内光强，夜晚可减少灯源、降低灯光亮度。

②操作集中化：根据睡眠生理可知，一个完整的睡眠周期在90～110min，夜间尽量为患者提供整段不被打扰的睡眠，对患者机体恢复作用重大。夜间做好患者评估、生命体征

测量、设备仪器调节、机械通气、用药管理、患者卫生管理、标本采集、各种相关检查等时间上的协调工作，减少不必要的医疗护理操作，尽量将各种操作集中化。此外，应通过评估患者状况，平衡睡眠和预防压力性损伤的关系，对于压力性损伤高危人群应该及时翻身、护理时侧重压力性损伤的预防，对于Barden评分高的患者可适当延长翻身时间。

③音乐疗法：音乐疗法（如听海洋声、音乐声及白噪声）安全、廉价、使用方便，应用于ICU人群证实对促进睡眠有一定效果。音乐疗法实施中注重音乐种类的选择，有研究指出，应根据患者状态选择音乐类型，也有研究认为应根据患者喜好选择音乐类型。

④针灸、放松按摩：研究指出，放松按摩疗法，如缬草精油指压按摩和针刺神门穴、内关穴、涌泉穴法，可增加ICU清醒患者的舒适感；也有对ICU清醒患者的类似研究结果显示，睡前进行穴位按摩和米醋泡脚可改善循环，增强代谢，改善睡眠。但以上方法实施有的要求较高，且耗费人力，在ICU中推广性差。

⑤心理疏导：医护人员可定期对患者进行心理健康评估，与有交流能力的患者经常交谈，有针对性地对患者进行心理干涉、辅导，减轻其精神压力；增加ICU患者的娱乐方式，转移其对疼痛、疾病、环境等方面的注意力，在不影响患者病情的情况下，设立听音乐、看电视、听家人录音等项目；评估并发动ICU患者的家庭和社会支持系统，给予患者心理支持，减轻患者的孤独感。

⑥提供眼罩耳塞：目前，《临床实践指南》把向ICU患者提供眼罩耳塞干预作为推荐意见《临床实践指南》推荐使用降低声音和光照的设备如眼罩和耳塞来提高ICU成人患者的睡眠质量。耳塞和眼罩作为一种低成本的干预，可以应用于所有的ICU，以改善患者睡眠质量和减少谵妄。一般的患者特别是那些不能入睡的患者，应该询问他们是否需要这种干预，需要者可晚上使用早上取掉。

（4）其他：医护人员实施质量提高计划，通过评估合理应用镇痛、镇静及催眠药物，综合运用改善ICU环境、降低光强和噪声、集中医护操作、减少夜间刺激等策略，为ICU患者提供更好的睡眠环境，改善ICU患者的睡眠质量，促进患者康复。

## 四、重症患者的身体约束

### （一）概述

1.概念

2002年，美国医疗财政管理局（Health Care Financing Administration，HCFA）对于身体约束进行了定义。约束是指使用任何物理或机械性设备、材料或工具附加在或临近于患者的身体，患者不能轻易将其移除，限制患者的自由活动或使患者不能正常接近自己的身体。目前，该定义也是全球范围内普遍接受的定义。从约束的方式上，目前主要将约束分为4类：物理约束、机械约束、药物约束及隔离。ICU最常用的是机械约束，主要包括：手腕、脚踝及腰部的约束，使用被单等进行全身约束，HCFA也将拉起床档、防止跌倒纳入机械约束的范畴。

2.约束的危害

目前，对于约束方式的优劣尚无定论，但可以肯定的是，无论何种约束方式，无论是物理或药物约束，都会对患者造成一定程度的损害。过度镇静剂可能导致镇静依赖，延长患者机械通气的使用时间，增加并发症的发生率。除此之外，过度镇静剂还会减少心排血量引起低血压，抑制肠胃蠕动导致便秘，并且有可能会失去使用镇静药期间的记忆，增加焦虑和创伤后应激障碍的风险。对患者使用机械约束后可能会出现肢体末梢循环受阻、皮肤破损或是四肢功能障碍等问题，有的甚至会引起医患纠纷的发生。有些约束不当未达到预期目的，反而增加了意外的发生，造成患者尊严与认知的紊乱。在使用身体约束的过程中存在不自觉的伤害，会使患者产生明显的心理反应，使患者及家属感到不适。

## （二）专科护理要点

1.明确约束的指征

在美国，卫生服务机构评审联合委员会（Joint Commission on Accreditation of Healthcare Organization，JCAHO）制定了“约束必要性等级技术评估”的临床指南。该指南是为帮助临床护士对成年的危重患者约束的必要性作出正确的评估。其将约束必要性分为3个等级：等级1，对昏迷、完全清醒或可不间断陪护的患者采取不约束；等级2，规定了一些非威胁生命的设备的使用，若意识清楚则不采取约束，若患者意识模糊则首先选择替代约束的方法，若无效，则进行约束；等级3，规定了威胁生命的设备的使用，此时，当患者的情况不在等级1时，则进行约束。该指南是最早提出约束等级概念及对约束必要性进行划分的指南，也是后续很多约束管理流程制定的基础。

2006年，加拿大某ICU开展了为期一年的“knot so fast”的学习方案，提出了“ICU约束决策轮及等级”的工具，关于约束等级、设施等级的划分，与JCAHO的评估指南基本一致。行为等级包括3级：Ⅰ级指病理生理性的或治疗性的无意识、瘫痪、清醒且定向力正常，由医务人员或其他重要人员不间断地陪护；Ⅱ级指意识模糊、定向力障碍、单纯烦躁；Ⅲ级指烦躁或攻击性。设施等级包括2级：Ⅰ级是指非威胁生命的治疗，包括外周静脉输液、鼻胃管、导尿管、监护导联、氧气面罩或鼻导管、单纯引流、单一的敷料、氧饱和度探头、血压袖带、直肠造瘘袋或导管、胃造口引流及动脉导管；Ⅱ级是指威胁生命的治疗，包括颅内压监测或脑室引流管、肺动脉导管、中心静脉导管、主动脉内球囊反搏、机械通气、胸腔导管、临时起搏器、三腔二囊管、耻骨导管及静脉滴注维持血流动力学稳定的药物。独立等级包括3级：Ⅰ级指独立，包括能坐在椅子上、能负重、能平稳行走；

Ⅱ级指不完全独立，包括坐在椅子上会滑动、依靠辅助负重、步态不稳或不熟悉辅助装置、心动过缓、头晕目眩；Ⅲ级指依赖，包括不能负重、不稳定性骨折、神经肌肉无力及生命体征不平稳。

在英国，出现以下情况可用身体约束。

（1）能阻止患者自我伤害或生理损伤的发生。

（2）防止工作人员受到突然的人身攻击风险。

（3）预防危险性、有威胁性或者毁灭性的行为。

2004年，英国重症监护护士协会出台了一项针对成人ICU身体约束使用的声明，强调要在对患者进行详细的评估且征得家属同意之后才能使用，而且在使用过程中要对患者进行持续评估。

2.身体约束时的护理

在需要使用约束前充分与家属或患者做好解释沟通，并签署知情同意书。用两种方法核对患者身份。正确使用约束工具，对极度消瘦、局部血液循环障碍的患者应准备柔软的保护垫，加强内层保护。在约束过程中，注意保护患者隐私和尊严。保持约束肢体的功能位，松紧度以患者活动时肢体不易脱出、不影响血液循环为宜。约束带必须系活结，且系在患者无法接触到的地方。为约束患者提供生活护理，安置舒适体位，预防误吸和皮肤受损。告知患者身体约束后的注意事项。填写“身体约束护理记录单”，记录身体约束的原因、起始时间、患者运动、语言和睁眼反应的情况。每60min巡视患者，观察患者的一般状况、局部皮肤、肢体末梢循环情况及约束效果，询问患者感受或观察患者的反应。如果约束部位出现皮肤苍白、发绀、麻木、刺痛及冰冷时，应立即放松约束带，必要时行局部按摩。使用约束衣或约束背心时，应观察患者的呼吸和面色。约束带每2h松解1次，活动被约束的关节，观察并记录约束部位皮肤完整性及肢体末端的颜色、温度和感觉。每班再次评估并记录“身体约束护理记录单”，内容包括患者的格拉斯哥评分，是否需要继续使用身体约束，是否镇静，身体约束的工具、部位、原因，肢端皮肤的颜色、温度，肢端感觉、活动度，约束处皮肤的完整性、循环情况、护理措施以及有无出现不良反应。

3.相关并发症的预防

（1）皮肤损伤、皮下瘀斑：约束要松紧适宜，约束装置与皮肤接触面应选用透气、干燥、柔软的棉垫作为保护垫。避免在水肿或有病变的皮肤处使用约束带，不可避免时，应加厚衬垫，加强观察。每2h解除约束1次，并评估约束部位的皮肤，必要时停止约束。保持床单位的清洁、平整，床档给予棉垫或软枕保护，避免躁动的肢体与其发生碰撞、摩擦。

（2）关节损伤：保持约束肢体关节的功能位，每2h解除约束1次，并评估关节功能情况，给予功能锻炼。

（3）肢体末梢水肿：约束松紧适宜，必要时抬高约束肢体末端。每2h解除约束1次，并评估肢体末梢血运情况，必要时给予暂停约束。

（4）坠床：加强巡视观察，约束松紧适宜，固定妥当。每班对患者的状况进行全面评估，以判定是否需要终止约束。

（5）非计划性拔管：约束松紧适宜，并定期检查约束带的松紧度。加强巡视观察，及时调整保护垫的位置，避免保护垫滑出。根据床档结构考虑固定方法，避免给患者多方向活动留有空间。在松解约束带期间，应设专人看护。

（6）患者心理、情绪问题：身体约束可导致社会行为、认知及行为能力的降低。在使用身体约束的过程中，患者会产生明显的心理反应，甚至使患者及家属感到屈辱和尴尬。护士进行身体约束前，应细致耐心地向患者和家属解释身体约束的目的及必要性，征得患者及家属的理解和同意，并签署知情同意书。在进行身体约束时注意维护患者的尊严，及时评估患者的心理状态和需求。在结束身体约束时，要做好患者和家属的安抚工作。

4.解除身体约束后的护理

根据患者自我控制的能力，可逐步解除身体约束。监测患者解除身体约束后的反应，观察约束部位皮肤完整性及肢体末端的颜色、温度和感觉。记录身体约束结束的时间、患者对约束的反应、全身和局部情况，并做好交接班。

# 第二节　重症患者的镇静镇痛管理

## 一、重症患者的镇静管理

### （一）概述

ICU 中约有 70% 的患者存在明显的焦虑与躁动，50% 的患者经历了烦躁不安。其常见原因包括疼痛、自身疾病的影响、各种频繁的治疗操作、人工气道建立及呼吸机使用、持续声光刺激、生物钟紊乱、睡眠剥夺、缺少家人陪伴等。这使患者变得焦虑、恐惧、易激惹，失去有效控制情绪能力及增加 ICU 意外发生率，严重的应激反应会导致患者代谢异常、内环境失调等。因此，ICU 患者镇静显得较为重要，而制定和优化镇静镇痛策略，可有效控制疾病及多因素外源性的伤害刺激，减轻患者的并发症。同时，对 ICU 患者的镇静治疗更加强调“适度”概念，“过度”与“不足”都可能使重症患者处于不安全的危险之中。例如，镇静不足可引起的躁动、人－机不协调；镇静过度，则引起循环波动、脱机延迟、呼吸机相关肺炎等。目前，对于ICU患者的镇痛镇静总体原则是以镇痛为基础，以浅镇静为目标导向的程序化镇静策略，通过有效的镇静评估和个体化的药物调节达到最佳效果。

### （二）镇静评估

ICU患者理想的镇静水平是既能保证患者安静入睡，又容易被唤醒，同时保持危重症患者处于最舒适和安全的镇静状态，这是ICU镇静治疗的重要目标之一。因此，定时系统地进行有效的镇静评估和记录，有利于个体化的药物调节达到最佳效果。目前，临床常用的主观镇静评分法有Richmond躁动-镇静评分（Richmond agitation-sedation scale，RASS）、Riker镇静躁动评分（sedation-agitation scale，SAS），客观性评估法有脑电双频指数（bispectral index，BIS）等。

1.Richmond躁动-镇静评分（RASS）

临床上用其来评估ICU患者意识和躁动程度的评分标准，分为10级。浅镇静深度目标值为-2～0分，较深镇静深度目标值为-3～-4分，神经-肌肉阻滞剂镇静深度目标值为-5分（表4-2）。RASS评分对于存在视觉或听觉障碍的患者，则评估结果的准确性会受到影响。

表4-2　Richmond躁动-镇静评分

| 分数 | 分级 | 描述 |
|---|---|---|
| +4 | 有攻击性 | 非常有攻击性、暴力倾向，对医务人员造成危险 |
| +3 | 非常躁动 | 非常躁动，拔除各种导管 |
| +2 | 躁动焦虑 | 身体激烈移动，无法配合呼吸机 |
| +1 | 不安焦虑 | 焦虑紧张，但身体移动不剧烈 |
| 0 | 清醒平静 | 清醒自然状态 |
| -1 | 昏昏欲睡 | 没有完全清醒，声音刺激后有眼神接触，可保持清醒超过10s |
| -2 | 轻度镇静 | 声音刺激后能清醒，眼神接触不超过10s |
| -3 | 中度镇静 | 声音刺激后能睁眼，但无眼神接触 |
| -4 | 深度镇静 | 声音刺激后无反应，但疼痛刺激后能睁眼或运动 |
| -5 | 不可唤醒 | 对声音及疼痛均无反应 |

2.Riker镇静躁动评分（SAS）

临床上根据患者7项不同的行为对其意识和躁动程度进行评分。浅镇静深度目标值为3～4分，较深镇静深度目标值为2分，神经-肌肉阻滞剂镇静深度目标值为1分（表4-3）。虽然SAS广泛运用于ICU患者的镇静评分，但不适用于听力损伤或神经损伤的偏瘫患者。另外，在量表的描述中，恶性刺激是指吸痰或用力按压眼眶、胸骨或甲床5s。

表4-3　Riker镇静躁动评分

| 分值 | 定义 | 描述 |
| --- | --- | --- |
| 7 | 危险躁动 | 拉拽气管内插管，试图拔除各种导管，翻越床档，攻击医护人员，在床上辗转挣扎 |
| 6 | 非常躁动 | 需要保护性束缚并反复语言提示劝阻，咬气管插管 |
| 5 | 躁动 | 焦虑或身体躁动，经言语提示劝阻可安静 |
| 4 | 安静合作 | 安静，容易唤醒，服从指令 |
| 3 | 镇静 | 嗜睡，语言刺激或轻轻摇动可唤醒并能服从简单指令，但又迅速入睡 |
| 2 | 非常镇静 | 对躯体刺激有反应，不能交流及服从指令，有自主运动 |
| 1 | 不能唤醒 | 对恶性刺激无或仅有轻微反应，不能交流及服从指令 |

3.脑电双频指数（BIS）

接受神经肌肉阻滞剂治疗的患者，因其达到一定肌松深度后将失去神经肌肉运动反应，难以通过主观镇静评分对其进行镇静深度的评估，此时，客观脑功能监测将是一种补充的措施。

## （三）镇静治疗

镇静治疗应是在有效镇痛的基础上缓解患者焦虑，诱导睡眠和遗忘的进一步治疗。有效的镇静评估和镇静治疗可以降低重症患者的疾病应激，减少机体代谢和氧耗，保护脏器功能，并已成为ICU危重患者治疗过程中一个不可缺少的组成部分。目前，ICU镇静治疗最核心的问题是制定个体化的镇静计划，并且通过实时监测患者的镇静深度，调节药物用量，维持患者处于适度状态。对于器官功能相对稳定、恢复期的患者应给予浅镇静，以减少机械通气时间和住ICU时间。对处于应激、急性期器官功能不稳定的患者，应给予较深镇静，以保护器官功能。这些情况主要包括机械通气人机严重不协调、严重急性呼吸窘迫综合征、俯卧位、严重颅脑损伤，有颅高压者、癫痫持续状态、任何需要应用神经-肌肉阻滞剂治疗的情况，必须以充分的深度镇痛镇静为基础。

1.非药物治疗

实施镇静治疗之前，应尽可能先去除或减轻导致患者躁动诱因。包括提供安静的环境、做好解释和心理支持、合理安排治疗和操作时间、体现人文关怀、增加家属探视时间和陪伴等。

2.药物治疗

理想的镇静药应具备以下特点：起效快，持续时间短；无药物蓄积作用，停药后快速恢复；对呼吸循环抑制最小；无肝肾不良反应；抗焦虑与遗忘作用可预测；价格低廉等。目前尚无药物符合以上所有要求。

（1）药物种类。

①苯二氮䓬类：苯二氮䓬类是较理想的镇静、催眠药物，与阿片类镇痛药有协同作用，可明显减少阿片类药物的用量，但若大剂量、持续使用，患者可产生药物依赖性和戒断症状。ICU常用的为咪达唑仑、劳拉西泮及地西泮。用药过程中应经常评估患者的镇静水平以防镇静延长。咪达唑仑起效快，持续时间短，清醒相对较快，适用于治疗急性躁动患者，也是ICU中首选药，但注射过快或剂量过大时，可引起呼吸抑制、血压下降。

②非苯二氮䓬类：在机械通气的成人ICU患者，采用非苯二氮䓬类的镇静药物方案优于苯二氮䓬类。ICU常用的为丙泊酚、右美托咪定。丙泊酚特点是起效快、作用时间短、停药后患者可迅速清醒、镇静深度呈剂量依赖性、镇静深度容易控制，也有遗忘和抗惊厥作用。注射时可出现暂时的呼吸抑制、血压下降、心动过缓。丙泊酚溶剂为乳化脂肪，长期或大量使用可能导致高甘油三酯血症。右美托咪定，同时具有镇痛镇静作用，最常见的不良反应是低血压和心动过缓。

（2）给药方法：危重患者镇静的给药方式以持续静脉泵入为首选。首先应给予负荷剂量，以尽快达到镇静目标。之后调整为维持剂量，并根据镇静效果动态调整剂量，达到最佳镇静效果。肠道、肌肉注射等其他给药方式多用于辅助给药。间断静脉注射一般用于首剂负荷剂量的给予，或者短时间镇静且无须频繁用药的患者。

## （四）镇静效果判断

在采取镇静措施后，应及时观察、评估镇静效果，并根据疗效实施下一步镇静治疗计划，以达到满意的治疗目的。

（1）及时、精准给药，合并疼痛患者应首先给予镇痛药物，以提高镇静治疗的效果。

（2）可靠的镇静深度监测是恰当镇静的重要保证。

（3）对于持续给予镇静的患者，镇静初始阶段或调整剂量后需15min评估1次，达到目标的镇静效果后，可延长评估间隔，2～4h评估1次，以监测镇静效果。当患者出现躁动等异常表现时应及时评估，调整给药种类或剂量。

（4）需要行每日唤醒计划的患者，应每日在白天定时中断镇静药物输注，评估后视情况再确定是否需要继续给药。停药期间，做好严密监测和护理，避免导管滑脱等意外事件发生。

## 二、重症患者的镇痛管理

### （一）概述

疼痛是一种令人不快的感觉和情绪上的感受，伴随着现存的或潜在的组织损伤。在1995年，美国疼痛学会主席James Campbell提出将疼痛列为第5生命体征。疼痛属于个人的主观感受和体验，没有一种仪器能够评价疼痛的性质和强度。临床上，衡量疼痛在很大程度上依赖于患者与医务人员之间的交流，充分相信患者的主诉是十分重要的。在危重症中，各种手术、创伤、导管的留置、仪器的刺激、吸痰、翻身、严重疾病、癌症终末期等都会引起患者不同程度的疼痛，从而导致机体一系列应激反应和器官做功负荷增加，如烦躁、心动过速、呼吸急促、血压升高及大量出汗等。

### （二）疼痛评估

1.了解疼痛史

疼痛评估时，应该了解既往有无疼痛史。

2.疼痛部位

评估患者疼痛部位是局部疼痛，还是多点疼痛；一侧还是双侧；是否有放射性疼痛。多数情况下，疼痛的部位就是病变或损伤的部位。

3.疼痛性质

不同的疼痛表现不同，可有酸痛、胀痛、刺痛、灼痛、切割痛、绞痛、跳痛、压榨样疼痛及牵拉样疼痛等。

4.疼痛时间

根据患者疼痛持续时间不同，可分为急性疼痛和慢性疼痛。急性疼痛是ICU患者疼痛的主要类型，慢性疼痛可以简单定义为持续时间超过6个月的疼痛。

5.可能改变疼痛的因素

体位改变、运动、安静、治疗方法、心理状态及家庭情况等许多因素都会对疼痛产生影响。

6.疼痛程度评估

目前，临床上对疼痛的评估缺乏特异性的指标，主要是依靠患者的主观描述。而疼痛程度的评估，直接关系选择镇痛的方法、治疗的护理措施以及判断治疗的效果。护士可以根据患者的实际情况选择适宜的评估工具，测评患者的疼痛程度。常用的评分法为数字评分法、语言评分法、面部表情评分法、行为疼痛量表及重症疼痛观察工具等。

（1）数字评分法（numerical rating scale，NRS）：对于能够理解数字并能正确表达和沟通的ICU患者，优先使用NRS。患者被要求用数字0～10共11个数字表示，0表示无痛，10表示最剧烈的痛。由患者根据疼痛程度选择相应的数字，是一种简单、有效和最为常用的评价方法，也明显减轻了医务人员的负担。

（2）语言评分法（verbal rating scale，VRS）：由一系列描绘疼痛的形容词组成。

①0级：无痛。

②1级：轻度疼痛，能正常生活和睡眠。

③2级：中度疼痛，轻度干扰睡眠，需用镇痛药物。

④3级：重度疼痛，干扰睡眠，需用麻醉镇痛药物。

⑤4级：剧烈疼痛，干扰睡眠较重，伴有其他症状。

⑥5级：无法忍受的疼痛，严重干扰睡眠，伴有其他症状或被动体位。

（3）面部表情评分法（faces pain scale，FPS）：该方法用6种面部表情从微笑至悲伤至哭泣来表达疼痛程度，由患者选择图像或数字来反映最接近其疼痛的程度。此法对急性疼痛、老人、小儿及表达能力丧失者特别适用。

（4）行为疼痛量表（behavioral pain scale，BPS）：ICU患者由于疾病或治疗原因还存在一些特殊性，比如意识障碍、认知功能降低、沟通障碍等，所以需要通过观察患者的行为表现来判断其疼痛是否存在及程度。评估项目包括面部表情、上肢运动和对机械通气的依从性或发生（非插管）等三方面进行评估。BPS总分3～12分，目标值BPS＜5分，对于接受机械通气治疗且能自主表达的患者，BPS评分具有较好的疼痛评价效果（表4–4）。

表4–4　行为疼痛量表

| 项目 | 1分 | 2分 | 3分 | 4分 |
| --- | --- | --- | --- | --- |
| 面部表情 | 放松 | 部分紧张 | 完全紧张 | 扭曲 |
| 上肢运动 | 无活动 | 部分弯曲 | 手指，上肢完全弯曲 | 完全回缩 |
| 通气依从（插管） | 完全能耐受 | 呛咳，大部分时间能耐受 | 对抗呼吸机 | 不能控制通气 |
| 发声（非插管） | 无疼痛相关发声 | 呻吟≥3次/分且每次持续时间≤3s | 呻吟≥3次/分且每次持续时间＞3s | 咆哮或使用“哦”“哎哟”等言语抱怨，或屏住呼吸 |

（5）重症疼痛观察工具（critical care pain observation tool，CPOT）：该法对于不能自

已表达的、运动功能完好、行为可以观察到的成人ICU患者是最适当与可靠的疼痛监测，但不适用于肌松剂、神经肌肉传导功能障碍、颅脑损伤、谵妄及严重烧伤等患者。评估项目包括面部表情、身体运动、肌肉紧张度、对呼吸机的顺应性四方面评估。CPOT总分为0~8分，目标值CPOT＜3分。BPS和CPOT两个量表对疼痛程度的评价，具有较高的可信性和一致性（CPOT见表4-5）。

表4-5　重症疼痛观察工具

| 指标 | 描述 | 评分 |
|---|---|---|
| 面部表情 | ①未观察到肌肉紧张。<br>②皱眉、眼眶紧绷。<br>③以上所有加上眼睑轻度闭合。 | 0<br>1<br>2 |
| 身体运动 | ①不动（并不代表不存在疼痛）。<br>②缓慢谨慎地运动，抚摸疼痛部位。<br>③肢体运动剧烈，不遵从指令，企图拔管、坐起或下床，有攻击性。 | 0<br>1<br>2 |
| 肌肉紧张（通过被动的弯曲和伸展来评估） | ①对被动的运动不作抵抗。<br>②对被动的运动抵抗。<br>③对被动的运动剧烈抵抗，无法将其完成。 | 0<br>1<br>2 |
| 对呼吸机的顺应性（气管插管患者） | ①无警报发生，舒适地接受机械通气。<br>②警报自动停止。<br>③不同步，机械通气阻断，频繁报警。 | 0<br>1<br>2 |
| 发声（拔管后的患者） | ①正常腔调讲话或不发声。<br>②叹息、呻吟。<br>③喊叫、啜泣。 | 0<br>1<br>2 |

## （三）镇痛治疗

镇痛是为了消除机体对痛觉刺激的应激及病理生理损伤，从而减少不良刺激及交感神经系统过度兴奋，降低患者的代谢速率，减少耗氧量。同时，采取镇痛治疗后，应及时选择合适的评估工具了解疼痛是否缓解。对于患者而言，完全无痛是最为理想的治疗效果，对医师来讲，治疗后疼痛缓解的程度是评价目前治疗的效果和决定下一步治疗的参考指标。实施镇痛治疗前，应尽可能以非药物手段祛除或减轻导致疼痛的诱因。目前，对ICU患者来说，药物镇痛仍然是控制疼痛的最基本、最常用的方法。

1.非药物治疗

尽量祛除疼痛诱因，并积极采用非药物治疗，包括音乐治疗、放松技巧、心理治疗、针灸止痛及物理治疗等手段。

2.药物治疗

建议在可能导致疼痛的操作前，预先使用镇痛药或非药物干预，以减轻疼痛。对于术后患者建议在麻醉药作用未完全消失前，主动预防，给予镇痛药。

（1）药物种类

①阿片类镇痛药：建议对危重患者首选静脉注射阿片类药物。理想的阿片类药物具有起效快、易调控、用量少及代谢产物蓄积少等优点。目前，临床上使用的阿片类镇痛药不良反应主要是引起呼吸抑制、血压下降和胃肠蠕动减弱，在老年人尤其明显。持续静脉用药可以根据疼痛程度不断调整用药剂量，维持适宜的浓度，减少药物的总剂量，同时达到满意镇痛的目的。阿片类镇痛药包括吗啡、芬太尼、瑞芬太尼及舒芬太尼等。

②非阿片类镇痛药：非阿片类药物可以考虑用来减少阿片类药物用量（或消除对阿片类药物的需求）和减弱阿片类药物的不良反应。非阿片类中枢性镇痛药包括盐酸曲马多，用于术后轻度和中度的急性疼痛，治疗剂量不引起呼吸抑制。非类固醇抗炎镇痛药包括对乙酰氨基酚，用于缓解长期卧床的轻度疼痛。主要不良反应为胃肠道出血、血小板抑制后继发出血、肾功能不全，对肝衰竭的患者易产生肝毒性。

（2）给药方法：口服、肌肉注射、皮下注射、椎管内给药、静脉注射、自控镇痛。临床上常采用微量泵进行连续性静脉推注镇痛药，这是ICU患者首选的给药途径。患者自控镇痛是指当出现疼痛时，患者可通过自控镇痛泵的自控键追加单次给药剂量。其优点为单次剂量、效果好及安全性高，但ICU患者病情危重，自主控制能力差，需要护士协作做好镇痛管理。

## （四）镇痛效果判断

在采用镇痛方法之后，必须及时评价镇痛效果，一般在给药20 ~ 30min后评价和记录。评估患者镇痛效果时，应注意以下两点：

①在应用镇痛药的过程中，应随时观察不良反应对患者的影响；

②根据镇痛效果，动态调整药物用量，在达到有效镇痛的前提下，减少药物用量，避免发生不良反应。

# 第三节　重症患者的体温管理及护理

## 一、重症患者低体温的护理

### （一）概述

1.概念

正常人核心体温为36.5～37.5℃，体表温度为33℃左右。核心体温是指机体深部重要脏器的温度，与体表温度相对应，二者之间温度梯度为2～4℃。低体温的定义是中心温度意外下降。体温低于35℃时，由于减少热量丢失的代偿性生理反应失去作用，体温调节的全身反应消失。低体温的发生可能是环境暴露或者手术时间过长所致。围手术期非计划性低体温（inadvertent/unplanned perioperative hypothermia，IPH）是指在围手术期内任何时间发生的非计划性的对机体有害的体温下降，核心温度低于36℃（96.8F），但不包括治疗性或计划性的低体温。IPH是最常见的手术并发症之一，发生率为44.5%。

2.临床表现

体温过低的临床表现主要与脑部和心肺功能有关，低体温对血液系统和凝血系统也有显著影响。血液浓缩导致血液的血细胞比容和黏度增加，且随着体温的下降，血液黏度进一步增加。由于血小板功能障碍和蛋白酶活性下降，凝血功能受损，患者凝血功能障碍常随复温而逆转。低体温可以导致严重的胃肠并发症，包括肠梗阻、胰腺炎和应激性溃疡。

（1）轻度低体温（32～35℃）：当机体核心温度下降至32℃，会引起静息代谢的减少及中枢和外周神经功能的抑制，患者出现发抖、意识混乱和定向力障碍，由于代谢活动增加，患者可出现反应性过度通气。

（2）中度低体温（28～32℃）：当核心温度约为30℃时，机体会停止发抖，心排血量会明显减少，出现心动过缓，可出现遗忘、反应迟钝，且常常进展为昏迷。

（3）重度低体温＜28℃：低碳酸血症可引发心律失常、酸中毒、出现昏迷、瞳孔散大、腱反射消失，可出现威胁患者生命的心律失常或心搏停止。

### （二）专科护理要点

1.环境

尽早脱离低温及潮湿环境，注意保暖及患者舒适。平卧，减少体位改变导致的直立性低血压的发生。

2.选择准确、可靠的方法测量

（1）ICU内不建议使用口表、颞动脉估算及化学指示剂等测温方法。临床常用的腋温仅用于排除体温过低，不能作为诊断体温过低的依据。

（2）体温测量方法的精准性由高到低依次为血管、食管、膀胱、直肠、鼓膜及口腔的温度。对于中性粒细胞减少的患者，应避免使用直肠体温测量法。

（3）复温期间每隔15～30min测量1次体温，有条件可持续进行中心体温监测。体温≥36℃后可每4h监测1次。

3.复温

复温越早进行越好，最合适的复温方法取决于患者的综合情况。病室环境不低于23℃，采用覆盖棉毯、加温静脉输液和加热呼吸气体外，还可使用加温毯，避免在复苏和检查过程中辐射散热，致使体温下降。

4.不建议在ICU内使用热水袋

如果条件有限，对于意识不清、老年人、婴幼儿、麻醉未清醒、末梢循环不良等患者，使用热水袋温度宜在50℃左右，将热水袋放在两层毯子之间，不可直接接触患者皮肤。经常巡视观察皮肤颜色，如有皮肤潮红，应立即停止，局部皮肤可用凡士林保护。

## 二、重症患者发热的护理

### （一）概述

1.概念

（1）发热：发热是一种症状，正常人在体温调节中枢的调控下，机体的产热和散热过程经常保持动态平衡，当机体在致热原作用下或体温中枢的功能障碍时，使产热过程增加，而散热不能相应地随之增加或散热减少，体温升高超过正常范围，称为发热。

（2）超高热：超高热是指人体温度达到41℃（以口腔温度为准）以上。引起超高热的疾病有高温重症中暑、血型不合的输血所致的溶血反应、疟疾、流行性乙型脑炎、暴发型中毒性菌痢、暴发型流行性脑膜炎、其他化脓性脑膜炎、重症中毒性肺炎、甲状腺危象、输液致热原反应以及中枢性发热等。

（3）恶性高热（malignant hyperthermia，MH）：恶性高热是目前所知的唯一可由常规麻醉用药引起围手术期死亡的遗传性疾病。它是一种亚临床肌肉病，即患者平时无异常表现，在全麻过程中接触挥发性吸入麻醉药（如氟烷、恩氟烷及异氟烷等）和去极化肌松药（琥珀酰胆碱）后出现骨骼肌强直性收缩，产生大量能量，导致体温持续快速增高，在没有特异性治疗药物的情况下，一般的临床降温措施难以控制体温的增高，最终可导致患者死亡。

2.病因及常见疾病

（1）感染性发热：感染性发热包括各种病原体如细菌、病毒、肺炎支原体、立克次体、真菌、螺旋体及寄生虫等侵入后引起的发热。

（2）非感染性发热

①无菌性坏死组织吸收，包括物理、化学因素或机械性损伤，如大面积烧伤、内出血及创伤或大手术后的组织损伤；组织坏死或细胞破坏如恶性肿瘤、白血病、急性溶血反应等。

②变态反应，如风湿热、血清病、药物热、结缔组织病及某些恶性肿瘤等。

③内分泌与代谢疾病：如甲状腺功能亢进时产热增多，严重脱水患者散热减少使体温升高等。

④心力衰竭或某些皮肤病。慢性心力衰竭时由于心排血量降低，尿量减少及皮肤散热减少，以及水肿组织隔热作用，体温升高。某些皮肤病如广泛性皮炎、鱼鳞病等也可使皮肤散热减少，引起发热。

⑤体温调节中枢功能失常。常见于物理性因素如中暑；化学性因素，如重度安眠药中毒；机械性因素，如脑震荡、颅骨骨折、脑出血及颅内压升高等。

⑥自主神经功能紊乱。

## （二）专科护理要点

1.物理降温

根据体温升高的程度，采用乙醇或温水擦浴、冰袋降温等物理降温措施。高热刚开始，患者可能出现寒战，此时不急于采取退热措施，而应注意保暖，调节室温。对体温在38.5℃以上者，可实施物理降温，若患者出现寒战，应停止降温。有出血倾向患者禁用乙醇及温水擦浴。患者大量出汗、退热时，应密切观察有无虚脱现象。

2.药物降温

经物理降温无效者，可根据病情遵医嘱通过口服、注射或其他途径给予药物降温，防止体温继续升高。必要时可遵医嘱实施人工冬眠疗法（哌替啶、氯丙嗪及异丙嗪静脉持续泵入）。

3.体温监测

监测患者体温的变化，注意热型及升高的程度，需随时测量记录，监测血象变化。

4.高热惊厥的护理

惊厥发生应立即头偏向一侧，清理气道分泌物，保持气道通畅；吸氧，快速精准遵医嘱给予抗惊厥药物；监测心肺功能，观察有无呼吸困难、发绀，备好气管插管、吸痰器等急救器械和药品；防止坠床及碰伤，床旁备开口器与拉舌钳，以防舌咬伤。

5.中暑的护理

迅速将患者转移到阴凉通风的地方，遵医嘱使用物理降温或药物降温。降温过程中除注意血压、心率外，可持续监测肛温，肛温降至38.5℃左右时暂停降温，并将患者安置在25℃以下的环境继续观察。

6.防止冻伤

降温过程中要注意保护心前区、耳郭、阴囊及皮肤受压部位，注意局部皮肤的颜色及温度。

7.出入水量管理

根据医嘱给予高热量饮食，保证足够的热量8.37～12.55MJ（2000～3000kcal/d）。正确记录出入水量，维持电解质及水平衡。

## 三、重症患者亚低温治疗的护理

### （一）概述

1.概念

目标体温管理（targeted temperature management，TTM）以前称为治疗性低温、保护性低温，在中国通常称为亚低温治疗。采用目标体温管理时，推荐维持稳定的目标值为32～36℃。

2.目的

（1）降低脑细胞的耗氧量：降低脑能量代谢，减少脑组织的乳酸堆积，从而减轻酸中毒，保护血脑屏障，以达到减轻脑水肿和降低颅内压的作用。其中体温每降低1℃，人体代谢率下降5%～6%。

（2）抑制内源性有害物质的释放：减少对脑组织的损害，从而减少脑细胞结构蛋白的破坏，促进脑细胞结构和功能的恢复；减少钙离子的内流，阻断钙离子对神经元的毒性作用。

（3）使中枢神经系统处于抑制状态：导致机体对外界及各种病理性刺激的反应减弱，从而达到对机体的保护作用。

（4）促进有氧代谢：提高血氧含量，改善心肺功能及机体的微循环。

3.适应证和禁忌证

（1）适应证：溺水、中风、细菌性脑膜炎、大面积脑梗死或脑出血、新生儿缺血缺氧性脑病、重型颅脑损伤、急性癫痫持续状态、心肺复苏术后脑病、颅内感染患者出现高热惊厥时。

（2）禁忌证：无大脑电活动的昏迷患者、认知功能障碍患者、终末期患者、有活动性出血患者、凝血功能障碍患者、孕妇等。

## （二）专科护理要点

1.环境

应用TTM的患者应尽量置于单间，室温维持在20～25℃。

2.神经系统的观察

TTM对脑组织无损害，但低温可能掩盖颅内血肿的症状，应特别提高警惕。另外，复温过快，发生肌肉震颤易引起患者颅内压增高。因此，应特别强调颅内压的密切监测，严密观察患者意识状态、瞳孔变化以及各项生命体征的变化，必要时应予以脱水治疗和激素治疗。

3.呼吸功能的监测及护理

（1）呼吸频率及节律：应用TTM的患者由于使用冬眠合剂，中枢神经系统处于抑制状态，故呼吸的频率会相对比较慢，呼吸的节律会相对比较整齐。如果发现患者的呼吸频率太慢或快慢不等，且呼吸形态有明显的变化，如出现点头样呼吸，此时应注意考虑呼吸中枢抑制过度，应立即通知医师，停用冬眠合剂，必要时予以呼吸中枢兴奋剂静脉滴入或使用呼吸机进行辅助机械通气。

（2）人工气道护理：冬眠合剂中的异丙嗪具有明显的抗组胺作用，可使呼吸道分泌物变得黏稠，应加强人工气道的管理，定时吸痰，及时清除呼吸道内的分泌物，保持呼吸道通畅，加强气道的湿化及温化。

4.循环功能监测

主要有心电图、血压、脉搏、肢端循环及面色等。正常情况下，由于冬眠合剂的抗肾上腺素能作用，患者会表现为肢端温暖，面色红润，血压正常，脉搏整齐有力，但心率稍偏慢。若出现面色苍白、肢端发绀，血压下降、心律失常等症状，表明微循环障碍出现，提示冬眠过深或体温过低，应立即通知主治医师，停用冬眠药物并给予适当的保暖措施，纠正水电解质及酸碱平衡失调，必要时使用血管活性药物改善微循环。

5.体温监测

应用TTM的患者目标体温应达到32～36℃。降温和复温期间应连续监测中心体温，食管、鼻咽部、膀胱及肺动脉等都适合于监测中心体温。若患者体温低于33℃，容易出现呼吸、循环功能异常；若体温低于28℃，易出现心室颤动。对于基础体温过低的患者，应适当降低冬眠合剂的使用量，必要时予以停用并对患者采取加盖被子、使用暖风机等保暖措施。

6.体位护理

取平卧位，尽量避免患者突然改变体位，导致直立性低血压。

7.复温的护理

治疗结束复温时应先撤去物理降温，让患者体温得到自然回升。可将患者置于25～26℃的室温中，以0.25～0.5℃/h的速度升温，防止过快升温引起不良反应。同时逐渐降低冬眠合剂的使用量，最后停用冬眠合剂，切忌先停用冬眠合剂，以免病情反复。若体温不能自行恢复，可采用加盖被子、使用暖风机等方法协助复温。

8.并发症及其护理

治疗中常见的并发症有心律失常、呼吸道感染、凝血功能障碍、电解质紊乱及冻伤等，应加强护理观察，尽可能减少并发症的发生。

（1）心律失常：中重度低温可使患者的心率减慢，血压下降，严重者可导致心律失常。应严密观察患者生命体征，24h连续监测心率、血压、呼吸及氧饱和度；每小时记录1次生命体征，并同时记录患者的神志、瞳孔及血压。

（2）呼吸道感染：低温可引起呼吸减慢、通气量和潮气量下降，甚至出现呼吸抑制等。冬眠药物、中枢镇静药的使用使呼吸受到抑制，气体交换能力下降。保持呼吸道通畅和湿润，可给予雾化吸入治疗。每次吸痰前予以纯氧吸入1～2min，并辅以物理辅助排痰法。

（3）凝血功能障碍：低体温状态易导致凝血功能异常，密切观察患者是否出现消化道出血，观察胃液及大便颜色，遵医嘱行粪便隐血试验检查。早期开放肠内营养，及时予以对症处理。

（4）电解质紊乱：低温引起机体功能障碍，线粒体功能减退，钠、钾离子泵等细胞器功能障碍从而导致机体出现水、电解质失衡。应严密观察心电图异常变化，定时复查动脉血气及电解质指标，尤其是使用利尿剂的患者，应避免水电解质平衡紊乱。此外，还要注意低血钾等状态下对其他药物（如盐酸胺碘酮片等）的影响。

（5）皮肤护理：低温治疗时皮肤和血管呈收缩状态，患者抵抗力降低，容易发生皮肤冻伤及压力性损伤。加强观察受压部位皮肤变化，每1～2h为患者活动肢体，检查局部皮肤并翻身；每日为患者床上擦浴，做好皮肤皱褶处护理，以保持清洁。

# 第四节　重症患者的营养管理及护理

## 一、重症患者的营养状态评估

### （一）概念

（1）营养风险筛查：判断个体是否已有营养不良或有营养不良的风险，以决定是否需要进行详细的营养评定。

（2）营养评定：营养评定是指通过人体组成测定、人体测量、生化检查、临床检查以及多项综合营养评定方法等手段，判定人体营养状况，确定营养不良的类型和程度，估计营养不良所致后果的危害，并检测营养支持的疗效。

（3）营养不良：营养不良是一种急性、亚急性或慢性的不同程度的营养过剩或营养不足状态，伴或不伴炎症活动，导致身体成分变化和功能减退。

### （二）专科护理要点

1.营养风险筛查工具

（1）营养风险筛查2002（nutrition risk screening 2002，NRS 2002）：2002年，由丹麦肠外肠内营养协会研制。2006年，中华医学会肠外肠内营养学分会将其列为肠外肠内营养支持适应证的评估工具。其主要包括年龄、患者营养状况受损情况、疾病严重程度三个方面内容。适用对象为年龄18～90岁、住院天数＞1d、入院次日8时前未进行急诊手术、神志清楚的患者（表4–6）。

表4–6　营养风险筛查2002

| NRS 2002营养风险筛查总评分（疾病有关评分+营养状态评分+年龄评分）：　分 | |
|---|---|
| 疾病评分 | 评分1分：髋关节骨折□慢性疾病急性发作或有并发症者□COPD□血液透析□肝硬化□一般恶性肿瘤□糖尿病□ |
| | 评分2分：腹部大手术□脑卒中□重度肺炎□血液恶性肿瘤□ |
| | 评分3分：颅脑损伤□骨髓移植□APACHEⅡ＞10分□ |
| 小结：疾病有关评分____ | |

续表

| | |
|---|---|
| 营养状态 | 1.BMI（kg/$m^2$）＜18.5□（3分） |
| | 注：因严重胸腹水、水肿得不到准确BMI值时，无严重肝肾功能异常者，用白蛋白替代（按ESPEN2006）___（g/L）（＜30g/L，3分） |
| | 2.体重下降＞5%是在 |
| | 3个月内（1分）□2个月内（2分）□1个月内（3分）□ |
| | 3.一周内进食量：较从前减少 |
| | 25%～50%（1分）□51%～75%（2分）□76%～100%（3分）□ |
| 小结：营养状态评分____ | |
| 年龄评分 | 年龄＞70岁（1分）　年龄＜70岁（0分） |
| 小结：年龄评分____ | |
| 注：对于表中没有明确列出诊断的疾病参考以下标准，依照调查者的理解进行评分。<br>1分：慢性疾病患者因出现并发症而住院治疗；患者虚弱但不需卧床；蛋白质需要量略有增加，但可通过口服补充来弥补。<br>2分：患者需要卧床，如腹部大手术后；蛋白质需要量相应增加，但大多数人仍可以通过肠外或肠内营养支持得到恢复。<br>3分：患者在加强病房中靠机械通气支持；蛋白质需要量增加且不能被肠外或肠内营养支持所弥补，但是通过肠外或肠内营养支持可使蛋白质分解和氮丢失明显减少 | |
| 1.总分值≥3分（或胸腔积液、腹水、水肿且血清蛋白<35g/L 者）：患者处于营养不良或营养风险，需要营养支持，结合临床，制订营养治疗计划。<br>2.总分值<3分：每周复查营养风险筛查。以后复查的结果如果≥3分，即进入营养支持程序。<br>3.如患者计划进行腹部大手术，就在首次评定时按照新的分值（2分）评分，并最终按新总评分决定是否需要营养支持（≥3分） | |

（2）主观全面评定（subjective global assessment，SGA）：德国Detsky于1987年首次提出，主要包括详细的病史与身体评估的参数。根据评估结果给予A、B、C 三个等级，≥5项属于B或C级，提示患者存在中度或重度营养不良。SGA是目前临床上使用最为广泛的一种通用临床营养状况评价工具，广泛适用于门诊及住院、不同疾病及不同年龄患者的营养状况评估（表4–7）。

**表4-7　主观全面评定**

| 项目 | 评估等级 | | |
|---|---|---|---|
| 主观症状变化 | | | |
| 体重变化 | A.无变化或增加 | B.<5% | C.>5% |
| 膳食变化 | A.无变化或增加 | B.轻微变化 | C.显著变化 |
| 胃肠道症状 | A.无 | B.轻微 | C.较重 |
| 应激反应 | A.无 | B.轻度 | C.重度 |
| 活动能力 | A.减退 | B.能起床走动 | C.卧床休息 |
| 人体测量结果 | | | |
| 肌肉消耗 | A.无 | B.轻度 | C.重度 |
| 皮褶厚度（mm） | A.>8 | B.6.5～8 | C.<6.5 |
| 踝水肿 | A.无 | B.轻度 | C.重度 |

（3）简易营养评价法（mini nutritional assessment，MNA）：适合于老年住院患者的营养评估，由瑞士的Guigoz等提出，主要包括人体测量、整体评定、膳食问卷和主观评定四方面内容，共由18个问题（参数）组成（表4–8）。

**表4-8　简易营养评价法**

| 类别 | 条目 | 得分 |
|---|---|---|
| 营养筛查 | 既往3个月内是否由于食欲下降、消化问题、咀嚼或吞咽困难而摄食减少 | 0分——食欲完全丧失<br>1分——食欲中等度下降<br>2分——食欲正常 |
| | 近3个月内体重下降情况 | 0分——>3kg<br>1分——1～3kg<br>2分——无体重下降<br>3分——不知道 |
| | 活动耐力 | 0分——需卧床或长期坐着<br>1分——能不依赖床或椅子，但不能外出<br>2分——能独立外出 |
| | 既往3个月内有无重大心理变化或急性疾病 | 0分——有<br>1分——无 |

续表

| 类别 | 条目 | 得分 |
|---|---|---|
| 营养筛查 | 神经心理问题 | 0分——严重智力减退或抑郁<br>1分——轻度智力减退<br>2分——无问题 |
| | 体重指数（BMI，kg/m²）：体重（kg）/身高（m²） | 0分——<19<br>1分——19≤BMI<21<br>2分——21≤BMI<23<br>3分——BMI≥23 |
| 筛查分数（小计满14分）：>12分表示正常（无营养不良风险），无须进行以下评估；<11分提示可能营养不良，请继续以下评估。 | | |
| 一般评估 | 独立生活（无护理或不住院） | 0分——否<br>1分——是 |
| | 每日应用处方药超过3种 | 0分——否<br>1分——是 |
| | 压力性损伤或皮肤溃疡 | 0分——否<br>1分——是 |
| | 每日可以吃几餐完整的餐食 | 0分——1餐<br>1分——2餐<br>2分——3餐 |
| | 蛋白质摄入情况 | 每日摄入至少一份奶制品是/否<br>每周摄入2次或以上蛋类是/否<br>每日摄入肉、鱼或家禽是/否<br>0分——0或1个“是”<br>0.5分——2个“是”<br>1分——3个“是” |
| | 每日食用2份或2份以上蔬菜或水果 | 0分——否<br>1分——是 |
| | 每日饮水量（水、果汁、咖啡、茶、奶等） | 0分——<3杯<br>0.5分——3～5杯<br>1分——>5杯 |
| | 进食能力 | 0分——无法独立进食<br>1分——独立进食稍有困难<br>2分——完全独立进食 |

续表

| 类别 | 条目 | 得分 |
|---|---|---|
| 一般评估 | 自我评定营养状况 | 0分——营养不良<br>1分——不能确定<br>2分——营养良好 |
| | 与同龄人相比，你如何评价自己的健康状况 | 0分——不太好<br>0.5分——不知道<br>1分——好<br>2分——较好 |
| | 中臂围（cm） | 0分——＜21<br>0.5分——21≤中臂围＜22<br>1分——中臂围≥22 |
| | 腓肠肌围（cm） | 0分——＜31<br>1分——≥31 |
| 一般评估分数（小计满分16分）<br>营养筛查分数（小计满分14分）<br>MNA总分30分（量表总分30分） | | |
| MNA分级标准：总分≥24分表示营养状况良好<br>总分17～24分表示存在营养不良风险<br>总分＜17分明确为营养不良 | | |

（4）营养不良通用筛查工具（malnutrition universal screening tool，MUST）：适合不同年龄及诊断成人营养不良及其发生风险的筛查，主要用于蛋白质热量营养不良及其发生风险的筛查。由英国肠外肠内营养学会开发，包括患者BMI、近期体重下降情况和疾病所致进食量减少三个方面，分为低风险、中风险及高风险三级。加总量计算出营养不良整体性风险分数：0分为低度风险，1分为中度风险，2分或2分以上为高度风险（表4–9）。

**表4–9 营养不良通用筛查工具**

| BMI（$kg/m^2$） | 体重丧失（过去3～6个月） | 急性疾病影响分数 | 评分 |
|---|---|---|---|
| ＞20 | ＜5% | | 0分 |
| 18.5～20 | 5%～10% | | 1分 |
| ＜18.5 | ＞10% | 患者正处于急性疾病状态和（或）＞5d不会有营养摄入 | 2分 |

（5）重症营养风险评分（nutric score）：由加拿大Heylend等提出，主要包括年龄、

病情严重程度评分（APACHEⅡ）、全身性感染相关性器官衰竭（sepsis-related organ failure assessment，SOFA）评分、并发症数量、入住监护室前住院时间、白细胞介素-6（IL-6）六项指标。主要适用于危重症患者营养风险筛查，同时可以预测患者预后及病死率。总分0～5分为低营养风险组，6～10分为高营养风险组。无IL-6指标时，总分0～4分为低营养风险组，5～9分为高营养风险组，得分越高表明患者死亡风险越高（表4-10）。

表4-10　重症营养风险评分

| 相关参数 | 范围 | 分值 |
|---|---|---|
| 年龄（岁） | ＜50 | 0 |
| | 50～75 | 1 |
| | ＞75 | 2 |
| SOFA评分（分） | ＜6 | 0 |
| | 6～10 | 1 |
| | ＞10 | 2 |
| APACHEⅡ评分（分） | ＜15 | 0 |
| | 15≤评分＜21 | 1 |
| | 21≤评分＜28 | 2 |
| | ＞28 | 3 |
| 并发症数量（个） | 0～1 | 0 |
| | ≥2 | 1 |
| 入住ICU前住院时间（d） | ≤1 | 0 |
| | ＞1 | 1 |
| 白细胞介素-6（pg/mL） | ≤400 | 0 |
| | ＞400 | 1 |

2.营养评估

（1）主观评估指标

①膳食及营养摄入调查：包括饮食习惯、宗教及文化背景影响、饮酒史、营养补充剂摄入量、饮食过敏史等，采取24h回顾法全面准确记录。

②病史采集：包括体重减轻、食欲减退、胃肠道症状、发热、用药治疗情况及既往病

史，如糖尿病、脑卒中、胃切除史及近期大手术史等。

（2）客观评估指标

①体重：短期体重变化可反映体液的变化，长期体重变化可以体现机体的组织变化，3个月内体重减轻是评价营养状态的重要指标。临床上通过3个参数来评定营养状况【公式中的理想体重（kg）按身高（cm）减去105来计算】。

理想体重百分率（%）=实际体重/理想体重×100%

通常体重百分率（%）=实际体重/通常体重×100%

近期体重改变率（%）=（通常体重—实测体重）/通常体重×100%

理想体重百分率表示患者实际体重偏离总体标准的程度，通常体重百分率表示平常体重的改变，近期体重改变率表示短期内体重损失的程度（表4–11）。

**表4–11　体重变化率与营养情况**

| 百分率 | 正常 | 轻度营养不良 | 中度营养不良 | 重度营养不良 |
|---|---|---|---|---|
| 理想体重百分率（%） | ＞90 | 80～90 | 60～79 | ＜60 |
| 通常体重百分率（%） | ＞95 | 85～95 | 75～84 | ＜75 |

②体重指数（body mass index，BMI）：BMI=体重（kg）/身高²（m²），是反映蛋白质热量营养不良以及肥胖症的可靠指标。国内标准BMI＜18.5kg/m²为营养不足，18.5kg/m²≤BMI＜24kg/m²为正常，24kg/m²≤BMI＜28kg/m²为超重，BMI≥28kg/m²为肥胖。

③三头肌皮褶厚度：反映皮下脂肪发育情况，可用X线、超声波、皮褶卡钳等方法测量。三头肌皮褶厚度的标准值：男性为12.5mm，女性为16.5mm。其被世界卫生组织列为营养调查的必测项目。所测数值如相当于标准值的80%～90%，则为轻度营养不良；60%～79%为中度营养不良；＜60%为重度营养不良。肥胖患者评估同样可以用皮褶厚度：用拇指和食指捏起皮肤，再测量双折皮肤的厚度，一般建议楸肩胛骨下角处和上臂外侧三角肌两个部位。肩胛骨下角处位于背部左肩下和右肩下。一般评判标准：二者之和男性大于51mm或女性大于70mm就可以认为是肥胖。

④上臂围和上臂肌围：上臂围包括上臂松弛围和上臂紧张围，二者差值越大说明肌肉发育状况越好，差值越小说明脂肪发育状况越好。计算方法：上臂肌围=上臂松弛围—3.14×三头肌皮褶厚度；成年男性正常值为24.8cm，成年女性正常值为21cm。实测值为正常值的90%以上为正常，80%～90%为轻度营养不良，60%～80%为中度营养不良，小于60%为重度营养不良。

⑤上肢力量测量：为握力检查，是反映肌肉功能有效的指标，也可反映肌肉组织增长或减少的状况。

⑥腰围与臀围：腰围反映脂肪总量和脂肪分布的综合指标，可判断腹型肥胖，而且能

很好地预测心血管病的危险因素。臀围反映髋部骨骼和肌肉的发育状况。

（3）生化及实验室检查指标

①血浆蛋白：血浆蛋白是反映蛋白质热量营养不良的敏感指标，包括白蛋白、转铁蛋白、前白蛋白、视黄醇结合蛋白、纤维黏蛋白等。血浆白蛋白和转铁蛋白半衰期较长可反映体内蛋白质的亏损，而半衰期较短的前白蛋白和视黄醇结合蛋白反映膳食中蛋白质的摄取情况。

②肌酐-身高指数：肌酐是肌酸的代谢产物，其排出量与肌肉量、体表面积和体重相关。患有蛋白质营养不良、消耗性疾病时，肌酐生成量减少。

③氮平衡：氮平衡=摄入氮－排出氮，由于疾病、创伤或手术造成大量含氮成分流失又未得到足够补充，出现负氮平衡。

④细胞免疫功能：细胞免疫功能可通过淋巴细胞总数、皮肤迟发型过敏反应监测等测定，营养不良时细胞免疫功能降低。

（4）人体成分分析与能量代谢监测：人体成分分析是指对人体各组成成分及其含量比例的分析测定。能量代谢监测主要测量静息能量消耗和呼吸熵，静息能量消耗是指用于维持机体基本细胞代谢活动和器官功能的能量消耗，呼吸熵反映氧化底物的种类。

## 二、重症患者肠内营养的护理

### （一）概述

1.概念

肠内营养指经消化道为患者提供营养，包括糖、脂肪、氨基酸、维生素、微量元素等。大部分重症患者无法经口摄取足够的营养，而肠内营养与肠外营养相比，具有符合生理特点、有助于维护胃肠道黏膜的正常结构与功能，更经济安全等多种优点。

2.肠内营养制剂种类

肠内营养制剂的分类方法主要有两种：一是按剂型分类，可分为粉剂、混悬剂、乳剂；二是按氮源分类，可分为以下3种。

（1）成分型，有氨基酸型（如爱伦多、维沃）、短肽型（如百普力、百普素），以蛋白水解物为氮源，经少量消化过程便可吸收。

（2）非成分型，即整蛋白型（如安素、益力佳、能全力等），以整蛋白或蛋白质游离物为氮源，适用于胃肠功能较好的患者。

（3）模块型【如氨基酸/短肽/整蛋白模块、糖类制剂模块、长链/中长链脂肪（LCT/MCT）制剂模块、维生素制剂模块等]】。每类又分为平衡型和疾病导向型，其中平衡型是指各种营养成分全面、均衡的营养制剂；疾病导向型则主要针对不同的疾病，如肝脏疾病、癌症及糖尿病患者等。

3.肠内营养适应证与禁忌证

（1）适应证：

①胃肠道功能正常但不能经口进食者，如口腔、咽喉、食管手术后及意识障碍的患者。

②经口进食不足者，如大面积烧伤、脓毒症、大手术后等处于高分解状态的患者或结核、肿瘤等慢性消耗状态者。

③肝、肾、肺等脏器功能不全或患有先天性氨基酸代谢缺陷等疾病者，需要特殊制剂营养，如患有短肠综合征、消化道瘘及炎性肠道疾病者等。

（2）禁忌证：肠梗阻、腹腔或肠道感染、严重腹泻或吸收不良、严重的消化道活动性出血、休克等。

## （二）专科护理要点

1.支持途径

（1）胃管：适用于胃肠道功能完整、预计营养周期在4周内的患者。优点为操作简单、经济、更符合生理功能，且胃对渗透压不敏感，适用于多种肠内营养制剂；缺点为反流和误吸的风险较大，而且易对鼻、咽、喉部皮肤造成刺激，引起溃疡、炎症甚至局部坏死等并发症。

（2）胃造口：适用于胃肠道功能完整、预计营养周期大于4周的患者。胃造口避免了导管对于鼻腔的刺激，但易发生反流和误吸。

（3）鼻空肠管：适用于肠道功能完好而胃功能受损或误吸风险较高、预计营养周期＜4周的患者，可与胃肠减压同时使用。

（4）空肠造口：不适于经胃喂养且预计营养周期大于4周的患者。可行空肠造口，喂养管可长期放置，且管端外露部分在腹部，较为隐蔽，患者心理负担小。

2.肠内营养给予方式

（1）分次给予：将配制好的营养液抽入注射器中，于10～20min内缓慢注入喂养管内，一般每次入量为100～300mL，每日4～6次，根据胃内容物排空情况决定具体喂养次数及时间间隔。主要适用于喂养管尖端在胃内且胃肠功能良好者，其优点是不受连续输注的约束，有类似于正常餐食的间隔时间，符合人体的生理需求。

（2）间歇重力滴注：借助重力作用将肠内营养液缓缓滴入胃内，每次入量在2～3h完成，每日4～6次。根据患者的耐受程度逐渐增加入量。为保证患者睡眠，应尽量在白天供给。每日保证6～8h间歇期，有助于恢复胃液正常的酸碱状态及维持正常的消化道菌群。

（3）连续输注：采用肠内营养泵持续滴注，每日持续时间16～24h。开始时宜以低浓度小速度进行滴注，每8～12h逐渐增加浓度及速度，3～4d后达到全量。适用于胃肠功能较差或经小肠喂养者，持续输注可降低反流、误吸、胃潴留等并发症。

3.并发症的预防

（1）胃肠道并发症

①恶心、呕吐：在进行肠内营养的患者中，恶心、呕吐的发生率为10%～20%，为避免这些并发症的发生，护士应注意对于胃排空延迟者应减慢输注的速度，条件允许时尽量采用营养泵匀速输入。鼻饲过程中应保持床头抬高，且进行翻身、拍背、吸痰等操作时要注意动作轻柔。

②腹胀：开始肠内营养治疗时应按浓度由低到高、剂量由少到多、速度由慢到快的原则进行，对于胃肠道功能较差者，在输注时肠内营养制剂温度应保持在38～40℃。鼓励患者进行适度的床上活动，必要时应用胃肠动力药或进行灌肠。

③腹泻：开始肠内营养治疗时宜从低浓度（1/4～1/2全浓度）开始，低蛋白的患者应及时补充蛋白，以减轻肠黏膜组织水肿所导致的腹泻；乳糖酶缺乏患者宜选择不含乳糖的营养制剂；胃肠道功能恢复者尽量提供富含膳食纤维的肠内营养制剂；已开启的营养液宜在24h内使用，暂不用时要放置于4℃冰箱保存。

④胃潴留：输注时要注意营养液的速度和量，应从低速度（25～50mL/h）、小剂量（500～1000mL）开始，逐步递增以便于肠道适应；在肠内营养过程中应注意监测胃残余留量，必要时可使用胃动力药或可选择幽门后喂养。

（2）代谢性并发症

①糖代谢紊乱：采取肠内营养治疗的重症患者应监测血糖，初始2d内至少每4h监测1次。当血糖水平超过10mmol/L时需使用胰岛素控制血糖。低血糖症多发生于营养液滴注过少或突然停止者。为避免其发生，当肠内营养液摄入不足时应以其他形式进行补充。同时应观察患者有无心慌、乏力、头晕及出冷汗等低血糖的反应。

②水电解质失衡：定期监测患者血清电解质的变化，在第1周内至少每日监测1次。并严格记录出入量，尤其是尿量和消化液的丢失量。当患者出现渗透性腹泻、代谢应激及肝肾功能失常等异常情况时更应提高警惕。

③再喂养综合征：再喂养综合征是患者经过一段时间饥饿再进食后，表现以急性水、电解质紊乱以及维生素B缺乏为特征的临床症状，严重时可引发脑病、昏迷、精神错乱等。常于进食后2～5d出现。主要由于患者长期饥饿后，大量进食特别是一次大量摄入富含碳水化合物的食物时，葡萄糖刺激胰岛素释放，使组织细胞对葡萄糖、磷酸盐、钾及镁摄取增加，导致血清电解质浓度降低，机体出现呼吸困难、心律失常及意识障碍等多系统功能障碍。

（3）感染性并发症：肠内营养液的反流或误吸所引起的吸入性肺炎是肠内营养应用中最危险的并发症，其发生率为1%～4%。对于高风险的患者，可选择幽门后喂养，鼻饲中及鼻饲后1h保持床头抬高30°～45°。在喂养前应确定喂养管的位置。对于经胃喂养的患者，应每4h监测胃残留量，依据情况调整喂养的速度及量。一旦发生误吸，应立即停止肠内营养液的输注，吸出气道内吸入物，做好患者的口腔护理并定时监测体温，必要时行气管镜吸引或使用抗生素预防感染。

（4）机械性并发症

①鼻、咽、食管损伤：置管的过程会给患者鼻、咽及食管造成刺激，因此应选择质地柔软的管路。在置管时注意动作轻柔，护士应教会患者配合的方法。对于反应敏感者可选用利多卡因注射液滴入鼻孔并轻轻按摩5～10min。对于情绪紧张、频繁不安的患者，操作前可适当应用镇静剂。

②喂养管阻塞：喂养管阻塞是常见的肠内营养机械并发症之一。在持续泵入营养液的过程中，应每隔2～4h用20～40mL温开水脉冲式冲洗管路。鼻饲药物时，应将药物研碎并充分溶解后注入，注入药物前后均应用温开水冲洗管路，严禁将药物加入营养液中。连续输注不同营养液时要注意配伍禁忌，防止产生凝块引起堵管。若发生管路堵塞，可使用5%碳酸氢钠溶液反复抽吸冲洗管道，或将10mL胰酶溶液注入肠内营养管内保留30min。

③喂养管脱出：喂养管脱出是指喂养管从鼻腔自动或被动全部或部分脱出。为防止发生脱管，可用胶布于鼻翼及面颊或耳郭进行双重固定，且应每日清洁皮肤更换胶布；做好健康宣教；对于谵妄及烦躁的患者应使用镇静剂及必要的约束工具。

（5）造口并发症

①造口皮肤感染：造口皮肤感染是造口术后最常见的并发症。护士应每日对造口周围皮肤进行消毒，调整内外垫片松紧适宜，避免局部压迫过紧导致皮肤缺血或压迫过松导致消化液渗出。

②管路堵塞：营养液输注前后和输注期间每隔4h需用温水冲管，输注后及时将导管夹闭。经导管给药时，药物需研碎，充分溶解后单独给予，给药前后用30mL温水冲管。

③包埋综合征：护士每日应将外垫片松开，轻轻转动导管，将导管小心推进1cm左右再拖回原位。

④肉芽增生：应注意保持造口的清洁干燥，为患者改变体位时注意保护管路避免牵拉，并避免使用不透气的敷料。

## 三、重症患者肠外营养的护理

### （一）概述

1.概念

肠外营养（parenteral nutrition，PN）是经静脉为无法经胃肠道摄取或摄取营养物不能满足自身代谢需要的患者提供包括氨基酸、脂肪、碳水化合物、维生素及矿物质在内的营养素，以抑制分解代谢，促进合成代谢并维持结构蛋白的功能。所有营养素完全经肠外获得的营养支持方式称为全肠外营养（total parenteral nutrition，TPN）。

2.适应证与禁忌证

（1）适应证

①肠功能障碍如短肠综合征、严重小肠疾病、放射性肠炎、严重腹泻及顽固性呕吐、胃肠梗阻及肠外瘘等。

②重症胰腺炎。

③高代谢状态危重患者，如大手术围手术期、大面积烧伤及多发性创伤等。

④严重营养不良患者的术前准备和术后支持。

⑤大剂量放、化疗或接受骨髓移植患者。

⑥轻度肝肾功能衰竭。

（2）禁忌证

①胃肠功能正常，能获得足量营养者。

②需急诊手术者，不因应用TPN而耽误时间。

③休克、重度败血症、重度脏器功能衰竭不宜使用或慎用。

3.肠外营养制剂成分

（1）碳水化合物：碳水化合物是最简单有效的PN制剂，可提供机体代谢所需能量的50%～60%，临床常用5%、10%、25%、50%等规格的葡萄糖注射液。

（2）氨基酸：氨基酸构成肠外营养液配方中的氮源，用于合成人体的蛋白质。临床常用的复方氨基酸溶液按其配比模式，可分为平衡型与非平衡型氨基酸溶液。平衡型氨基酸溶液所含必需与非必需氨基酸的比例符合人体基本代谢所需、生物利用度高，适用于多数营养不良的患者，如复方氨基酸注射液（18AAⅡ）、复方氨基酸（15）双肽（2）注射液、5%复方氨基酸等。非平衡型氨基酸溶液针对某一疾病的代谢特点而制，如肝病用复方氨基酸注射液（15AA）富含支链氨基酸，肾病用复方氨基酸9R注射液可纠正因肾病引起的必需氨基酸不足等。

（3）脂肪乳：脂肪乳是一种重要的能源物质，提供的能量可占总能量的25%～50%，常用制剂有中/长链脂肪乳注射液（C6～24）、中/长链脂肪乳注射液（C8～24）等。

（4）维生素：维生素包括水溶性维生素制剂和脂溶性维生素制剂，前者包括维生素B、维生素C和生物素等，后者包括维生素A、维生素D、维生素E、维生素K。水溶性维生素制剂代表产品为注射用水溶性维生素，脂溶性维生素制剂代表产品为脂溶性维生素注射液（Ⅱ）。

（5）微量元素：微量元素包括锌、铜、铁、硒、铬及锰等，代表产品为多种微量元素注射液（Ⅱ），含9种微量元素。

（6）电解质：维持水、电解质及酸碱平衡，维持各种酶的活性、肌肉的应激性及营养代谢正常，临床常用0.9%氯化钠、10%氯化钠、10%氯化钾、碳酸氢钠及甘油磷酸钠注射液等。

## （二）专科护理要点

1.肠外营养的配置

临床常将脂肪乳剂、氨基酸、糖类、电解质、微量元素及维生素等各种营养液混合于密封的无菌3L输液袋中，称为全营养混合液（total nutrient admixture，TNA）。TNA的配制应在洁净环境和严格无菌操作下进行。TNA配制的步骤如下。

（1）将磷酸盐加入氨基酸或高浓度葡萄糖中。

（2）将其他电解质、微量元素加入葡萄糖液（或氨基酸）中，不能与磷酸盐加入同一稀释液中。

（3）用脂溶性维生素溶解水溶性维生素后加入脂肪乳剂中。如处方不含脂肪乳，可用5%葡萄糖溶解并稀释水溶性维生素。复合维生素制剂（同时包含脂溶性和水溶性维生素），可用5%葡萄糖或脂肪乳溶解并稀释（不同制剂的配制操作需参照说明书）。

（4）将氨基酸先加入一次性肠外营养输液袋（以下简称“三升袋”）内，后将葡萄糖、0.9%氯化钠、葡萄糖氯化钠等液体加入“三升袋”内混合。

（5）将含钙盐的溶液加入“三升袋”内混合。

（6）最后把脂肪乳缓缓混入“三升袋”内。

2.肠外营养的输注途径

（1）外周静脉：常用贵要静脉，可缓慢均匀输注能够耐受常规能量与蛋白质密度的肠外营养配方全合一溶液（渗透压≤900mmol/L），可通过外周静脉输注，但不建议连续输注时间超过14d。

（2）中心静脉置管：中心静脉置管包括经外周静脉置入中心静脉导管（peripherally inserted central catheter，PICC）和中心静脉导管（central venous catheter，CVC）。肠外营养支持时间预计＞14d，建议采用CVC或PICC导管。如果经外周静脉输入出现3次以上静脉炎，考虑药物所致，应采用CVC或PICC置管。PICC穿刺可选择肘正中静脉或贵要静脉，应尽可能避免选择接受乳房切除术和（或）腋窝淋巴结清扫、接受放射治疗的患侧上肢。CVC穿刺首选锁骨下静脉。中心静脉置管必须严格按照无菌操作规范进行。PICC置管和置管后护理应由经专门培训、具有资质的护理人员进行。

3.肠外营养的输注要求

（1）TNA现用现配，在室温中24h输毕。

（2）输液泵匀速输入，每分钟30～40滴或＜200mL/h，输入的速度变动在15%左右。

（3）推荐输注不含脂肪乳的TNA使用0.2μm孔径的终端滤器，含脂肪乳的TNA使用1.2μm孔径的终端滤器。

（4）配制好的TNA不加其他药物，以免影响营养液的稳定性。

（5）导管尽量不作他用，如输血、抽血、推药、压力监测等，如不确定相容性的药物必须经同一通路输入时，建议暂停输营养液，并在输液前后使用生理盐水冲洗管路。

4.并发症的预防

（1）导管相关性并发症

①导管堵塞：导管堵塞是长期留置导管最常见的非感染性并发症，表现为输注液体时有阻力或抽吸回血困难。输注时需严格遵守药物配伍禁忌，合理安排输液顺序，保持管路通畅无扭曲打折，长期输液者可每4h使用生理盐水20mL脉冲式冲管，每次输液前后用生理盐水20mL冲管。禁止使用10mL以下的注射器进行正压注射、封管及溶栓。导管发生堵塞时可根据导管内腔容积灌注一定量的清除剂，并保留20～60min。对于疑似血栓堵塞时建议使用2mg/2mL的组织型纤溶酶原激活剂（尿激酶、阿替普酶）。

脂肪残留物堵塞可用70%乙醇填充导管腔，使用剂量不得超过3mL。聚氨酯材料的中心静脉导管慎用乙醇。

②导管异位：导管异位可导致脱管、堵管、深静脉血栓及静脉炎等并发症，主要表现为回抽无回血、输液或冲管困难、患者置管部位疼痛、水肿等。在置管前应充分评估患者血管条件、选择合适的部位，可在B超引导下置管，置管后应行X线确认位置。每次使用前都应对导管进行评估，并在使用过程中观察临床症状和体征。如确认导管移位则应拔除并更换部位重新留置。

③导管断裂：高压冲管、堵管后强行冲管、患者运动过度都有可能导致导管断裂。出现导管断裂时应立即启动应急预案，通知医师、安抚患者，根据患者具体情况采用不同方法，拔除或取出断裂的导管。

④静脉血栓形成：大多数静脉血栓形成时患者无明显症状和体征，少数患者会有肢体末端、肩膀、颈部或胸部疼痛或水肿等表现。在置管前应对患者进行充分评估，包括患者年龄、血管条件、凝血指标及使用的药物。提高穿刺技术，避免反复穿刺损伤静脉壁。指导患者进行肢体的适度活动，必要时遵医嘱使用低分子肝素或华法林等药物。如确认已形成静脉血栓应进行系统性溶栓，无效则应拔管。

（2）感染性并发症：感染性并发症是最常见、较严重的并发症，包括局部感染和全身感染。局部感染常表现为局部皮肤触痛，伴红肿或硬块；全身感染即导管相关性血流感染，常表现为发热、寒战及血压降低等。可采用集束化方案进行预防：提高手卫生依从性；选择最佳的穿刺部位；置管和维护时使用专用护理包操作；保持最大化无菌屏障；宜选用2%葡萄糖酸氯己定乙醇溶液（年龄<2个月的婴儿慎用）消毒，消毒时必须用力擦拭皮肤至少3遍，范围为以穿刺点为中心直径≥20cm，消毒时间≥15s；评估敷料的完整性，按时更换敷料及导管附加装置；每日评估导管留置必要性等。

（3）代谢性并发症：代谢性并发症包括糖代谢异常（高血糖、低血糖）、脂肪代谢异常（高脂血症）、氨基酸代谢异常（高氨血症、代谢性酸中毒），水、电解质（低钠、高钾或低钾）、维生素及微量元素缺乏等并发症。应合理安排营养液配方，按计划均匀输注，避免输注过快或突然中止，注意监测患者血糖、血脂、肝肾功能及电解质变化。

（4）脏器功能损害：主要包括肝胆系统并发症和胃肠并发症。PN时易引起胆汁淤积性肝功能不全，原因主要是长期能量过高、肠内长期没有含脂肪食物通过等，可通过调整营养液用量和配方解决。长期禁食及使用不含谷氨酰胺PN液，可破坏肠黏膜正常结构和功能，导致肠黏膜上皮绒毛萎缩、变稀、褶皱变平、肠壁变薄，影响肠屏障功能，导致肠道菌群易位，引起肠源性感染，在PN中加入谷氨酰胺能发挥保护肠黏膜的作用。

# 第五章 临床急诊急救护理

## 第一节 心肺复苏术

心肺复苏（cardiopulmonary resuscitation，CPR）是对心搏、呼吸骤停者所采取的急救措施，即以胸外心脏按压和人工呼吸等方法建立循环、呼吸功能，保证其重要脏器血液和氧气的供应，尽快恢复其心跳、呼吸和大脑的功能。

### 一、适应证

各种原因造成心搏、呼吸骤停的患者（包括心室颤动、无脉性室性心动过速、无脉性心电活动及心室静止）。

### 二、禁忌证

《2015年AHA心肺复苏及心血管急救指南》中未涉及心肺复苏的禁忌证。

### 三、操作流程

#### （一）单人徒手心肺复苏术

1.物品准备

复苏板、除颤仪或AED、手电筒、纱布（或CPR屏障消毒膜）、弯盘、护理记录单及踏脚凳（必要时）。

2.患者准备

将患者（去枕）仰卧于坚实、平坦的平面上，必要时背部放置复苏板，头、颈、躯干在同一轴线上，双手放于两侧，身体无扭曲。松解患者衣裤，暴露胸部。

3.操作方法

（1）评估：确认现场安全，判断患者有无意识，确认无反应。

（2）呼救：启动应急反应系统（呼救帮助，指定专人取除颤仪或AED，以及其他急救设备），确认时间。

（3）判断脉搏、呼吸：触摸近端颈动脉搏动，确认无搏动，同时看胸廓，判断有无呼吸，确认无呼吸或仅为濒死叹息样呼吸，判断时间（5～10秒）。

（4）复苏体位：将患者（去枕）仰卧于坚实、平坦的平面上。头、颈、躯干在同一轴线上，双手放于两侧，身体无扭曲，颈部无外伤。

（5）胸外心脏按压：松解衣领、腰带，暴露胸腹部；按压位置：胸骨下半部；按压方法：双手掌根部叠放，双臂伸直，双肩位于双手正上方；按压幅度：胸骨下陷至少5cm，但不超过6cm；按压频率：100～120次/分，连续按压30次，在15～18秒。

（6）开放气道（仰头抬颏法）：一手放在患者前额，将手掌用力向后推额头，使头部后仰，另一手指放在下颏骨处，向上抬颏。

（7）人工呼吸：一手捏住患者鼻子，施救者平静吸气后，用口唇包住患者口唇，向患者缓慢吹气2次，每次吹气持续1秒以上，使患者胸廓隆起，吹气完毕，松开捏鼻子的手，转头看胸廓起伏情况，频率为10～12次/分，或者每5～6秒给予一次人工呼吸。

（8）除颤仪/AED：胸外心脏按压与人工呼吸比为30∶2的周期进行复苏，如有可能应尽早使用除颤仪或AED。

（9）复苏效果：每5个循环（约2分钟）后，判断复苏效果。可触及颈动脉搏动，有自主呼吸，意识恢复，面色、口唇、甲床、皮肤等颜色转为红润，散大的瞳孔缩小、对光反射存在，可判断为复苏有效。

（10）安置患者：恢复体位，注意保暖，进入下一步生命支持。

（11）整理用物：按要求处理用物和医疗废弃物。

（12）洗手：正确洗手。

（13）记录：记录复苏过程和时间。

## （二）心肺复苏机应用

心肺复苏机是一类以机械代替人力实施人工呼吸（机械通气）和胸外按压等基础生命支持操作的设备，可分为电动式心肺复苏机和气动式心肺复苏机两种。可以恒定按压频率和按压幅度，减少了人工操作的困扰，不受地点、环境和体力的影响，适用于人手不足，长时间CPR，处理低温度的患者，在血管造影室内进行CPR或准备进行体内循环CPR，以及需要转运患者等情况。

1.物品准备

（1）心肺复苏机、除颤仪或AED、复苏板、踏脚凳（必要时）、手电筒、纱布（或CPR屏障消毒膜）、弯盘及护理记录单。

（2）检查心肺复苏机性能完好，呈备用状态，连接电源、气源。

2.患者准备

同徒手心肺复苏术。

3.操作方法

（1）评估：确认现场安全，判断患者有无意识，确认无反应。

（2）呼救：启动应急反应系统（呼救帮助，指定专人取除颤仪或AED，以及心肺复苏机），确认时间。

（3）判断脉搏、呼吸：触摸近端颈动脉搏动，确认无搏动，同时看胸廓，判断有无呼吸，确认无呼吸或仅为濒死叹息样呼吸，判断时间（5～10秒）。

（4）复苏体位：将患者去枕仰卧于坚实、平坦的平面上，头、颈、躯干在同一轴线上，双手放于两侧，身体无扭曲，颈部无外伤。

（5）徒手心肺复苏：按照30：2的比例进行胸外按压和人工呼吸，直到其他工作人员携心肺复苏机到达现场。

（6）放置复苏板：将患者上半身平放于复苏板上，复苏板上缘与患者肩部平齐，使其头部后仰。

（7）放置心肺复苏机：主机对准复苏板卡槽插入，逆时针松开锁紧的把手，确保按压头位置抬升得足够高，高于患者的胸部，妥善调节按压头位置至患者胸骨下半部分，顺时针锁紧把手。

（8）打开电源开关：按“运行”键。

（9）调节参数：按压深度为5～6cm，按压频率为100～120次/分。

（10）连接通气管路：确认按压通气比30：2，通气频率10～12次/分，调节潮气量至400～600mL。连接模拟肺，测试通气效果良好后连接面罩，并用四头带固定面罩。

（11）观察：观察按压和通气效果以及患者的情况，确定参数是否合适。

（12）复苏效果：每5个循环（约2分钟）后，按“暂停”键，判断复苏效果。可触及颈动脉搏动，有自主呼吸，意识恢复，面色、口唇、甲床、皮肤等颜色转为红润，散大的瞳孔缩小、对光反射存在，可判断为复苏有效。如复苏无效，按“运行”键，继续行心肺复苏。

（13）撤机：复苏成功，遵医嘱关闭电源，分离面罩与通气管路，撤除主机、复苏板，拔下气源、电源接头。

（14）安置患者：恢复患者体位、注意保暖，进入下一步生命支持。

（15）整理用物：按要求处理用物和医疗废弃物。

（16）洗手：正确洗手。

（17）记录：记录复苏过程和时间。

## 四、注意事项

（1）颈部有外伤者翻身时，需要做好头颈部的固定，保证患者头颈部与身体在同一轴线翻转。

（2）检查是否无呼吸或仅为濒死叹息样呼吸，同时检查颈动脉搏动，时间在5～10秒。

（3）胸外心脏按压定位要精准，按压部位在胸骨下半部。按压频率在100～120次/分，按压深度在5～6cm，每次按压后保证胸廓充分回弹，掌根不要离开胸壁和移位，按压和放松时间相等。

（4）尽量避免按压中断，如开放气道、人工通气及除颤等环节，中断胸外心脏按压的时间控制在10秒以内。

（5）开放气道：仰头抬颏法、双手托颌法（适用于颈椎、脊椎损伤时）。

（6）人工呼吸：每次吹气时间至少1秒钟，见胸廓隆起即可，以免引起胃扩张。频率为每5～6秒1次呼吸，或10～12次/分。

（7）按压与通气比为30∶2，每5个循环后，再次评估复苏效果。如复苏无效，继续心肺复苏。

## 五、并发症及处理

### （一）肋骨骨折

1.预防

（1）胸外心脏按压定位要精准，按压部位在胸骨下半部。

（2）按压时姿势准确，肘关节伸直，上肢呈一直线，保持每次按压方向与胸骨垂直，按压用力均匀、平稳，不可冲击式猛压。

（3）根据患者的年龄和胸部弹性施加按压力量，一般成人按压深度为5～6cm。

2.处理

（1）单处肋骨骨折的治疗原则是止痛、固定和预防肺部感染。

（2）多根多处肋骨骨折的处理，除了上述原则，尤其注意尽快消除反常呼吸运动，保持呼吸道通畅，充分供氧，纠正呼吸与循环功能紊乱和防止休克。

### （二）损伤性血胸、气胸

1.预防

同预防肋骨骨折。

2.处理

（1）闭合式气胸：气体量少时无须特殊处理，气体量较多时可行胸腔穿刺排气。

（2）张力性气胸：可给予胸腔闭式引流。

### （三）心脏创伤

1.预防

同预防肋骨骨折。

2.处理

（1）卧床休息，予以心电监护。

（2）遵医嘱给予相应抗心律失常药物治疗，纠正低血钾。

（3）有充血性心力衰竭或心房颤动且心室率快者，遵医嘱给予洋地黄类药物。

### （四）胃、肝、脾破裂

1.预防

同预防肋骨骨折。

2.处理

（1）严密观察患者病情变化。

（2）疑有内脏破裂者，应禁食。

（3）胃破裂者，可行裂孔修补术或胃部分切除术。

（4）肝破裂者，则应彻底清创，明确止血，通畅引流。

（5）脾破裂者，则做缝合修补术，严重者行切除术。

### （五）栓塞

1.预防

同预防肋骨骨折。

2.处理

（1）发生栓塞后，立即给予吸氧，必要时行气管插管。

（2）遵医嘱及时使用激素。

（3）必要时进行抗凝治疗。

# 第二节　口咽通气管的使用

口咽通气管（oral-pharyngeal airway，OPA）是一种非气管导管性通气管道，通常由弹性橡胶或塑料制成，亦可用金属或其他弹性材料制成，为一椭圆形空心硬质扁管，外形呈“S”形，包括翼缘、牙垫部分和咽弯曲部分。口外端有一圈突出的外缘即为翼缘，可防止吞咽和插入过深。牙垫部分有2～3颗牙齿的宽度，使牙齿咬合时能够均匀分配到所接触的牙齿上。咽弯曲部分口内端的曲度与舌、软腭相似，起到使舌根与咽后壁分隔开的作用，撑起后坠的舌根和咽部软组织，可有效开放梗阻的上呼吸道而保持气道通畅。其操作简便，易于掌握，不需要特殊器械辅助即可在数秒内迅速开放气道。

## 一、适应证

（1）缺乏咳嗽或咽反射的昏迷患者。

（2）因舌后坠，导致呼吸道梗阻的昏迷患者。

（3）限制舌后坠，维持气道开放。

（4）气道分泌物增多时需行吸引的昏迷患者。

（5）癫痫发作或抽搐时保护舌、齿免受损伤的昏迷患者。

（6）同时有气管插管时，取代牙垫作用。

（7）协助插入口咽部和胃内管道。

（8）头后仰、抬下颏或抬下颌法等其他方式开放气道无效时。

## 二、禁忌证

（1）浅麻醉患者。

（2）口腔及上、下颌骨创伤。

（3）咽部气道占位性病变。

（4）喉头水肿、气道内异物、哮喘及咽反射亢进患者。

（5）上下门齿有高度折断或脱落危险的患者。

（6）频繁恶心、呕吐，有误吸危险的患者。

（7）不可用于清醒或半清醒的患者（短时间应用除外），可能会诱发恶心和呕吐，甚至喉痉挛。

## 三、操作流程

### （一）物品准备

口咽通气管、压舌板、手电筒、负压吸引器、吸痰管、胶布、一次性无菌手套、棉签、弯盘、手消毒液及护理记录单。

### （二）患者准备

（1）向患者及家属解释放置口咽通气管的目的及过程，以取得其同意。

（2）放平床头，协助患者取平卧位。

### （三）操作方法

1.评估解释

评估患者病情、年龄、生命体征、缺氧程度、痰液的性状，有无口腔黏膜溃破、出血，有无牙齿松动，如有义齿，取出义齿放入弯盘内，向家属解释操作目的过程。

2.用物准备

（1）检查所有用物的有效期。

（2）选择合适型号的OPA：将OPA紧贴在患者脸部的一侧，当OPA翼缘在口角，另一尖端位于下颌角，此时OPA的长度适宜。

3.身份核对

采用两种身份识别方式确认患者身份信息。

4.戴手套

洗手，戴无菌手套。

5.开放气道

协助患者平卧，保持头部后仰，使上呼吸道（口、咽、喉）成一直线。

6.清除分泌物

清除口腔和咽腔中的分泌物、血液及呕吐物。

7.置管

（1）直接插入法：用压舌板下压患者舌头，保持OPA弯曲度与咽部自然曲线一致，沿舌面送至咽部，将舌根与咽喉壁分开，直至翼缘贴近门齿。

（2）反向插入法：插入OPA时尖端朝向硬腭，当OPA通过口腔并靠近咽喉壁时，将其180° 旋转，沿舌部曲线继续推入至适当位置，直至翼缘贴近门齿。

（3）90° 插入法：使OPA尖端朝向患者一侧口腔颊部，呈90° 方向插入口腔，然后将其推入时，朝咽喉部旋转，至OPA弧面与舌体贴合，翼缘贴近门齿。

8.测试

将棉絮置于OPA外侧，观察有无气流呼出，以测试人工气道是否通畅。

9.观察

观察患者呼吸情况和缺氧状况有无改善，听诊双肺呼吸音。

10.检查

检查口腔，防止舌或唇夹于牙和OPA之间，以及有无口腔黏膜损伤。

11.固定

用胶布交叉固定OPA于患者面颊两侧。

12.安置患者

合理安置患者体位，整理病床单位。

13.整理用物

按要求处理用物和医疗废弃物。

14.洗手

脱手套，洗手。

15.记录

记录放置OPA情况、型号、时间以及患者呼吸、$SpO_2$改善情况。

## 四、注意事项

（1）选择大小型号适宜的OPA装置，OPA太大可能会阻塞喉头或引起喉部结构创伤，OPA太小或插入不正确可能会向后推动舌底并阻塞气道。

（2）置入OPA后立即检查自主呼吸。若无自主呼吸，应使用适当装置进行辅助通气。

（3）保持呼吸道通畅，及时清理呼吸道分泌物，防止误吸甚至窒息。注意密切观察患者有无导管脱出而致阻塞气道的现象。

（4）做好口腔护理，持续放置时，2～3小时重新更换位置，每日更换一次OPA。

（5）牙齿松动者插入及更换OPA时观察牙齿有无脱落。

（6）加强呼吸道湿化：OPA外口可盖一层生理盐水纱布，既湿化气道，又防止吸入异物和灰尘，或使用氧气雾化面罩进行持续气道湿化，以降低痰液黏稠度，保持管道通畅。

（7）监测生命体征：严密观察病情变化，随时记录，并备好各种抢救物品和器械，必要时配合医生行气管内插管术。

## 五、并发症及处理

### （一）门齿折断

操作前检查患者牙齿有无松动，若有松动迹象，操作时注意动作轻柔，避免用力过猛。

### （二）咽部出血

推送OPA管道时，动作需缓慢，避免因置管过猛、过快、过深导致咽部出血。

### （三）悬雍垂损伤

如果使用反向插入法进行置管时，OPA置入不宜过深，动作应缓慢。

### （四）窒息

（1）置管过快、过深，导致管道外露部分完全进入口腔内，致使阻塞呼吸道。

（2）置管过深、过快，刺激咽喉壁引起恶心、呕吐反射，导致胃内容物反流。

（3）长时间使用OPA的患者，要定时检查OPA管道是否通畅，并每日更换OPA，注意呼吸道湿化，及时清理呼吸道分泌物，以防分泌物形成痰痂而堵塞气道或OPA管道。

### （五）应激性反应

置管过程应缓慢，动作轻柔，避免因强烈刺激引起迷走神经兴奋，诱发缓慢性心律失常。

# 第三节　简易呼吸器的使用

简易呼吸器又称复苏球或人工呼吸囊，是一种结构简单、操作方便、便于携带的人工呼吸装置。适用于心肺复苏及需人工呼吸急救的场合，与口对口人工呼吸相比较，其能够提供更高的氧浓度。操作者通过挤压呼吸球囊使空气或氧气直接进入患者肺内，维持和增加机体通气功能，纠正患者的低氧血症，改善换气功能和组织缺氧状态。

## 一、适应证

（1）无自主呼吸或呼吸弱且不规则的患者。

（2）心肺复苏过程中提供正压通气。

（3）气管插管前后辅助通气或不能及时应用高级气道装置时，如遇呼吸机故障、停电等特殊情况时。

（4）危重症患者转运、机械通气患者做特殊检查、进出手术室等情况。

## 二、禁忌证

（1）中等以上活动性咯血。

（2）急性心肌梗死。

（3）未经减压及引流的张力性气胸、纵隔气肿。

（4）大量胸腔积液。

（5）严重误吸引起的窒息性呼吸衰竭。

（6）面部软组织损伤严重的患者。

## 三、操作要点

### （一）物品准备

（1）简易呼吸器装置、治疗车、弯盘、60mL注射器、纱布、压舌板、手电筒、护理记录单、手消毒液，必要时备供氧装置、吸痰装置。

（2）面罩、球囊、储气袋完好无漏气，面罩气垫充气1/2～2/3，氧气连接管无老化，正确连接简易呼吸器装置，确认单向阀安装正确、压力安全阀开启。

### （二）患者准备

（1）向患者或家属解释使用简易呼吸器的目的，操作过程中的配合要点及注意事项，以取得其同意和配合。

（2）将床头摇平，取下床头挡板，协助患者取去枕仰卧位。

### （三）操作方法

1.环境评估

确认现场环境安全，确认时间。

2.用物准备

检查简易呼吸器装置是否完好呈备用状态，携用物至患者床旁。

3.评估患者

了解患者病情，评估患者意识、面色、呼吸、年龄、体重、面部结构及有无禁忌证等。

4.解释核对

采用两种身份识别方式确认患者身份信息，并解释使用简易呼吸器的目的。

5.体位准备

去枕仰卧，松解衣领、腰带，暴露胸廓。

6.再次评估

判断大动脉搏动和有无自主呼吸，判断时间5～10秒（口述扪及大动脉搏动）。

7.清除异物

抬下腭，检查口腔，如有分泌物，头偏向一侧，清除异物及呼吸道分泌物，取出活动性义齿。

8.开放气道

仰头抬颏法（适用于无颈椎、脊柱损伤者），一手放在患者前额，手掌用力向后推额头，使头部后仰，另一手指放在近侧下颌骨处，向上抬颏，使气道保持通畅。成人保持下颌角和耳垂连线与躯干长轴垂直。

9.人工辅助通气

（1）移除床头架，操作者站于患者头部前方，连接氧气，调节至8～10L/分钟。

（2）采用“EC”手法固定面罩：拇指和食指呈字母“C”形，将面罩紧扣于患者的口鼻部，固定面罩，保持面罩密闭无漏气。中指、环指和小指呈字母“E”形，置于患者下颌角处，将下颌向前上托起，保持气道通畅。另一手规律挤压呼吸囊，每次送气量400～600mL，频率10～12次/分钟。

10.观察病情

按压过程中观察患者胸廓起伏情况，生命体征、$SpO_2$是否改善，口唇、面色变化，面罩内是否呈雾气状，单向阀工作是否正常，每2分钟评价自主呼吸恢复情况，以及神志、面色及甲床等情况。

11.安置患者

恢复体位，安慰患者，注意保暖。

12.整理用物

整理床单位，按要求处理用物和医疗废弃物。

13.洗手

正确洗手。

14.记录

记录患者神志、生命体征、用氧情况以及抢救过程。

## 四、注意事项

（1）仰头抬颏法可解除无反应患者的气道梗阻。如怀疑患者头颈部损伤时，使用双手托举下颌法。

（2）采用“EC”手法，保持面部与面罩紧贴，以防发生漏气。

（3）每次挤压球囊的时间持续1秒钟，并可见胸廓隆起。

（4）球囊面罩辅助通气时，如遇阻力较大，需重新检查气道开放情况。

（5）有自主呼吸患者，应与患者呼吸协调一致。

（6）储气袋易损坏，故禁用消毒剂浸泡，只能擦拭。

（7）如操作中单向阀门受到呕吐物、血液等污染时，用力挤压球体数次，将积物清除，单向阀卸下后用水清洗。

## 五、并发症及处理

### （一）胃胀气和胃内容物反流

1.预防

（1）避免通气量过大、通气速度过快，使气体流入胃内，导致胃胀气。

（2）检查和调整头部及气道位置，保持正确的体位。

（3）保持气道通畅，及时清理分泌物，未清除胃内容物时，挤压呼吸球囊的频率宜慢，以免气道压力过高。

2.处理

（1）操作者站于患者的头部后方，将头部后仰，保持气道通畅。

（2）观察胃部嗳气情况，必要时置入胃管，以缓解腹部胀气。

（3）腹部膨隆，胃部胀气明显时勿挤压腹部，协助患者取侧卧位，同时清理呼吸道。

（4）有反流发生时，操作者让患者侧卧，擦拭干净流出的胃内容物，然后继续行球囊-面罩通气。

### （二）误吸和吸入性肺炎

1.预防

（1）未清除胃内容物时挤压呼吸球囊的频率宜慢，避免过高的气道压力。

（2）发现患者有分泌物流出（胃内容物反流），立即停止挤压呼吸球囊，及时清理或吸净分泌物后再行辅助呼吸。

2.处理

（1）发生误吸时，及时吸出分泌物，给予高流量吸氧。

（2）纠正血容量不足，可给予白蛋白或低分子右旋糖酐等。

（3）使用利尿剂，以减轻左心室负荷，防止胶体液渗漏入肺间质。

# 第四节　呼吸机的配合技术

在现代临床医学中，呼吸机作为一种能人工替代自主通气功能的有效手段，已普遍用于各种原因所致的呼吸衰竭、大手术期间的麻醉呼吸管理、呼吸支持治疗和急救复苏，在现代医学领域占有十分重要的位置。呼吸机机械通气具有改善通气、换气功能，纠正缺氧或二氧化碳潴留，减少呼吸肌做功、降低心肺负荷的作用，包括无创机械通气和有创机械通气。无创机械通气是指无须建立人工气道，通过鼻罩、口鼻罩、全面罩或头罩等方法连接患者，提供有效的呼吸支持。有创机械通气是通过建立人工气道，对患者进行呼吸功能支持的治疗手段。

## 一、适应证

### （一）无创机械通气

无创机械通气主要适用于轻、中度呼吸衰竭的早期救治；也可用于有创、无创通气序贯治疗，辅助撤机。而且患者意识清醒、能自主清除气道分泌物、呼吸急促（频率>25次/分钟），辅助呼吸肌参与呼吸运动。

### （二）有创机械通气

（1）意识障碍，气道保护能力差。

（2）呼吸异常的患者，如呼吸频率>35～40次/分钟或<6～8次/分钟，呼吸节律异常，自主呼吸微弱或消失。

（3）血气分析提示严重通气和（或）氧合障碍的患者，$PaO_2$<6.7kPa（50mmHg），尤其是充分氧疗后仍<6.7kPa（50mmHg）；$PaCO_2$进行性升高，pH动态下降。

（4）严重脏器功能不全的患者，如上消化道大出血、血流动力学不稳定等。
（5）经无创呼吸机治疗后病情无改善，或仍继续恶化的患者。

## 二、禁忌证

### （一）无创机械通气

1.绝对禁忌证

心搏骤停或呼吸骤停（微弱），需要立即心肺复苏、气管插管等生命支持。

2.相对禁忌证

（1）意识障碍。
（2）无法自主清除气道分泌物。
（3）严重上消化道出血。
（4）血流动力学不稳定。
（5）上气道梗阻。
（6）未经引流的气胸或纵隔气肿。
（7）无法佩戴面罩的情况，如面部创伤或畸形。
（8）患者不配合。

### （二）有创机械通气

1.绝对禁忌证

有创机械通气无绝对禁忌证。

2.当患者出现以下情况时，行有创机械通气可能会导致病情加重

（1）气胸、纵隔气肿和支气管胸膜瘘未行引流。
（2）肺大疱和肺脓肿。
（3）大咯血或严重误吸引起窒息。
（4）气管–食管瘘。

## 三、操作流程

### （一）物品准备

呼吸机及各种连接管路、模拟肺、人工气道用物（面罩、气管插管或切开用物）、氧气、注射用水、听诊器、简易呼吸器、吸痰管、吸引器、接线板、手消毒液及护理记录单。

## （二）患者准备

（1）对于神志清楚的患者，做好解释以取得配合。

（2）首选半卧位或根据患者病情取合适卧位。

（3）已经建立人工气道者，维持气囊内压力2.4～3.0kPa（25～30cm$H_2O$）。

## （三）操作方法

1.评估

评估患者病情、氧合情况、意识状态和连接呼吸机的方式，如面罩、气管插管或气管切开等。

2.解释

向意识清醒的患者及家属解释操作目的及注意事项。

3.患者准备

（1）核对医嘱，采用两种身份识别方式确认患者身份信息。

（2）首选半卧位，或根据患者病情取适合卧位，必要时可先行吸痰。

4.用物准备

检查所有用物的有效期和性能，并呈备用状态。

5.开机检测

（1）正确连接呼吸机的各种管路。

（2）连接电源、氧源、气源，打开开关，启动呼吸机，进行自检。

6.设置参数

（1）根据病情设置呼吸机通气模式、参数和报警界限。

（2）调节湿化器温度至34～36℃。

（3）连接模拟肺，观察呼吸机的运行情况，进行检测，确认呼吸机功能正常。

7.连接患者

将呼吸机与患者气道紧密连接，妥善固定各呼吸管路支架，避免牵拉造成脱管现象。

8.观察

密切观察患者生命体征、意识、面色、$SpO_2$、血气分析、电解质等指标；胸廓活动度、双肺呼吸音、人机是否同步；若为人工气道者，检查气囊套管有无漏气。

9.安置患者

协助患者取舒适体位，指导患者及其家属切勿移动呼吸机、私自调节呼吸机旋钮等注意事项。

10.整理用物

按要求处理用物和医疗废弃物。

11.洗手

正确洗手。

12.记录

记录患者生命体征、呼吸机模式、潮气量、呼吸频率、氧浓度等。

13.评价

半小时后根据血气分析结果，遵医嘱重新调整呼吸机参数。

## 四、注意事项

（1）开机检测无报警，参数调试合理。

（2）开关呼吸机顺序正确。

（3）确保呼吸机各管路连接正确，及时倾倒冷凝水。

（4）使用呼吸机期间，床旁简易呼吸器、吸引器、吸氧装置始终处于备用状态。

（5）严密观察患者的生命体征、血气分析等变化，保持呼吸道通畅。

（6）异常情况报警时应及时通知医生，无法处理报警应立即使患者脱机，并给予吸氧或人工辅助通气，视情况更换呼吸机。

（7）医嘱停机应严格按停机顺序操作

①将呼吸机与患者脱离，继续吸氧。

②先关主机，再关压缩机。

③拔掉电源、气源连接处。

④整理用物，消毒管路。

（8）若需较长时间连接面罩者，可以使用透明贴膜，预防面罩所致压力性损伤。

（9）对于进行镇静治疗的机械通气患者，需要每天停用镇静剂判断患者的意识状态。

## 五、并发症及处理

### （一）呼吸机相关性肺炎

1.预防

（1）合理放置体位，抬高床头30°～45°，协助患者取斜坡卧位。

（2）做好口腔护理。

（3）各项操作中注意手卫生。

（4）严格执行无菌操作，吸痰管要做到一人、一吸、一更换，气管切开内套管、接头、过滤器、雾化器等定期消毒。呼吸机管道及时更换消毒。

（5）呼吸管路中的集水杯始终放置在最低位，并及时倾倒杯内的冷凝水。

2.处理

（1）遵医嘱积极治疗原基础病及合并感染者。

（2）遵医嘱治疗呼吸机相关性肺炎严重感染者。

（3）按常规实施预防呼吸机相关性肺炎的护理措施。

（4）提供充足的营养，增强机体抵抗力。

### （二）上呼吸道阻塞

1.预防

（1）使用呼吸机前，检测呼吸机性能，确保性能完好。使用过程中，严密观察呼吸机各管路是否通畅，有无脱落、扭曲、阻塞等意外情况发生，一旦发现，立即报告医生，及时处理。

（2）保持呼吸道通畅，及时清除口腔、鼻腔、咽喉部分泌物及反流的胃液，放松气囊前，吸净口咽部分泌物。

（3）加强气道湿化，痰液过多且黏稠者，可进行雾化吸入，稀释痰液，定时翻身、拍背，及时吸痰。

（4）气管插管通气患者，及时检查气管导管位置，防止导管滑脱、嵌顿。

2.处理

（1）清除分泌物或痰栓。

（2）皮下气肿造成上呼吸道梗阻时，进行排气和减压。

（3）气管导管嵌顿于气管隆嵴、气管侧壁引起的阻塞，可拔出导管2～3cm，调整气管导管。

（4）导管、套管、气囊引起的阻塞，应立即更换，重新建立人工气道。

### （三）通气不足

1.预防

（1）去除诱因。

（2）正确设置呼吸机参数，潮气量、呼吸频率、氧浓度、I：E等参数。

（3）气管插管前，对气囊进行漏气监测，可用无菌注射器向导管气囊充气10～15mL，然后放入无菌生理盐水中，观察有无漏气现象，检查各种连接导管封闭性能，防止脱机。

（4）加强气道湿化和充分吸引，防止分泌物引流不畅。

（5）定时翻身、叩背，防止痰液积聚在肺部和小支气管。

（6）气管插管通气患者，及时检查气管导管位置，防止导管滑脱或移位。

2.处理

（1）气囊漏气引起的低通气，应对气囊适当充气，必要时更换气管导管，重新置管。

（2）正确设置呼吸机参数，根据患者的实际情况进行调节。

（3）分析原因，如导管或套管移位，及时调整位置，必要时重新置管；如支气管痉挛，可应用支气管扩张剂；如分泌物黏稠不易排出，可加强气道湿化和充分吸引。

### （四）过度通气

1.预防

（1）正确设置呼吸机参数，机械通气早期$PaCO_2$下降不宜过快，一般2～3天下降到理想水平为宜。

（2）动态观察血气分析结果，根据血气分析及时调整通气量，尤其是对于自主呼吸逐渐加强者。

（3）去除过度通气的原因，因疼痛、精神紧张而导致呼吸频率过快，则可使用镇静、镇痛药物；如患者存在代谢性酸中毒，可静脉补充5%碳酸氢钠溶液予以纠正。

2.处理

（1）根据病情、二氧化碳分压及患者自身情况调整适宜的呼吸机参数。通过调低潮气量来降低通气量，调低呼吸频率、调节I∶E，延长吸气时间，缩短呼气时间，增加无效腔气量等。

（2）无创机械通气患者出现过度通气时，可改用面罩连接方式进行通气。

## 第五节　吸痰操作技术

吸痰术是一项重要的急救护理操作技术，是指经口腔、鼻腔、人工气道（气管插管或气管切开）将患者呼吸道中的分泌物吸出，保持呼吸道通畅，保证氧疗效果，改善缺氧状态，以预防吸入性肺炎、肺不张、窒息等并发症。包括经口/鼻吸痰术、开放式气管内吸引技术、密闭式气管内吸引技术、声门下吸引技术等。本节以介绍开放式气管内吸引技术为主。

## 一、适应证

（1）危重、昏迷、麻醉后人工气道患者，不能自行清除呼吸道分泌物者。

（2）痰液特别多，有窒息可能者。

（3）需气管内给药，注入造影剂或稀释痰液的患者。

（4）怀疑胃内容物或上气道分泌物误吸。

（5）需要获取痰液标本进行化验检查时。

## 二、禁忌证

无绝对禁忌证。声门、气道痉挛者，缺氧而未给氧者是吸痰操作的相对禁忌证。

## 三、操作流程

### （一）物品准备

（1）负压吸引装置、无菌生理盐水、吸痰管数根、无菌手套、湿化液、听诊器、无菌治疗盘、治疗巾、手电筒、压舌板、手消毒液及护理记录单。

（2）检查所有用物的有效期，并呈备用状态。

### （二）患者准备

做好患者的解释，以取得配合。

### （三）操作方法

1.评估

评估患者病情、意识、合作程度，检查患者口鼻腔情况、呼吸道分泌物（听诊双肺痰鸣音）、人工气道固定情况、进食情况、体位、吸引器性能和呼吸机参数的设置。

2.解释

向意识清醒的患者及其家属解释操作目的及注意事项。

3.患者准备

（1）核对：采用两种身份识别方式确认患者身份信息。

（2）取平卧位，头偏向操作者一侧，下颌处垫一次性治疗巾，病情允许时可以取半卧位。

4.用物准备

（1）检查所有用物的有效期，并呈备用状态。

（2）安装并检查负压吸引装置性能是否完好。根据患者的情况和痰液黏稠度调节负压大小，一般成人负压为40.0～53.3kPa（300～400mmHg）。

（3）提高氧浓度或将呼吸机调试为吸痰模式。

（4）打开冲洗瓶，选择合适的吸痰管，撕开吸痰管外包装前端。

（5）戴手套：用速干手消毒液洗手，戴手套。

（6）持吸痰管：一手戴无菌手套，将吸痰管抽出，并盘绕在手中；非无菌手持负压管，将吸痰管根部与负压管连接。

（7）断开呼吸机接口：非无菌手断开呼吸机与气管导管，将呼吸机接口放在无菌巾上。

（8）试吸：调节适宜负压，试吸，保持吸痰管通畅，并湿润前端，必要时先用湿化液湿化气道。

（9）吸痰：一手持吸痰管前端，另一手持吸痰管末端，并阻断负压，将吸痰管前端以无菌的方式，迅速且轻柔地沿气管导管插入，遇到阻力后或患者咳嗽时略上提1cm，放开负压，边上提边旋转吸引，避免在气管内上下提插。一次吸痰不超过15秒。吸痰完毕后，分离吸痰管丢弃。

（10）观察：吸痰过程中，严密观察患者生命体征、血氧饱和度、面色、痰液情况等。

（11）调整氧浓度：吸痰结束后立即接呼吸机辅助通气，提高氧浓度，待血氧饱和度升至正常水平时，再将吸氧浓度调至正常水平。

（12）冲洗管路：冲洗吸引器管路。如需再次吸痰，应更换吸痰管。

（13）安置患者：用治疗巾擦拭患者面颊，协助患者取安全、舒适体位，指导患者有效咳嗽、咳痰。

（14）整理用物：保护吸引器接头，用清洁纱布包裹接头，关闭负压，按要求处理用物和医疗废弃物。

（15）洗手：脱手套，洗手。

（16）记录：记录吸痰时间、吸痰效果，吸引物的颜色、性状、量及病情变化。

## 四、注意事项

（1）操作动作应轻柔、精准、快速，每次吸引时间不超过15秒，连续吸引不得超过3次，吸痰间歇予以纯氧吸入。

（2）行机械通气患者吸痰前应将吸氧浓度调至100%，提高血氧含量，降低吸痰时可能出现的缺氧，并检查呼吸机管路，倾倒多余的冷凝水。

（3）注意吸痰管插入是否顺利，遇到阻力时应分析原因，不可粗暴盲插。

（4）吸痰管最大外径不能超过气管导管内径的1/2，负压不可过大，插入吸痰管时应阻断负压，以免损伤患者气道。

（5）注意无菌操作，保持呼吸机接头和戴无菌手套持吸痰管的手不被污染。一根吸痰管只能使用一次。

（6）冲洗水瓶应分别注明吸引气管插管、口鼻腔之用，不能混用。

（7）吸痰过程中应当密切观察患者的病情变化，尤其是血氧饱和度的变化。如血氧饱和度、心率、血压、呼吸有明显改变时，应立即停止吸痰，接呼吸机辅助通气，并给予纯氧吸入。

（8）湿化气道、给氧、断开和连接呼吸机连接管等步骤可由助手协助完成。

（9）为单纯气管切开不用呼吸机的患者吸痰时，吸痰管插入深度在15cm左右。清醒患者如身体情况允许，应鼓励其咳嗽，尽量减少吸痰次数，以减少吸痰可能引起的并发症。

（10）气管插管的患者吸痰管插入深度在20～25cm。

（11）吸痰应遵循按需吸痰的原则，根据对患者肺部的听诊、喉部有无痰鸣音、呼吸频率及血氧饱和度的情况确定患者是否需要吸痰。吸痰前，可结合翻身、拍背、湿化等措施，使痰液易于吸出。

（12）成人吸痰负压为40.0～53.3kPa（300～400mmHg），儿童＜40kPa（300mmHg）。

## 五、并发症及处理

### （一）低氧血症

1.预防

（1）吸痰时如有咳嗽等不适症状，应暂停吸痰，待症状缓解后再继续。

（2）使用呼吸机者，吸痰前应予以高浓度氧，吸痰时不宜脱机时间过长，一般应小于15秒，有条件者可进行密闭式气管内吸痰。

（3）吸痰时密切观察患者神志、生命体征及血氧饱和度变化。

（4）加强气道湿化，按需吸痰，避免引起气道阻塞。

2.处理

（1）停止吸痰。

（2）立即加大氧流量或氧浓度，给予加压给氧，必要时恢复机械通气。

### （二）感染

1.预防

（1）吸痰时严格遵守无菌技术操作原则，使用一次性无菌吸痰管，使用前检查有无灭菌，外包装有无破损等。

（2）吸痰时注意手消毒，戴无菌手套。

（3）痰液黏稠者，可配合叩击，蒸汽吸入、雾化吸入，每日3次，必要时根据患者病情给予地塞米松或氨茶碱，以稀释痰液，易于排痰或吸痰。

2.处理

（1）及时留取痰标本，做好药物敏感试验。

（2）遵医嘱给予抗生素治疗。

### （三）呼吸道黏膜损伤

1.预防

（1）使用前端钝圆、有多个侧孔，后端有负压调节孔、质地柔软、防静电的优质吸痰管。使用呼吸机者，吸痰管最大外径不能超过气管导管内径的1/2。

（2）吸痰前，先湿润吸痰管。操作时，动作轻柔、精准、快速，每次吸痰时间不超过15秒，连续吸痰不超过3次。

（3）注意吸痰管插入是否顺畅，遇到阻力时应分析原因，不可盲目插入。

（4）吸痰时负压不可过大，成人吸痰负压为40.0～53.3kPa（300～400mmHg），插入吸痰管时应阻断负压，以免损伤患者气道。

（5）做好口鼻腔护理，仔细观察口腔黏膜有无损伤。

2.处理

（1）口腔黏膜有损伤时，可根据病情给予口泰含漱液、碳酸氢钠溶液等漱口。

（2）气道黏膜损伤时，遵医嘱用药予生理盐水加庆大霉素等药物进行雾化吸入。

### （四）心律失常

1.预防

（1）避免任何可能导致低氧血症的因素，以免引起心律失常。

（2）使用心电监护，做好患者生命体征的监测。

2.处理

（1）如发生心律失常，应立即停止吸引，给予吸氧或加大氧浓度。

（2）一旦出现心搏骤停，通知医生进行抢救。

# 第六节　除颤操作技术

除颤（defibrillation）是利用高能量的脉冲电流，在瞬间通过心脏，使全部或大部分心肌细胞在短时间内同时除极，抑制异位兴奋性，使具有最高自律性的窦房结发放冲动，恢复窦性心律。

## 一、适应证

除颤操作适用于心室颤动（ventricular fibrillation，VF）、心室扑动（ventricular flutter，VFL）及无脉性室性心动过速（pulseless ventricular tachycardia，PVT）的患者。

## 二、禁忌证

除颤操作禁忌证是能扪及脉搏的患者，心电图分析示心室停搏（ventricular standstill，VS）、无脉性电活动（pulseless electrical activity，PEA）者。

## 三、操作流程

### （一）物品准备

除颤仪、导电糊、干纱布、弯盘、医疗垃圾桶、抢救物品（简易呼吸器、氧气装置、吸痰用物等）、手消毒液及护理记录单。

### （二）患者准备

（1）安置卧位：患者去枕，取仰卧位，卧于硬板床上。

（2）松解衣扣，充分暴露胸部，检查并去除身上的金属及导电物品（移开心电监护导线及电极片）。

（3）评估患者皮肤情况，有无潮湿、破损、瘢痕及药物贴膜等，了解患者有无安装起搏器。

### （三）操作方法

（1）迅速评估：正确识别心电图，确认患者发生心律失常（心室颤动、心室扑动及无脉性室性心动过速）。

（2）寻求帮助：呼叫寻求帮助，记录时间。

（3）开机：开启除颤仪，调至监护位置（开机默认监护导联为PADDLES导联，即心电导联Ⅱ），自动进入非同步模式。

（4）判断：确认除颤指征。

（5）同时取下两个电极板，均匀涂抹导电糊。

（6）选择能量：成人单向波一次360J电击，后续电击使用相同的能量。在使用双向波除颤仪时，医务人员应使用制造商建议的能量（如120～200J的初始剂量）。如果不知道有效的剂量范围，则在首轮电击和后续电击时给予最大的能量（200J）。

（7）充电：按充电键或电极板上的充电按钮，至屏幕显示充电完成。

（8）放置电极板：负极（STERNUM）手柄电极放于右锁骨中线第2肋间；正极（APEX）手柄电极应放于左腋中线平第5肋间。两电极板之间相距10cm以上。术者双臂伸直，使电极板紧贴胸壁，垂直下压，查看电极板是否与患者皮肤接触良好。

（9）电击

①电击前，再次确认需要除颤，操作者后退，身体离开患者病床单位，并嘱周围人员“离开”，确认无人直接或间接与患者接触。

②同时按下两个电极板上的“电击”按钮，进行除颤。

（10）心肺复苏：除颤后，大多数患者会出现数秒钟的非灌流心律，需立即给予5个循环（大约2分钟）的心肺复苏，增加组织灌流，再观察除颤后心律，如心电监测显示心电静止，立即给予肾上腺素注射。如果仍为心室颤动，则可重复除颤。

（11）观察效果：除颤过程中与除颤成功后，均须严密监测并记录心律、心率、呼吸、血压及神志等。

（12）安置患者：擦净患者胸部皮肤的导电糊，同时观察皮肤有无红肿、灼伤。恢复心电监护导联线及电极片位置，恢复患者体位，注意保暖。

（13）整理用物：关闭除颤仪，清洁除颤电极板，消毒后归位、充电，使之处于完好备用状态。按要求处理用物和医疗废弃物。

（14）洗手：正确洗手。

（15）记录：留存并标记除颤时自动描记的心电图纸，记录抢救时间及过程。

## 四、注意事项

（1）除颤前需要识别心电图类型，确认是否适合除颤。

（2）涂擦导电糊时，避免两个电极板相互摩擦导电糊，涂抹应均匀，不可用耦合剂替代导电糊，防止灼伤皮肤。

（3）保持皮肤清洁干燥，避免在皮肤表面形成放电通路，防止灼伤皮肤。

（4）除颤时，操作者及周围人员不可接触患者或接触连接患者的物品，尤其是金属类物品。

（5）患者右侧卧位时，STERNUM手柄电极置于左肩胛骨下区与心脏同高度；APEX手柄电极置于心前区。

（6）安装了永久性起搏器或心脏复律除颤器（ICD）的患者，电极板放置位置应避开起搏器或ICD植入部位至少10cm。

（7）除颤仪使用后应保持清洁，擦净电极板上的导电糊，防止生锈影响除颤功能。

（8）建立除颤仪检测和维修记录本，每天专人管理，定点放置，定时检测其性能，校对时间，及时充电，确保除颤仪处于完好备用状态。

## 五、并发症及处理

### （一）心律失常

1.预防

（1）及时纠正电解质与酸碱平衡，特别是低钾、低钠及酸中毒等。

（2）同步电复律前按医嘱应用药物控制心率及预防心律失常复发。

2.处理

（1）对频发室性期前收缩、室性期前收缩二联律和短暂室性心动过速，应遵医嘱使用抗心律失常药物，如利多卡因静脉注射治疗。

（2）若发生室性心动过速和心室颤动，可再行电击复律，并与胸外按压交替进行。

### （二）栓塞

1.预防

有栓塞史的患者，复律前后宜进行抗凝治疗两周，以防新生成的血栓在转复时脱落。

2.处理

观察局部血液循环情况，酌情溶栓或手术取栓。

### （三）心肌损伤

1.预防

尽可能用最低有效电量，电极板不能放置在起搏器上，应距离起搏器的脉冲发生器的位置不少于10cm。

2.处理

（1）监测心电图、心肌酶的变化。

（2）给予营养心肌治疗。

（3）发生心源性休克时，可遵医嘱使用血管活性药物。

### （四）皮肤灼伤

1.预防

（1）清洁患者皮肤时不能使用酒精和含有苯基的酊剂或止汗剂。

（2）电极板放置的位置要精准，与患者皮肤紧密接触，导电糊涂抹应均匀。

（3）尽量避免反复使用电极板除颤，反复心律失常发作的患者给予连接体外起搏电极除颤。

2.处理

（1）如果出现轻度红斑、疼痛或肌肉痛，一般3～5天可自行缓解，不需处理。

（2）重者按灼伤处理，进行局部消毒换药处理。

### （五）低血压

1.预防

监测患者血压、心电图等变化，低血压多见于高能量电击后。

2.处理

（1）严密监测血压、心电图变化，大部分持续短暂，在数小时内可自动恢复。

（2）血压下降明显和持续时间长，严重影响重要脏器血流灌注时，遵医嘱使用多巴胺等升压药。

### （六）急性肺水肿

1.预防

常在电击后1～3小时发生，发生率为0.3%～3%。究其原因，以左心房及左心室功能不良解释较为合理。

2.处理

（1）一旦发生，应立即通知医生，给予高流量氧气吸入。

（2）遵医嘱给予强心、利尿、扩血管及镇静平喘等药物治疗，保持气道通畅。

# 第七节　骨髓腔输液技术

骨髓腔输液技术（intraosseous infusion，IO）是一种能够快速、安全、有效地建立血管通道的方法，利用长骨骨髓腔中丰富的血管网将药物和液体经骨髓腔输入血液循环，能为休克、创伤等循环衰竭的患者迅速建立输液路径，赢得抢救时间。当无法建立静脉通路时，IO是建立“生命通道”唯一、最安全和便捷的途径。

## 一、适应证

短时间内无法成功建立静脉通路但亟待补液或者药物治疗的患者，如心搏骤停、严重创伤、休克、大面积烧伤、重度脱水、癫痫持续状态及灾难急救等。在急救过程中，建立输液路径时应尽早考虑使用骨髓腔输液通路，成人外周静脉穿刺2次不成功，建议立即建立骨髓腔内通路。

## 二、禁忌证

### （一）绝对禁忌证

（1）穿刺部位骨折。
（2）穿刺部位感染。
（3）假肢。

### （二）相对禁忌证

（1）成骨不全、严重骨质疏松。
（2）缺少足够解剖标准。
（3）穿刺点48小时之内接受过骨髓腔输液。

## 三、操作流程

### （一）物品准备

皮肤消毒液（2%葡萄糖酸氯己定或聚维酮碘等）、无菌手套、无菌巾、电动骨髓腔穿刺仪或手动骨髓腔穿刺针、2%利多卡因、10mL注射器、标准鲁尔接头导管、加压输液袋、纱布、胶带、手消毒液及护理记录单等。

## （二）患者准备

经骨髓腔输液是在急救情况下进行的操作，经综合评估后，一旦患者符合穿刺适应证，应即刻进行穿刺。同时，在穿刺前宜向患者或家属解释该操作的益处和风险。

## （三）操作方法

1.核对

核对医嘱，并采用两种身份识别方式确认患者身份信息。

2.穿刺部位的选择

经骨髓腔输液可选择的部位包括肱骨近端、胫骨近端、胫骨远端、胸骨等。其中胫骨近端易定位、骨面平坦、皮下组织菲薄，是使用穿刺仪器穿刺的常选部位；胫骨远端骨皮质和皮下组织均较薄，可使用仪器或手动穿刺；肱骨近端穿刺点输液速度快，药物进入中央循环时间短，疼痛管理所需药物少，非常适合使用仪器穿刺。本章主要阐述这3个部位的穿刺。

3.体位与穿刺点定位

（1）胫骨近端

①穿刺体位。患者取仰卧位，使穿刺目标腿微微弯曲，暴露穿刺部位，明确胫骨粗隆位置（髌骨下缘约3cm处）。

②穿刺点。位于胫骨粗隆内侧约2cm的胫骨平台位置。

（2）胫骨远端

①穿刺体位。患者取仰卧位，腿轻微弯曲、脚踝外旋，暴露内踝。

②穿刺点。内踝最突出部位的近端约3cm处。触摸胫骨的前部和后部边界，以确认置入部位在骨的平坦部位。

（3）肱骨近端

①穿刺体位。患者取仰卧位或坐位，暴露肱骨近端部位，将患者的手放在腹部（如不能，则确保肘部内收，肱骨内旋）。

②穿刺点。肱骨大结节最突出部位，外科颈上方1～2cm处，在结节间沟侧面。

（4）消毒：用2%葡萄糖酸氯己定或聚维酮碘进行消毒，洗手，戴无菌手套，铺无菌巾。若患者神志清楚，可在皮内、皮下组织或骨膜注射20～30mg利多卡因止痛。

（5）穿刺

①进针角度。胫骨近端及远端垂直于骨面；肱骨近端与人体解剖学平面呈45°，向下后方进针。

②进针方法。若使用电动骨髓腔穿刺仪，先手动穿透组织顶住骨面，检查穿刺针长度是否合适，扣动扳机，感受到落空感后停止进针。若使用手动穿刺针穿刺，则通过扭曲或旋转运动穿透骨皮质，在穿刺过程中如遇到较大阻力，注意保持压力稳定，感受到落空感后停止进针。

（6）确定穿刺针进入骨髓腔：撤出针芯，连接已用生理盐水排气的标准鲁尔接头导管，抽回血及骨髓（无法从导管接口中抽出血液并不意味着置入不成功，考虑冲洗后，尝试再次抽吸）。

（7）冲洗及疼痛管理：对于无意识患者，可在抽回血后直接将10mL生理盐水快速注入骨髓腔进行冲洗；对于清醒或仍有意识的患者，需要在冲洗前进行疼痛管理。

（8）输注药物：生理盐水快冲完成后，将骨髓腔穿刺针通过标准鲁尔接头与普通输液导管相连，进行骨髓腔内输液。然后使用胶带将穿刺针及输液管路妥善固定在腿部或手臂，同时穿刺部位肢体需要制动，以防穿刺针移位，穿刺点保持无菌，防止感染。输注时，需使用加压输液袋加快输液速度。晶体、胶体、血制品及各种药物（包括复苏药物和血管活性药物等）均可通过骨髓腔通路给药，剂量与其他通路相同。目前，不推荐经骨髓腔输注化疗药物，输注高渗溶液时需谨慎。

（9）拔管：拔除穿刺针时，需要使患者穿刺部位保持稳定，移除标准鲁尔接头导管后，可使用标准鲁尔接头针筒直接与穿刺针连接，顺时针旋转穿刺针同时轻轻往外拔出，拔除后需要按压止血至少5分钟，凝血功能异常患者需要按压更长时间。无标准鲁尔接头针筒时使用止血钳夹住穿刺针后拔除，然后使用无菌敷料加压包扎。

## 四、注意事项

### （一）严格无菌操作

避免反复穿刺同一部位。

### （二）穿刺针定位

定位时，即使穿刺针置入位置正确，有时也不一定能抽出回血或骨髓，出现这种情况，可尝试推注10mL生理盐水，若推注顺畅、无阻力感，且周围软组织无肿胀，则表明位置正确；否则需拔除穿刺针，更换穿刺部位。

### （三）疼痛管理

清醒患者经骨髓腔内输液时会感到疼痛，尤其是输液初期，数字法疼痛评分可高达8～10分，因此需要在穿刺后，生理盐水冲洗前，先向骨髓腔内慢推2%的利多卡因

20～40mg，然后用5～10mL的生理盐水进行冲洗；在持续输液过程中，应动态评估疼痛情况，必要时可重复推注利多卡因麻醉止痛。

### （四）尽早拔管

骨髓腔输液只能作为一种临时应急措施，最长可保留24～72小时，宜在6～12小时尽早拔除。

## 五、并发症及处理

### （一）液体和药物外渗或渗出

（1）加强对穿刺点的监测，及时对早期液体外渗进行识别并正确处理，避免严重并发症的发生。

（2）外渗一旦发生，应立即将穿刺针拔除，对穿刺部位实施加压包扎。

### （二）穿刺针堵塞

（1）每15分钟用3～5mL生理盐水冲管一次，预防堵塞。

（2）使用低输液速度（30mL/h）生理盐水维持其通畅。

### （三）感染

（1）尽早拔除骨髓腔内穿刺装置。

（2）一旦发生感染，应立即拔除穿刺针，给予充分抗感染治疗，必要时进行引流。

### （四）其他

穿刺针松动、误入关节内、穿刺针断裂、局部血肿及脂肪栓塞等。

严格遵守无菌操作，严密监测穿刺部位，严格控制留置时间。一旦患者周围循环改善，则改用其他方式输液。

# 第六章　脑血管疾病的护理

## 第一节　短暂性脑缺血发作

短暂性脑缺血发作（TIA）是临床常见的一种疾病，是指颅内血管病变引起的一过性或短暂性、局灶性脑或视网膜功能障碍，症状一般持续10～20分钟，多在1小时内恢复，最长不超过24小时。据统计，全国每年新发TIA为31万人，过去主要依据发病时间区分脑梗死与TIA，随着影像学的发展，目前国际上已经达成共识，即影像学有明显显示责任缺血病灶时，无论症状/体征持续时间长短，都可诊断为脑梗死，因此，许多既往的TIA病例实际上属于小卒中。2019年英国国家卫生与临床技术优化研究所（NICE）指出，所有TIA疑诊病例均应被视为具有潜在发生卒中的高风险。美国AHA荟萃分析显示，TIA发生后仍然生存的患者10年卒中发生率约为19%、心肌梗死及其他心血管事件死亡风险约为43%，近期发生卒中、心肌梗死及猝死的风险远高于正常人。TIA发作间歇时间缩短、发病后持续时间延长、临床症状加重将是其发展为脑梗死的强烈信号。对于TIA患者应积极寻找、控制病因，提倡改善生活方式、戒烟戒酒、坚持锻炼。

### 一、病因与病理

（1）微栓塞。动脉粥样硬化的不稳定斑块和附壁血栓脱落形成微血栓。

（2）血流动力学改变是指在颈部或颅内动脉狭窄、痉挛的基础上，血压的急剧波动或下降导致病变血管灌注不足，血流恢复后神经症状随之缓解。

（3）其他因素。包括颅内外血管狭窄或痉挛（供应脑部的动脉血管受压或受各种刺激发生痉挛导致一过性脑缺血）、心功能障碍、血液成分异常等。

### 二、临床表现与诊断要点

TIA好发于中老年人，多伴有动脉粥样硬化、高血压、糖尿病、高血脂、心脏病、睡眠呼吸暂停、吸烟、饮酒等脑血管意外高危因素，起病迅速、持续数分钟后自行缓解，恢复后不留后遗症状，神经功能损伤范围及严重程度有限。

（1）颈内动脉系统TIA：典型表现为病变侧单眼一过性黑蒙或失明，对侧身体瘫痪及感觉障碍；还可能出现言语障碍或对侧同向性偏盲。

（2）椎–基底动脉系统TIA：最常见表现为眩晕、恶心呕吐、平衡障碍、复视等，可能出现跌倒发作、短暂性全面性遗忘症、双眼视力障碍。

## 三、辅助检查

对于新发TIA，一般患者就诊时症状已经消失，需要根据病史进行全面检查及评估。

### （一）体格检查

观察患者一般情况，进行系统的神经系统查体。

### （二）一般检查

血常规、凝血功能、血糖、血脂、电解质、肝肾功能、心电图、超声心动图。

### （三）血管检查

头部CT及MRI、经颅多普勒（TCD）、血管造影、颈部血管超声。

## 四、治疗措施

### （一）去除病因

急性发作时应及时救治患者，密切观察患者病情变化及检验、检查结果；稳定斑块，促进微循环，调节血糖、血压等水平，对于高危因素积极采取干预措施。

### （二）药物治疗

非心源性栓塞性TIA推荐抗血小板药物，国内外各大指南均推荐TIA或轻型缺血性脑卒中患者24小时内早期启动阿司匹林联合氯吡格雷双联抗血小板治疗并维持21天；心源性栓塞性TIA一般推荐抗凝治疗；对于血流动力型TIA应进行扩容治疗纠正低灌注；中医药物治疗包括丹参、川芎、红花等。

### （三）外科治疗

严重颈动脉狭窄或药物治疗无效，可考虑选择性实施颈动脉内膜切除术（CEA）、颈动脉支架置入术（CAS）、动脉血管成形术（PTA）等外科手术或血管内介入治疗。

## 五、护理评估

（1）全面评估病史，掌握患者脑血管疾病高危因素，了解患者基础疾病。

（2）了解患者发病的频率、持续时间及严重程度。

（3）体格检查包括患者生命体征、神志、瞳孔、肢体活动能力、吞咽功能、日常生活能力评定、跌倒风险评估等。

（4）评估患者文化程度及对疾病相关知识了解情况。

## 六、护理问题

（1）有外伤的风险与突发眩晕、肢体麻木乏力、一过性黑蒙、平衡障碍有关。

（2）潜在并发症脑卒中可能。

（3）舒适度改变与恶心、呕吐、眩晕、脑部供血不足有关。

（4）知识缺乏与缺乏脑血管疾病专科知识有关。

（5）焦虑与担心疾病预后有关。

## 七、护理措施

### （一）一般护理

急性发病时应协助患者安静卧床休息，头下垫枕不宜过高（以15°~20° 为宜），以免影响头部血液供应；保持病室内环境安静，温湿度适宜，尽量减少外界不良刺激，重视患者主诉，将患者日常用物及呼叫铃置于床旁可及处，指导其改变体位时动作应迟缓，头部不宜大幅度活动，迅速完成建立静脉通路、遵医嘱给药、吸氧等护理操作，密切观察病情变化并实时记录；记录患者每次发病持续时间、间隔时间、伴随症状有无加重趋势，警惕完全性脑卒中的发生；需要外科/介入手术的患者应做好围手术期护理。

### （二）用药护理

短暂性脑缺血发作一般症状较轻，应充分强调遵医嘱服药对于预防疾病进展的重要程度，增强患者的用药依从性。嘱患者遵医嘱正确使用药物，不可随意改变服药剂量与频次甚至自行停药。

（1）在使用抗凝和抗血小板药物时告知患者用药过程中尽量使用软毛牙刷，避免用牙签剔牙，避免进食坚硬难消化的食物，勤剪指甲，避免用力抓挠皮肤；医务人员进行侵入性护理操作（如静脉穿刺、留置胃管/尿管）时动作应轻柔，减少反复操作次数，动静脉穿刺拔针后应延长按压时间；同时指导患者学会自我观察，定期复查出凝血时间及凝血酶原时间，密切观察有无颅内、消化道、眼底、皮肤黏膜及泌尿系统等出血征象，注意保持大便通畅，切不可用力排便，便秘的患者可同时服用润肠通便药物治疗，对于突发头痛、意识改变的患者应高度警惕脑出血发作，呕吐咖啡色胃液、大便带血或黑粪应警惕消化道出血；若需接受手术治疗或拔牙前，请告知医师正在使用抗血小板药物。

（2）使用降压、降糖、降脂等药物应规律监测并记录、定期复查相应实验室指标及肝肾功能情况，出现异常情况及时告知医师。更换或停用任何一种药物前，需咨询医师或药师，避免自行调节药物剂量。

### （三）饮食护理

向患者及其家属强调饮食调理的重要性，指导患者进食时间规律，建议进食低盐、低脂、低糖、优质蛋白、富含维生素的食物，多进食新鲜蔬菜、水果保持大便通畅，忌油腻、辛辣刺激食物，忌暴饮暴食。

### （四）生活护理

发作间歇期应强化患者对于TIA进展至脑梗死事件的认识，鼓励其建立良好的生活方式，戒烟戒酒，规律睡眠，坚持适当运动，采取积极的干预措施稳定脑血管疾病相关高危因素。症状频发的患者外出、如厕、淋浴时应确保光线充足、有他人陪伴，日常活动时穿大小合适且防滑的鞋子，裤子不宜过长，卧床—床上坐起—床旁站立—外出行走4个环节需缓慢转换，头晕时不宜下床活动以防发生跌倒。

### （五）心理护理

将健康宣教与人文关怀融入日常护理及护理操作中，使其对疾病建立正确的认识，充分认识病因、危险因素及预后，消除患者紧张情绪，重视个体感受，鼓励患者保持积极乐观的心态，发现不良心理状态应及时给予针对性的护理干预。

## 第二节　脑梗死

脑梗死又称缺血性脑卒中，是指因脑部血液循环障碍，缺血、缺氧所致的局限性脑组织的缺血性坏死或软化。脑梗死是脑血管病中最常见的一种类型，约占全部急性脑血管病的70%。

脑梗死的分型方法有很多，可以依据临床表现分型、依据病因分型、依据影像学表现分型。当前国际广泛使用的TOAST分型将脑梗死按病因的不同分为五型：大动脉粥样硬化型、心源性栓塞型、小动脉闭塞型、其他明确病因型和不明原因型。

## 一、临床表现

发病年龄多在50～70岁，有动脉粥样硬化、高血压、糖尿病等病史。安静或睡眠时发病，急性起病，在几小时或几天内逐渐加重。神经系统局灶体征明显，重者出现不同程度的意识障碍。CT扫描显示低密度灶（发病23～48小时）；MRI检查显示异常信号（发病4小时后）。下面介绍不同血管闭塞所致脑梗死的临床表现。

### （一）颈内动脉系统（前循环）脑梗死

1.颈内动脉闭塞

临床表现复杂多样，取决于侧支循环代偿的状况和发病前颈内动脉的狭窄程度。如果侧支循环代偿良好，可以全无症状。若侧支循环不良，可引起短暂性脑缺血发作（TIA），也可表现为大脑中动脉和（或）大脑前动脉缺血症状，或分水岭梗死（位于大脑前、中动脉或大脑中、后动脉之间），临床表现可有同侧霍纳综合征，对侧偏瘫、偏身感觉障碍、双眼对侧同向性偏盲，优势半球受累可出现失语，非优势半球受累可有体象障碍。当眼动脉受累时，可有单眼一过性失明，偶尔成为永久性视力丧失。颈部触诊发现颈内动脉搏动减弱或消失，听诊可闻及血管杂音。

2.大脑中动脉闭塞

临床表现可以很轻微，也可以致命，主要取决于闭塞的部位及侧支循环的状况。大脑中动脉主干闭塞可出现对侧偏瘫、偏身感觉障碍和同向性偏盲，可伴有双眼向病灶侧凝视，优势半球受累可出现失语，非优势半球病变可有体象障碍。由于主干闭塞引起大面积的脑梗死，患者多有不同程度的意识障碍，脑水肿严重时可导致脑疝形成甚至死亡。皮质支闭塞引起的偏瘫及偏身感觉障碍，以面部和上肢为重，下肢和足受累较轻，累及优势半球可有失语，意识水平不受影响。深穿支闭塞更为常见，表现为对侧偏瘫，肢体、面和舌的受累程度均等，对侧偏身感觉障碍，可伴有偏盲、失语等。

3.大脑前动脉闭塞

如果前交通动脉开放，一侧大脑前动脉近段闭塞可以完全没有症状。非近段闭塞时，可出现对侧偏瘫，下肢重于上肢，有轻度感觉障碍，优势半球脑病变可有运动性失语，可伴有尿失禁（旁中央小叶受损）及对侧强握反射等。深穿支闭塞，出现对侧面、舌及上肢轻瘫（内囊膝部及部分内前肢）。双侧大脑前动脉闭塞时，可出现淡漠、欣快等精神症状，双下肢瘫痪，尿潴留或尿失禁，以及强握等原始反射。

## （二）椎–基底动脉系统（后循环）脑梗死

1.大脑后动脉闭塞

大脑后动脉闭塞引起的临床症状变异很大，动脉的闭塞位置和大脑动脉环的代偿功能在很大程度上决定了脑梗死的范围和严重程度。

主干闭塞表现为对侧偏盲、偏瘫及偏身感觉障碍，丘脑综合征，优势半球受累可伴有失读。皮质支闭塞出现双眼对侧视野同向偏盲（但有黄斑回避），偶为象限盲，可伴有视幻觉、视物变形和视觉失认等，优势半球受累可表现为失读及命名性失语等症状，非优势半球受累可有体象障碍。基底动脉上端闭塞，尤其是双侧后交通动脉异常细小时，会引起双侧大脑后动脉皮质支闭塞、表现为双眼全盲，对光反应存在，有时可伴有不成形的幻视发作；累及颞叶的下内侧时，会出现严重的记忆力损害。

深穿支闭塞的表现如下。

（1）丘脑膝状体动脉闭塞出现丘脑综合征，表现为对侧偏身感觉障碍（以深感觉障碍为主），自发性疼痛，感觉过度，轻偏瘫，共济失调，舞蹈–手足徐动。

（2）丘脑穿动脉闭塞出现红核丘脑综合征，表现为病灶侧舞蹈样不自主运动、意向性震颤、小脑性共济失调，对侧偏身感觉障碍。

（3）中脑脚间支闭塞可出现韦伯综合征，表现为同侧动眼神经麻痹，对侧面瘫；或贝内迪克特综合征，表现为同侧动眼神经麻痹，对侧不自主运动。

2.椎动脉闭塞

若两侧椎动脉的粗细差别不大，当一侧闭塞时，通过对侧椎动脉的代偿作用，可以无明显的症状。约10%的患者一侧椎动脉细小，脑干仅由另一侧椎动脉供血，此时供血动脉闭塞引起的病变范围等同于基底动脉或双侧椎动脉阻塞后的梗死区域，症状较为严重。

延髓背外侧综合征；在小脑后下动脉，或椎动脉供应延髓外侧的分支闭塞时发生，临床表现为眩晕、恶心、呕吐和眼球震颤（前庭神经核受损）；声音嘶哑、吞咽困难及饮水呛咳（疑核及舌咽、迷走神经受损）；病灶侧小脑性共济失调（绳状体或小脑损伤）；交叉性感觉障碍，即病灶同侧面部痛、温觉减退或消失（三叉神经脊束核受损），病灶对侧偏身痛，温觉减退或消失（对侧交叉的脊髓丘脑束受损）；病灶同侧霍纳综合征（交感神经下行纤维损伤）。由于小脑后下动脉的解剖变异很大，除上述症状外，还可能有一些不典型的临床表现，需仔细识别。

3.基底动脉闭塞

基底动脉主干闭塞，表现为眩晕、恶心及呕吐、眼球震颤、复视、构音障碍、吞咽困难及共济失调等，病情进展迅速可出现延髓性麻痹、四肢瘫痪、昏迷、中枢性高热、应激性溃疡，常导致死亡。基底动脉分支的闭塞会引起脑干和小脑的梗死，表现为各种临床综合征，下面介绍几种常见的类型。

（1）脑桥腹外侧综合征：脑桥腹外侧综合征又称米亚尔-居布勒综合征，是基底动脉的短旋支闭塞，表现为同侧面神经和展神经麻痹，对侧偏瘫。

（2）福维尔综合征：福维尔综合征是基底动脉的旁正中支闭塞，表现为两眼不能向病灶侧同向运动，病灶侧面神经和展神经麻痹，对侧偏瘫。

（3）闭锁综合征：脑桥基底部双侧梗死，表现为双侧面瘫，延髓性麻痹，四肢瘫，不能讲话，但因脑干网状结构未受累，患者意识清楚，能随意睁闭眼，可通过睁闭眼或眼球垂直运动来表达自己的意愿。

（4）基底动脉尖综合征：基底动脉尖端分出两对动脉，即大脑后动脉和小脑上动脉。供血区域包括中脑、丘脑、小脑上部、颞叶内侧和枕叶。临床表现为眼球运动障碍，瞳孔异常，觉醒和行为障碍，可伴有记忆力丧失，病灶对侧偏盲或皮质盲。

## 二、治疗措施

### （一）急性期治疗原则

超早期治疗，力争在3～6小时治疗时间窗内溶栓治疗，并降低脑代谢，控制脑水肿及保护脑细胞，挽救缺血半暗带；个体化治疗根据患者年龄、缺血性脑卒中类型、病情程度和基础疾病等采取最适当的治疗；防治并发症如感染等；整体化治疗采取支持疗法、对症治疗和早期康复治疗，对脑卒中危险因素如高血压、糖尿病和心脏病等采取预防性干预，减少复发率和降低病残率。

### （二）治疗方法

低盐低脂饮食，维持内环境和生命体征平稳；及时应用脱水剂，消除脑水肿；应用抗血小板聚集药、钙拮抗药、血管扩张药；防止再形成新的梗死灶；加强侧支循环。

## 三、护理问题

### （一）清理呼吸道无效

与患者神志改变、呼吸道感染等有关。

### （二）潜在并发症出血

与抗凝药、抗血小板聚集药等的使用有关。

### （三）躯体活动障碍

与疾病致偏瘫及平衡能力降低有关。

### （四）生活自理能力下降

与偏瘫、肢体乏力有关。

### （五）有受伤的危险

与疾病致躯体活动障碍有关。

### （六）有皮肤完整性受损的危险

与肢体偏瘫、卧床有关。

### （七）有深静脉血栓形成的危险

与偏瘫肢体有关。

### （八）便秘

与长期卧床有关。

### （九）焦虑/恐惧

与担心疾病预后及用药费用有关。

### （十）知识缺乏

与缺乏疾病防治的有关知识有关。

## 四、护理措施

### （一）一般护理

常用物品放在易拿取的地方，以方便患者随时取用；指导患者使用呼叫器，了解患者所需并及时解决。协助做好洗漱、穿衣、修饰等个人卫生护理；出汗多时、大小便后，需及时擦洗，更换干净衣裤；保持口腔清洁，及时更换床单。保持床单位清洁、干燥、平整、无渣屑。饮食以软食为主，忌坚硬、油炸类食物；多饮水，给予高维生素、高膳食纤维素的流质饮食；保证合适的热量和蛋白质，维持足够的水分摄入，合理进食，加强营养，增强抵抗力。指导患者最大限度地活动，根据病情变换体位，侧卧或半卧位时保证<30°；翻身时避免推、拉、拖动作，以免擦伤皮肤。指导家属定时协助患者排便。观察肠蠕动、排气、腹胀及上次排便的时间；给予腹部顺时针按摩，促进肠蠕动；必要时遵医嘱应用促进肠蠕动的药物及开塞露灌肠。

### （二）专科护理

（1）告知患者应用软毛牙刷刷牙、进食易消化食物，避免如鱼刺等损伤消化道黏膜；修剪指甲，避免抓挠皮肤，活动时避免磕碰；将危险物品（如水果刀、指甲剪等）放在患者不能接触的地方，防止碰伤、划伤等。

（2）观察病情变化：观察口腔、皮肤黏膜等处有无出血倾向；观察大、小便情况，注意内脏有无出血；观察有无恶心、呕吐、头痛等脑出血症状；如有异常，立即通知医师进行处理；有创性操作后，按压穿刺部位5分钟以上。血压宜比正常血压高10～20mmHg，以免引起低灌注损伤。

（3）告知患者及家属跌倒、坠床风险及防范措施，有针对性地进行防跌倒、防坠床知识教育；指导患者熟悉床单位和病房的设置，在床头设立标识；指导患者家属做好陪护，注意安全，防止意外发生；保持病区环境安全，加强对患者的陪护，加用床档；用局部减压装置，按时巡视，每2小时翻身一次，床头交接班。指导卧床患者床上运动，必要时使用足底泵预防深静脉血栓。指导患者正确服药，配合治疗。对于鼻饲患者，每天评估患者的吞咽功能，指导患者进食。鼻饲时和鼻饲后抬高床头30°，以免食物反流入气道，引起吸入性肺炎。对于留置导尿管的患者，鼓励患者多喝水，定时夹闭导尿管，训练膀胱功能。

（4）心理护理：建立良好的护患关系，亲切而又耐心地解释和尽可能解决患者实际需要；给予脑梗死知识宣教，讲解本病的预后效果，使之了解病情，从而消除紧张心理，积极配合治疗和护理；与家属沟通，让其多关心患者，给患者心理安慰。保持情绪稳定，避免激动、烦躁不安。

（5）康复护理：安置舒适的体位，患肢保持功能位；向家属讲解功能锻炼与疾病恢复的关系，指导进行患肢被动功能锻炼；密切观察肢体肌力变化；鼓励患者用健侧手进食，消除患者依赖心理。

（6）对于脑梗死介入手术的患者，按介入手术护理常规进行护理。

## 五、介入围手术期知识拓展

### （一）常见的手术并发症及观察

1.呕吐

由于麻醉药的影响，一些患者术后会发生呕吐反应。全麻手术后的患者回病房肛门排气后进食流质，或者至少6～8小时后进食流质。注意抬高床头，若患者呕吐，应将患者头偏向一侧，以免反流物误入气道，及时清理呕吐物，保持床单整洁干净。

2.高灌注综合征

由于血管长期闭塞，破坏了脑血管的储备功能，当血管再通时，同侧脑血流量显著增加，导致脑水肿、头痛、癫痫，甚至出现脑出血和蛛网膜下腔出血。既往研究提示血压控制不佳，侧支循环差是发生高灌注综合征的危险因素。为减少高灌注风险，应严格控制围手术期血压。

3.低血压

据文献报道，颈动脉粥样硬化性狭窄或闭塞是导致缺血性脑卒中最常见的原因，20%～30%的缺血性脑卒中患者均由颈动脉狭窄引起。随着微创技术的广泛应用，颈动脉支架成形术（CAS）已成为颈动脉狭窄治疗有效手段。CAS术后存在低血压风险，严重时可能导致术后缺血性脑卒中。CAS术后低血压发生与颈动脉窦压力感受器受到机械性刺激有关。导致颈动脉狭窄的颈动脉斑块主要分布在颈动脉分叉和颈内动脉起始部，介入操作过程中导丝刺激、球囊扩张、支架植入等机械性扩张和牵拉颈动脉窦引起内膜和动脉粥样硬化斑块表面撕裂，使颈动脉管壁顺应性调整和颈动脉受体敏感性改变，可能导致患者心率减慢和血压下降。根据医嘱扩容、升压。

4.假性动脉瘤

形成假性动脉瘤（PSA）主要是医源性损伤导致的动脉壁破裂之后与周围组织形成的血肿。多数是由于术者反复穿刺、压迫不当、术后沙袋移位、患者依从性差及抗凝药物的使用等因素。表现为局部疼痛，可触及搏动性肿块和收缩期震颤，并伴有收缩期杂音，收缩期动脉血通过瘤颈部进入瘤腔，舒张期反流入动脉内。可以通过彩超检查确诊。PSA一般不能自愈，且可引发血栓、动脉瘤体破裂大出血、皮下组织坏死等不良事件，一经发现，应积极处理。每日对比腿围、淤青面积，观察肿胀和瘀青是否消失。并做好记录。重新加压包扎。可以采用芒硝联用冰片中药封包促进局部肿块消散。也可用红外线炎症治疗机联用药物缓解患者疼痛。可以采用“8”字形包扎，动脉瘤内注射药物，必要时手术。

5.伤口出血

术后密切观察患者伤口敷料有无渗血。发现异常及时报告医师。嘱患者避免使用增加腹部压力的动作。

6.血管再狭窄或闭塞

血管再狭窄或闭塞是血管内治疗常见并发症，与新发卒中事件密切相关。血管内膜增生，术中内膜损伤，术后不充分的抗血小板聚集治疗均可能使血管发生再狭窄或闭塞。此外，在血管再通过程中，血管成角过大，导丝反复尝试穿透血栓，可能进入血管内膜下，导致夹层的发生，使血管发生再狭窄或闭塞。术后，护士应严密观察患者的生命体征及神志、瞳孔的变化。注意触摸患者双侧足背动脉的搏动情况并进行对照。

7.下肢静脉血栓

为预防下肢深静脉血栓形成，在术前应指导患者做双足踝泵运动。操作方法：踝关节背伸，趾屈和旋转活动，先最大角度向上勾脚，使脚尖朝向自己，保持10秒，后用力绷脚，脚尖用力向下踩，在最大位置保持10秒，最后踝关节旋转10秒。

## （二）围手术期血压管理

急性缺血性脑卒中患者的血管内治疗围手术期血压管理目标值仍不明确。近年来，多项多中心随机对照临床试验均按照既往指南要求，将术后血压控制在180/105mmHg以下。ESCAPE研究对于大血管术后仍然闭塞的患者，将其血压目标值定为收缩压≥150mmHg，以有利于侧支循环血流的维持；对于成功实现血管再通的患者，则控制血压至正常水平。DAWN研究建议对于实现成功再通（研究中定义为2/3的大脑中动脉供血区实现再通）的患者，术后24小时控制收缩压＜140mmHg。

推荐意见如下。

（1）为防止过度灌注综合征及症状性颅内出血转化，要求术前至术后24小时血压控制在180/105mmHg以下（Ⅱ级推荐，B级证据）。

（2）血管再通成功的患者，可以控制血压在140/90mmHg以下，或较基础血压降低20mmHg左右，但不应低于100/60mmHg（Ⅱ级推荐，C级证据）。

（3）血管再通情况不佳或有血管再闭塞风险的患者，不建议控制血压至较低水平（Ⅰ级推荐，C级证据）。

## （三）围手术期抗栓药物推荐意见

（1）非桥接治疗患者，机械取栓后应常规给予抗血小板药物治疗；如果行急诊支架植入术，术前应给予负荷剂量抗血小板药物（阿司匹林300mg及氯吡格雷300mg）；术后每天联合服用阿司匹林100mg及氯吡格雷75mg至少1个月（Ⅰ级推荐，C级证据）。

（2）桥接治疗患者，静脉溶栓后24小时内的抗栓治疗是否存在风险尚不明确，对于桥接治疗合并急诊支架植入术的患者，为防止支架内急性血栓形成，静脉溶栓后24小时内抗栓治疗安全性尚不明确（Ⅲ级推荐，C级证据）。

# 第三节　蛛网膜下腔出血

蛛网膜下腔出血（SAH）指脑底部或脑表面的病变血管破裂，血液流入蛛网膜下腔引起的一种临床综合征，临床上将蛛网膜下腔出血分为外伤性（继发性）与非外伤性（原发性）两大类。非外伤性SAH病因主要是动脉瘤，占全部蛛网膜下腔出血病例的85%，是一种常见且致死率极高的疾病。SAH年发病率为（1～27）/10万，好发年龄在40～60岁（平均≥50岁），女性发病率高于男性，男女差异可能与激素水平相关。

## 一、病因与病理

### （一）病因

最常见的病因为先天性脑动脉瘤破裂出血，其次为脑血管畸形，还可见于脑底异常血管网病、夹层动脉瘤、血管炎、血液病、颅内肿瘤、抗凝治疗并发症、外伤等；高危因素包括年龄、SAH家族史或合并相关疾病的高危人群，相关多变量模型研究发现高血压、吸烟、酗酒均为SAH的独立危险因素。

### （二）病理

（1）一般来说，动脉瘤的形成可能由于动脉壁先天性发育不全、后天获得性内弹力层变性，导致动脉弹性减弱，血管壁薄弱处逐渐向外膨出形成囊状血管瘤，好发于大脑动脉环（Willis环）的分支部位。

（2）脑血管畸形则常为先天发育不全形成畸形血管，血管壁薄弱容易破裂。当上述血管病变自发破裂或者遭遇情绪激动、重体力劳动、血压骤升等因素刺激导致破裂时，血液流入蛛网膜下腔刺激痛觉敏感部位引起头痛，同时可导致颅内容积增加、颅内压升高等一系列病理生理变化。

## 二、临床表现与诊断要点

### （一）临床表现

主要取决于出血量、积血部位、脑脊液循环受损程度，重者可突然昏迷甚至死亡，轻症可无任何明显症状和体征，容易延误诊断。

1.头痛

典型表现为突然发作的剧烈整个头部胀痛或爆裂样疼痛，患者常在情绪激动、用力排便或体力劳动时突发剧烈头痛、短暂意识丧失，可伴有恶心、呕吐、癫痫和脑膜刺激征，临床大多数蛛网膜下腔出血患者因剧烈头痛入院。严重头痛是动脉瘤SAH的典型表现，动静脉畸形所导致的头痛常不明显，局部头痛往往提示破裂动脉瘤的位置；头痛一般持续数日，两周后减轻，若头痛突然加重警惕动脉瘤再次破裂。

2.意识障碍和精神症状

多数患者无意识障碍，但可有烦躁、幻觉等症状；危重患者可出现谵妄、不同程度意识障碍，少数患者出现部分或全面性癫痫发作。

3.脑膜刺激征阳性

脑膜刺激征阳性是最具特征性的体征，以头痛后出现颈项强直多见。

4.并发症

（1）再出血：再出血是SAH最严重的急性并发症，首次出血后两周内再发率最高，以5～11天为高峰。

（2）脑积水：由于蛛网膜下腔和脑室血凝块堵塞脑脊液循环通路，患者容易出现急性或亚急性脑积水，轻症表现为嗜睡、痴呆、步态异常、思维缓慢、尿失禁等；重症出现头痛、呕吐、意识障碍，多随着出血被吸收而好转。

（3）脑血管痉挛：SAH后出现脑血管痉挛，导致迟发性缺血性脑损伤。

（4）其他：发热、血压升高、血糖升高，存在意识障碍的患者还可能存在误吸及呼吸道阻塞。

## （二）诊断要点

1.头颅CT平扫

CT是诊断SAH的首选检查方法。在发病后12小时内敏感度高达98%～100%，可发现蛛网膜下腔高密度影，还可通过CT初步判断颅内动脉瘤的位置、观察有无脑积水及了解出血吸收情况。

2.脑脊液（CSF）检查

脑脊液（CSF）检查是最具有诊断价值和特征性意义的检查。指南推荐怀疑SAH患者CT检查阴性应行腰椎穿刺进一步检查，肉眼观察脑脊液呈均匀一致血性，压力增高（>200mm$H_2O$），镜检可见大量红细胞。发病一周后脑脊液变黄，镜下可见大量皱缩红细胞，并可见吞噬了血红蛋白或含铁血黄素的巨噬细胞。

3.数字减影血管造影（DSA）

DSA是明确病因、诊断颅内动脉瘤的金标准，可清楚判断动脉瘤的位置、大小、是否伴有血管痉挛等。DSA不能及时实行时应尽早予以CTA或MRA检查。

## 三、治疗与预后

SAH患者的病情评估标准有多个版本，包括改良Fisher量表（主要评估痉挛情况，见表6-1）、格拉斯哥昏迷评分量表等。

表6-1　改良Fisher量表

| 分数/分 | CT表现 | 血管痉挛风险/% |
|---|---|---|
| 0 | 未见出血或仅脑室内出血或实质内出血 | 3 |
| 1 | 仅见基底池出血 | 14 |
| 2 | 仅见周边脑池或偶裂池出血 | 38 |
| 3 | 广泛SAH伴脑实质出血 | 57 |
| 4 | 基底池和周边脑池、侧裂池较厚积血 | 57 |

SAH患者的急诊诊断和处理与患者预后密切相关，急性期治疗要点主要包括一般治疗、防治再出血、防治脑水肿、防治脑血管痉挛与迟发性脑梗死等并发症。

### （一）一般治疗

1.头部制动

绝对卧床4～6周，避免血压升高及颅压升高因素，躁动者在保持呼吸稳定的情况下予以镇静治疗。患者症状好转、出血吸收后可遵医嘱抬高床头、床上坐起等循序渐进地恢复活动。

2.血压管理

急性SAH降压幅度尚无确定的循证证据支持，但收缩压降至160mmHg以下并保持平稳是合理的，收缩压降至130mmHg以下可能有害；指南推荐使用尼卡地平等钙通道阻滞药或拉贝洛尔等β受体阻滞药维持恰当的血压水平。同时，应保持大、小便通畅，减少血压波动。

### （二）防治再出血

1.手术或介入治疗

对于大部分破裂动脉瘤患者，应尽早通过介入治疗或开颅手术进行干预，以降低再出血风险。

2.药物治疗

抗纤维蛋白溶解药物能降低SAH再出血风险，可酌情应用氨甲环酸或氨基己酸进行早期、短疗程（<72小时）、足量的止血治疗；严重头痛影响睡眠及情绪，造成血压波动，需要时应给予药物止痛治疗。

### （三）防治脑积水、降低颅高压

急性脑积水发生率为15%～87%，临床评分或Fisher评分较差的患者更容易出现。对于临床存在颅内压增高的患者，应适当限制入量，可使用甘露醇、呋塞米、甘油果糖等药物脱水治疗，药物治疗无效应考虑行脑室穿刺脑脊液引流术。

### （四）防治脑血管痉挛与迟发性脑梗死

维持有效的循环血量，避免过度脱水，处理动脉瘤后血压偏低的患者应减少脱水降压，适当扩容，必要时可使用多巴胺升压；指南推荐入院后早期口服或静脉应用钙通道阻滞药尼莫地平/法舒地尔预防脑血管痉挛；早期使用他汀类药物预防迟发性脑梗死。

### （五）对症支持治疗

对症支持治疗包括处理发热、癫痫发作、呼吸道阻塞、水电解质平衡紊乱、深静脉血栓形成等。

## 四、护理评估

（1）全面采集病史及完善体格检查，掌握患者有无SAH危险因素，如先天性动脉瘤、脑动脉粥样硬化、血液病、既往高血压等。

（2）了解患者发病前有无情绪激动、用力排便、饮酒、外伤等诱因。

（3）利用数字评分法、脸谱法或语言描述评分法评估患者疼痛等级。

（4）了解其检查结果、检验结果。

（5）评估患者对疾病的认知及心理状态。

## 五、护理问题

### （一）疼痛

头痛与颅内压增高、血液刺激脑膜或激发脑血管痉挛等有关。

### （二）自理缺陷

与绝对卧床有关。

### （三）潜在并发症

再出血、脑疝、脑血管痉挛与迟发性脑梗死等。

### （四）恐惧

与发病迅速、担心预后及害怕手术有关。

## 六、护理措施

### （一）一般护理

急性期绝对卧床休息4～6周，避免一切可能使患者血压和颅内压增高的因素，包括移动头部用力咳嗽及大便、情绪激动、剧烈咳嗽等。必要时遵医嘱予以镇静、通便等治疗，躁动患者加床档保护，予以防跌倒、坠床宣教；给予床上擦浴等生活护理时动作应轻柔。

### （二）严密观察病情变化

（1）密切观察患者神志、瞳孔、生命体征等变化。如在病情稳定后突然出现剧烈头痛、呕吐、抽搐，甚至昏迷等症状应警惕再出血；如出现神志障碍加深，呼吸、脉搏减慢，瞳孔散大等提示脑疝形成；一旦发生应立即通知医师，给予及时抢救处理。

（2）保持呼吸道通畅，遵医嘱给氧，长期卧床患者应动态评估其吞咽功能，防止呛咳、误吸，预防窒息及坠积性肺炎发生。若患者出现呼吸障碍，及时告知医师并予以对症处理。

### （三）用药护理

保持静脉通路通畅妥善固定，避免药物外渗；根据医嘱准确用药，实时观察药物疗效及不良反应；使用甘露醇降颅压时应30分钟内快速静脉滴注完毕，必要时记录24小时尿量；使用氨基己酸过程中观察有无肝肾功能损害及血栓形成：尼莫地平口服用法为40～60mg，每天4～6次，持续三周，必要时静脉用药，静脉泵入尼莫地平时应控制速度，由于尼莫地平活性成分容易被聚氯乙烯（PVC）吸收，所以输注时仅允许使用聚乙烯（PE）输液管，且尼莫地平对光不稳定，因此使用时应避光输注。

### （四）饮食护理

合理饮食，进食低盐低脂易消化且富含纤维素的食物，多食蔬菜水果，保持大便通畅，以免发生再出血。饮食避免辛辣刺激，发生应激性溃疡者应禁食。出现意识障碍及吞咽功能障碍者予以留置胃管鼻饲流质。

### （五）对症护理

（1）头痛：指导患者转移注意力、深呼吸、按摩等缓解疼痛技巧，遵医嘱脱水、镇痛，观察头痛频率、性质、程度及伴随症状。

（2）意识障碍或长期卧床患者皮肤护理：包括大小便失禁患者肛周失禁性皮炎、骨隆突出处皮肤压力性损伤及心电监护仪、专科管道等带来的器械相关性压力性损伤。

（3）预防深静脉血栓发生：深静脉血栓形成及肺栓塞是SAH尤其是有意识障碍的危重患者的常见并发症，应使用深静脉血栓风险评估表进行动态评估，对于中高危风险且四肢血管彩超未见血栓形成的患者，督促患者卧床时进行主动、被动活动，多喝水、抬高下肢，可预防性使用弹力袜、气压治疗等物理预防措施。

（4）中枢性发热患者规律监测体温变化，积极处理。

### （六）心理护理

向患者及家属介绍疾病发生、发展的病因及诱因，增加患者战胜疾病的信心，积极配合治疗；对于疼痛不耐受的患者主动给予更多心理疏导，解除其烦躁、紧张、焦虑、抑郁等不良情绪。

## 第四节　颅内静脉窦及脑静脉血栓形成

颅内静脉系统血栓形成（CVST）是指由多种病因引起的以脑静脉回流受阻、常伴有脑脊液吸收障碍导致颅内压增高和局灶脑损害为特征的一种脑静脉系统血管性疾病，其发病率占所有脑卒中患者的0.5%～1%。颅内静脉系统由脑静脉与静脉窦组成，病变可见于脑内浅静脉、深静脉或静脉窦。

## 一、病因与病理

颅内静脉系统血栓与其解剖结构有关，解剖变异多、血流慢、容量大，静脉壁薄、不与动脉伴行，易受到颅内压变化和局部占位性病变的影响，从而易形成血栓。

病因或危险因素主要包括感染性和非感染性两大类，感染性常继发于头面部、耳部或其他部位的化脓性感染及非特异性炎症；非感染性指血液高凝状态、结缔组织疾病、颅内压过低、自身免疫系统疾病、恶性肿瘤、妊娠期和产褥期、机械性促进因素【颅脑创伤（TBI）、腰椎穿刺脑脊液检查、神经外科手术等】、药物因素【服用避孕药、激素替代治疗、静脉注射免疫球蛋白（IVIg）等】。2019版《颅内静脉血栓形成指南》中强调了颅内静脉血栓形成以年轻、女性多见，其主要危险因素除产褥期和长期口服避孕药外，还包括我国近年来较突出的卵巢过度刺激干预、人工流产术等。

## 二、临床表现与诊断要点

### （一）临床表现

由于脑静脉与静脉窦之间、静脉窦与静脉窦之间以及静脉窦与颅外静脉之间在解剖上相互沟通吻合，因此临床表现常与血栓累及范围、侧支循环条件等因素密切相关，导致其临床表现复杂多样，不具有特征性。主要表现如下：

1.头痛

头痛为CVST的常见症状。静脉或静脉窦血栓可直接引起小血管和毛细血管高压状态，也可以通过减少脑脊液的吸收增高颅内压，甚至引起血管壁的破裂导致脑实质出血引起头痛；部分患者入院时即存在意识障碍无法进行疼痛评估。

2.局灶性脑损害

表现为中枢性运动障碍、感觉缺失、失语或偏盲。

3.癫痫发作

部分性或全身性癫痫发作有时可作为CVST唯一表现。

4.其他表现

其他表现包括硬脑膜动静脉瘘、视盘水肿、视物模糊、精神改变、复视、意识障碍或昏迷等，还可表现出眩晕、失语、构音障碍、畏光、颈部疼痛、耳鸣等少见症状。

### （二）诊断要点

1.影像学检查

（1）CT结合CT静脉成像（CTV）检查：可明确诊断静脉窦血栓形成，观察动静脉病变以及脑组织结构改变，为疑似颅内静脉系统血栓形成的首选检查方法。

（2）MRI结合MR静脉成像（MRV）：可直接显示血栓及继发脑损害，较CT更为敏感和准确。

（3）数字减影血管造影术（DSA）：DSA仍是明确诊断的金标准，但操作不当易导致颅内高压的风险，故不作为常规和首选检查方法。

2.其他检查

D-二聚体水平升高诊断颅内静脉系统血栓形成的敏感度和特异度分别为94.1%和97.5%，可以作为辅助诊断的重要指标之一。

3.危险筛查因素

危险筛查因素包括慢性炎性疾病、肾病综合征等；实验室指标包括血常规、凝血功能试验、蛋白S和蛋白C、抗凝血酶Ⅲ等。

## 三、治疗与预后

### （一）病因治疗

感染性颅内静脉系统血栓形成应予及时、足量、足疗程的抗生素治疗，原发性且未化脓性病灶必要时可行外科手术彻底清除感染来源；非感染性治疗应在治疗原发病的基础上积极纠正脱水，降低血液黏稠度，改善血液循环。

### （二）抗凝治疗

仍然是CVST的主要治疗手段，可防止血栓扩散、促进血栓溶解，积极预防深静脉血栓以及肺栓塞的形成，无禁忌证的患者应尽早开展抗凝治疗。可用药物包括低分子量肝素（急性期）、华法林（急性期后）以及达比加群、利伐沙班、阿哌沙班、依度沙班等新型抗凝药。

### （三）血管内治疗

血管内治疗包括溶栓治疗、血管内机械取栓治疗、球囊扩张成形术和血管内支架植入治疗。

## 四、护理问题

### （一）脑组织灌注异常

与疾病病理性改变本身有关。

### （二）疼痛

头痛与颅内压增高、脑损害有关。

### （三）潜在并发症（有出血的风险）

与使用抗凝药物有关。

### （四）有跌倒的风险

与头痛、肢体无力及视物模糊、癫痫发作等有关。

## 五、护理措施

### （一）一般护理

鼓励患者多活动、多饮水，改变血液高凝状态，女性患者应停止口服避孕药物减少诱因。对于长期服用抗凝药物的患者应及时修剪指甲，避免抓挠皮肤；存在肢体无力需要卧床的患者翻身活动时、转运过程中应避免磕碰；正常活动患者应穿着长短适宜的裤子、防滑的鞋子，尤其在行走、沐浴过程中应预防跌倒发生。

### （二）用药护理

指导患者规律服用抗凝药，避免多服或漏服；用药后观察患者有无皮肤黏膜出血、消化道出血、牙龈出血、眼底及颅内出血等，指导患者定期复查凝血功能、肝肾功能及大小便常规，一旦发生出血倾向应及时告知医师，积极对症处理。

### （三）饮食护理

选择清淡饮食，进食低盐低脂易消化且富含纤维素的食物，多食蔬菜水果，保持大便通畅；忌辛辣刺激食物，忌烟酒，避免服用坚硬、影响吞咽及消化的食物，如刺较多的鱼类、坚果类，避免造成消化道黏膜损伤出血。

### （四）介入围术期护理

1.术前护理

应做好患者心理疏导，术前准备包括清洁腹股沟穿刺区域、根据医嘱予以术前导尿、协助患者更换清洁病号服、佩戴手腕带、建立静脉通路备用，遵医嘱准备术前、术中药物。

2.术后护理

（1）严密观察患者神志、瞳孔、生命体征、肢体活动状态、言语功能、穿刺点周围敷料及皮肤状况、足背动脉搏动等。

（2）积极预防术后深静脉血栓发生。观察穿刺处肢体远端皮肤颜色、温度、足背动脉搏动等情况，了解患者有无肢体活动及感觉障碍，对比双侧腿围；鼓励患者麻醉复苏后多饮水，同时加强健侧肢体功能锻炼、指导患者进行穿刺侧肢体足背伸屈运动，促进静脉回流；必要时使用梯度压力袜、气压治疗等物理预防。

## （五）癫痫发作护理

保持室内光线柔和，避免强光刺激；保持呼吸道通畅，床头备开口器、舌钳、包有纱布的压舌板，预防发作时舌咬伤；癫痫发作时，切不可过度按压肢体，防止发生骨折，遵医嘱使用镇定等药物。

# 第七章　中枢神经系统感染性疾病的护理

## 第一节　单纯疱疹病毒性脑炎

中枢神经系统病毒感染是指病毒进入神经系统及相关组织引起的炎性或非炎性改变。依据发病缓急及病情进展速度可分为急性病毒感染和慢性病毒感染。根据病原学中病毒核酸的特点分为DNA病毒感染和RNA病毒感染两大类。能够引起人类神经系统感染的病毒很多，具有代表性的有：DNA病毒中的单纯疱疹病毒、水痘–带状疱疹病毒和巨细胞病毒等；RNA病毒中的脊髓灰质炎病毒、柯萨奇病毒等。

### 一、病因及病理

单纯疱疹病毒（HSV）是一种嗜神经性DNA病毒，有两种血清型，即HSV–1型和HSV–2型，患者和健康携带者是其主要传染源，HSV–1型主要通过密切接触或飞沫传播，HSV–2型主要通过性接触或母婴传播。

病理改变主要是脑组织水肿、软化、出血、坏死，双侧大脑半球均可弥漫性受累，常呈不对称分布，以颞叶内侧、边缘系统和额叶眶面最为明显，亦可累及枕叶，其中脑实质中出血性坏死是一重要病理特征。镜下血管周围有大量淋巴细胞浸润形成袖套状，小胶质细胞增生，神经细胞弥漫性变性坏死。神经细胞和胶质细胞核内可见嗜酸性包涵体，包涵体内含有疱疹病毒的颗粒和抗原，是其最有特征性的病理改变。

### 二、临床表现

（1）任何年龄均可患病，约2/3的病例发生于40岁以上的成人。原发感染的潜伏期为2～21天，平均6天，前驱期可有发热、全身不适、头痛、肌痛、嗜睡、腹痛和腹泻等症状。多急性起病，约1/4患者有口唇疱疹史，病后体温可高达38.4℃～40.0℃，病程为数日至1～2个月。

（2）临床常见症状包括头痛、呕吐、轻微的意识和人格改变、记忆丧失、轻偏瘫、偏盲、失语、共济失调、多动（震颤、舞蹈样动作、肌阵挛）、脑膜刺激征等。约1/3的患者出现全身性或部分性癫痫发作。部分患者可因精神行为异常为首发或唯一症状而就诊于精神科，表现为注意力涣散、反应迟钝、言语减少、情感淡漠、表情呆滞、呆坐或卧床、行动懒散，甚至不能生活自理；或表现为木僵、缄默；或有动作增多、行为奇特及冲动行为等。

## 三、辅助检查

### （一）血常规

可见白细胞计数轻度增高。

### （二）脑电图检查

表现为弥漫性高波幅慢波，以单侧或双侧颞、额区异常更为明显，甚至可出现颞区的尖波与棘波。

### （三）影像学检查

CT：局灶性低密度区，散布点状高密度（颞叶常见）。

MRI：T1加权像上为低信号，T0加权像上为高信号。

### （四）脑脊液检查

1.常规检查

压力正常或轻度增高，有核细胞数增多，以淋巴细胞为主，可有红细胞数增多，蛋白质呈轻、中度增高，糖、氯化物正常。

2.病原学检查

检测HSV特异性IgG和IgM抗体，检测脑脊液中HSV-DNA。

## 四、诊断要点

（1）有口唇或生殖道疱疹史，或此次发病有皮肤、黏膜疱疹。

（2）起病急，病情重，临床表现有上呼吸道感染前驱症状或发热、咳嗽等。

（3）脑实质损害的表现，如意识障碍、精神症状、癫痫和肢体瘫痪等。

（4）脑脊液常规检查符合病毒感染特点。

（5）脑电图提示有局灶性慢波及癫痫样放电。

（6）影像学（CT、MRI）显示额、颞叶软化病灶。

（7）双份血清和脑脊液抗体检查有显著变化趋势。

（8）病毒学检查呈阳性。

通常有前5项改变即可诊断，后3项有1项异常更支持诊断。

## 五、治疗措施与预后

### （一）抗病毒药物治疗

阿昔洛韦是治疗HSV的首选药物，阿昔洛韦为一种鸟嘌呤衍生物，能抑制病毒DNA的合成，是广谱抗病毒药物。

### （二）肾上腺皮质激素

对应用肾上腺皮质激素治疗本病尚有争议，但肾上腺皮质激素能控制HSE炎症反应和减轻水肿，对病情危重、头颅CT见出血性坏死灶以及脑脊液白细胞和红细胞明显增多者可酌情使用。

### （三）对症支持治疗

对症支持治疗对重症及昏迷的患者至关重要，注意维持营养及水、电解质的平衡，保持呼吸道通畅。高热者给予物理降温，抗惊厥；颅内压增高者及时给予脱水降颅压治疗。需加强护理，预防压力性损伤及呼吸道感染等并发症。恢复期可进行康复治疗。

### （四）预后

预后取决于疾病的严重程度和治疗是否及时。本病如未经抗病毒治疗、治疗不及时或不充分以及病情严重者，预后不良，病死率可达60%～80%；发病数日内及时给予足量的抗病毒药物治疗或病情较轻者，多数患者可治愈。但约10%的患者可遗留不同程度的认知障碍、癫痫、瘫痪等后遗症。

## 六、护理评估

### （一）健康史

了解是否有呼吸道感染、消化道感染史。

### （二）身体状况

观察患者精神状态，有无头痛、呕吐、惊厥、脑膜刺激征等。

### （三）辅助检查

评估患者影像学检查中头颅CT和MRI检查是否显示额叶局灶性出血性脑软化灶。了解实验室检查结果（如血常规、脑脊液检查等）。

### （四）心理—社会状况

了解患者的精神状态，有无抑郁、焦躁不安等情绪及自卑、脾气暴躁、绝望心理，有无幻听、幻视、精神错乱、多虑等现象。

## 七、护理问题

（1）体温过高。与病毒感染有关。

（2）躯体活动障碍。与意识状态有关。

（3）营养失调（低于机体需要量）。与营养摄入不足有关。

（4）有受伤的危险。

## 八、护理措施

### （一）一般护理

急性期患者应卧床休息，可适当抬高床头30°～45°，即半卧位，有明显颅高压的患者，应抬高床头10°～15°，以减轻脑水肿、改善头部血液供应；有瘫痪症状的患者每种体位不能超过2小时，应及时更换体位，应将瘫痪肢体保持良好姿势；有精神症状的患者起居活动时应随时有人在旁看护，协助完成日常生活照顾。

### （二）饮食护理

给予高蛋白、高热量、高维生素、易消化的饮食，多饮水，保证机体对能量的需求。轻者给予流食或半流食，要少量多次，以减少呕吐；昏迷患者或吞咽困难者，应给予静脉输液或鼻饲补充营养和热量。

### （三）心理护理

护士应主动向患者家属介绍疾病的相关知识，特别是对有精神症状的患者家属，以期获得更多的社会支持，定时探视患者，态度和蔼，言语亲切，对木僵患者多给予鼓励，避免言语的不良刺激，加重木僵状态，不在患者面前谈论其他不利于治疗的事情。

### （四）用药护理

护士应掌握常用抗病毒药物的作用及其不良反应，以便有针对性地进行健康教育指导。多选静脉应用阿昔洛韦抗病毒，阿昔洛韦磷酸盐通过抑制病毒DNA聚合酶从而阻止病毒DNA合成。因本药呈碱性，与其他药物混合容易引起pH的改变，加药时应尽量避免其配伍禁忌，注意用药前的临时配药。不良反应有变态反应、恶心、呕吐、腹痛、下肢抽搐、舌及手足麻木感，血液尿素氮、血清肌酐值升高、肝功能异常等，一般在减量或终止给药后缓解。

### （五）康复护理

1.肢体功能训练

保持肢体功能位，按摩肢体，防止肌萎缩，协助患者进行屈、伸、旋转练习，活动时间逐渐延长，活动量逐渐增加，强调锻炼时应注意安全，树立患者康复信心。

2.语言训练

与家属共同制订语言训练计划，鼓励患者用手势、点头、摇头来表达自己的需要和情感。

# 第二节　化脓性脑膜炎

各种细菌侵害神经系统所致的炎症性疾病称为神经系统细菌感染。在各种神经系统感染性疾病中，细菌感染较常见。细菌可侵犯中枢神经系统的软脑膜、脑实质、脊髓，或感染其他邻近组织，如静脉窦、周围神经等。

化脓性脑膜炎是为化脓性细菌感染所致的脑脊髓膜炎症，是中枢神经系统常见的化脓性感染。化脓性脑膜炎常合并化脓性脑炎或脑脓肿，为一种极为严重的颅内感染性疾病。化脓性脑膜炎的病死率和病残率较高。好发于婴幼儿、儿童和老年人。

## 一、病因及病理

化脓性脑膜炎最常见的致病菌为肺炎球菌、脑膜炎双球菌及流感嗜血杆菌B型，其次为金黄色葡萄球菌、链球菌、大肠埃希菌、变形杆菌、厌氧杆菌、沙门菌及铜绿假单胞菌等。

（1）软脑膜及大脑浅表血管扩张充血，蛛网膜下腔大量脓性渗出物覆盖脑表面，并沉积于脑沟及脑基底池。

（2）脓性渗出物阻塞蛛网膜颗粒或脑池，影响脑脊液的吸收和循环时，引起交通性或梗阻性脑积水。

（3）镜下可见蛛网膜下腔大量多形核粒细胞及纤维蛋白渗出物，革兰染色后细胞内外均可找到病原菌。

## 二、临床表现

（1）多呈暴发性或急性起病。

（2）感染症状。发热、寒战或上呼吸道感染症状等。

（3）脑膜刺激征。颈项强直、凯尔尼格征和布鲁津斯基征阳性。

（4）颅内压增高。剧烈头痛、呕吐、意识障碍等。

（5）脑实质损害症状。癫痫、偏瘫、失语等。

## 三、诊断要点

根据急性起病的发热、头痛、呕吐，查体有脑膜刺激征，脑脊液压力升高、白细胞明显升高，即应考虑本病。确诊须有病原学证据，包括脑脊液细菌涂片检出病原菌、血细菌培养阳性等。

## 四、治疗措施与预后

### （一）抗菌治疗

应掌握的原则是及早使用抗生素，通常在确定病原菌之前使用广谱抗生素，若明确病原菌则应选用敏感的抗生素。

1.未确定病原菌

第三代头孢菌素的头孢曲松或头孢噻肟常作为化脓性脑膜炎首选用药，对脑膜炎双球菌、肺炎球菌、流感嗜血杆菌及B型链球菌引起的化脓性脑膜炎疗效比较肯定。

2.确定病原菌

应根据病原菌选择敏感的抗生素。

（1）肺炎球菌：对青霉素敏感者可用大剂量青霉素，成人每天2000万～2400万U，儿童每天40万U/kg，分次静脉滴注。对青霉素耐药者，可考虑用头孢曲松，必要时联合万古霉素治疗。2周为1个疗程，通常开始抗生素治疗后24～36小时内复查脑脊液，以评估治疗效果。

（2）脑膜炎球菌：首选青霉素，耐药者选用头孢噻肟或头孢曲松，可与氨苄西林或氯霉素联用。对青霉素或β-内酰胺类抗生素过敏者可用氯霉素。

（3）革兰阴性杆菌：对铜绿假单胞菌引起的脑膜炎可使用头孢他啶，其他革兰阴性杆菌脑膜炎可用头孢曲松、头孢噻肟或头孢他啶，疗程常为3周。

### （二）激素治疗

激素可以抑制炎性细胞因子的释放，稳定血脑屏障。对病情较重且没有明显激素禁忌证的患者可考虑应用。通常给予地塞米松10mg静脉滴注，连用3～5天。

### （三）对症支持治疗

颅压高者可脱水降颅压。高热者使用物理降温或使用退热剂。癫痫发作者给予抗癫痫药物以终止发作。

### （四）预后

化脓性脑膜炎病死率为15%，尽管抗生素的研制已经有了很大的进步，但至今化脓性脑膜炎的病死率和病残率仍然很高。化脓性脑膜炎预后与病原菌、机体状况和是否及早有效地抗生素治疗密切相关。少数化脓性脑膜炎患者病后可遗留智力障碍、癫痫、脑积水等后遗症。

## 五、护理评估

### （一）健康史

患病前有无呼吸道、消化道、皮肤的感染史。

### （二）身体状况

1.全身中毒症状

发热、烦躁、意识障碍、惊厥。

2.颅内压增高

头痛、呕吐。

3.脑膜刺激征

颈强直、凯尔尼格征阳性、布鲁津斯基征阳性。

### （三）辅助检查

脑脊液检查、血培养、血常规。

### （四）心理—社会状况

评估患者对本病因、并发症及预后的认知程度，评估患者的心理状况（紧张、焦虑和恐惧心理）。

## 六、护理问题

（1）体温过高。与细菌感染有关。
（2）有受伤的风险。与抽搐、偏瘫有关。
（3）疼痛。与颅内压增高有关。
（4）潜在并发症（脑疝）。
（5）焦虑。

## 七、护理措施

### （一）一般护理

保持病室安静，经常通风。为避免强光对患者的刺激，宜用窗帘适当遮挡阳光，定病室期消毒，减少陪护和探视人员。

### （二）饮食护理

给予营养、清淡可口、易于消化的流质或半流质饮食，餐间可给予水果及果汁，昏迷患者可给予鼻饲，保证患者有足够的营养摄入量。

### （三）生活护理

患者因发热、呕吐、饮食少等常有口臭，要认真做好口腔护理，嘴唇干裂者涂抹液状石蜡，要保持皮肤清洁、干燥，特别是有瘀点、瘀斑的皮肤，有时有瘙痒感，应避免抓破。

### （四）病情观察

病情有突然恶化的可能，必须做到经常巡视，密切观察意识状态，瞳孔变化，面色、出血点及生命体征，发热、头痛可用物理降温或遵医嘱服用解热镇痛药，烦躁、惊厥患者要加床挡保护患者，防止坠床，适当约束，酌情给予镇静药。

# 第三节　新型隐球菌性脑膜炎

新型隐球菌性脑膜炎是新型隐球菌感染脑膜和（或）脑实质所致的中枢神经系统的亚急性或慢性炎性疾病，是中枢神经系统最常见的真菌感染。该病可见于任何年龄，但以30～60岁成人发病率最高。

## 一、病因及病理

新型隐球菌多由呼吸道吸入；另有约1/3患者经皮肤黏膜、消化道传染。侵入人体的隐球菌是否致病与机体的免疫功能密切相关，人类感染新型隐球菌主要累及肺部和中枢神经系统。机体抵抗力或免疫力降低时，侵入的新型隐球菌随血行播散，使血–脑脊液屏障被破坏而引起脑膜炎症。新型隐球菌可沿血管鞘膜进入血管周围间隙增殖，在基底核和丘脑等部位形成多发性小囊肿或脓肿，新型隐球菌也可沿着血管周围鞘膜侵入脑实质内形成肉芽肿。

隐球菌主要侵犯脑及脑膜，大体可见脑膜广泛增厚和血管充血，脑组织水肿，脑回变平，脑沟变浅，软脑膜呈弥漫性浑浊，尤以脑底部为重。脑沟、脑池或脑实质内可见小颗粒状结节或囊状物，内有胶样渗出物，镜下胶样黏液中可见大量隐球菌部分被多核巨细胞吞噬。脑室扩大。镜下早期病变可见脑膜有淋巴细胞、单核细胞浸润，在脑膜、脑池、脑室和脑实质中可见大量的隐球菌菌体，但脑实质很少有炎症反应。

## 二、临床表现

（1）各年龄段均可发病，20～40岁青壮年最常见。

（2）起病隐匿，进展缓慢。早期可有不规则低热或间歇性头痛，后转为持续性并进行性加重；免疫功能低下的患者可呈急性发病，常以发热、头痛、恶心、呕吐为首发症状。晚期头痛剧烈，甚至出现抽搐、去大脑强直发作和脑疝等。

（3）神经系统检查多数患者有明显的颈强直和凯尔尼格征。少数出现精神症状，如烦躁不安、人格改变、记忆衰退。大脑、小脑或脑干的较大肉芽肿引起肢体瘫痪和共济失调等局灶性体征。大多数患者出现颅内压增高症状和体征，如视盘水肿及后期视神经萎缩，不同程度的意识障碍，脑室系统梗阻出现脑积水。由于脑底部蛛网膜下腔渗出明显，常有蛛网膜粘连而引起多数脑神经受损的症状，常累及听神经、面神经和动眼神经等。

## 三、诊断要点

有长期大量应用抗生素、免疫抑制药及免疫低下性疾病如AIDS、淋巴瘤、白血病、器官移植等病史，亚急性或慢性进展的头痛、喷射性呕吐、脑神经受损及脑膜刺激征，脑脊液蛋白定量增高、氯化物及葡萄糖降低者，应考虑本病。

临床确诊需在脑脊液中找到新型隐球菌。应反复做脑脊液墨汁染色、培养或动物接种以寻找病原。通常墨汁染色阳性率较低，故需尽早应用脑脊液乳胶凝集（LA）或抗原酶联免疫测定法检测隐球菌抗原，以提高早期诊断率。

## 四、治疗措施与预后

### （一）抗真菌治疗

两性霉素B药效最强；氟康唑对隐球菌脑膜炎有特效；氟胞嘧啶与两性霉素B合用能增强疗效。

### （二）对症及支持治疗

控制颅内压增高，防止脑疝发生是隐球菌性脑膜炎最重要的对症治疗。必要时给予镇痛药治疗头痛。因机体慢性消耗很大，应注意患者的全身营养状况及加强护理，防止感染并发症。

### （三）外科手术治疗

如颅内压持续升高超过300mm水柱且脑室扩大者，可考虑外科脑室引流术。诊断不明的患者可行脑实质或脑膜活检；真菌性脑脓肿需在两性霉素B的基础上行外科手术切除；隐球菌性肉芽肿直径超过3cm可考虑手术切除。术后患者多需延长内科抗真菌治疗。

### （四）预后

本病常进行性加重，预后不良，病死率较高，若能早期诊断，积极应用抗真菌药物治疗，尚能存活，未经治疗者常在数月内死亡。经过治疗的患者也常见神经系统并发症和后遗症，病情可在数年内反复缓解和加重。

## 五、护理评估

### （一）病史

病因和诱因、主要症状及其伴随症状、高危因素。

### （二）身体评估

生命体征、精神状态、头痛、肌力和肌张力、语言功能等。

### （三）辅助检查

腰穿脑脊液检查、头颅MRI、脑电图等。

## 六、护理问题

（1）体温过高。与隐球菌性脑膜炎有关。

（2）营养失调（低于机体需要量）。

（3）潜在并发症（脑疝、压力性损伤）。

（4）焦虑。与担心疾病预后、经济负担等有关。

## 七、护理措施

### （一）一般护理

将患者置于安静病室，卧床休息，床头抬高15°～30°，减少探视时间和次数。保持室内光线柔和。各项操作轻柔、缓慢，避免嘈杂，防止对患者造成不良刺激。指导家属陪护时减少与患者的谈话时间，使其充分休息。患者因反复出现昏迷，严格按昏迷患者护理，取头偏一侧卧位，床边备吸引器，保持呼吸道通畅。上床档，每2小时翻身拍背一次，及时处理二便，保持床单位及皮肤整洁、干燥，遵医嘱保证液体入量。

### （二）生活护理

由于本病病情重，治疗时间长，且发病及治疗中会损耗大量体液及热能，患者一般都比较虚弱，各方面抵抗力都较差，所以做好生活护理很重要。给予患者高蛋白、高热量且易消化的半流食或鼻饲饮食。做好口腔、皮肤护理，定时翻身拍背，随时更换湿、脏衣服。

### （三）心理护理

在治疗期间，常因药物不良反应大、反复剧烈的头痛及呕吐、治疗的费用高导致患者产生悲观、失望的消极心态，医务人员要耐心疏导、安慰体贴患者，认真细致讲解药物的作用、不良反应、注意事项以及治愈成功的实例，积极调动家属配合，令患者正确看待自身疾病，树立起战胜病魔的信心。

### （四）用药护理

两性霉素B为多烯类抗真菌药，是治疗新型隐球菌性脑膜炎首选药，但其毒性大，不易透过血脑屏障，遇光易分解，可引起高热、头痛、静脉炎、溶血性贫血、白细胞减少以及心、肝、肾的损害。在用药中应注意以下几点：

（1）采用静脉滴注结合鞘内注射的方法并小剂量递增给药，新鲜配制，避光静滴。

（2）严格控制剂量、滴数，滴注时间不少于6～8小时。

（3）定期查肝肾功能、电解质、血常规和心电图，及时了解是否会引起各重要脏器的损害。

（4）注意保护静脉，两性霉素B对血管刺激非常大，可考虑给患者置入深静脉导管，从而保护血管。

# 第四节　朊蛋白病

朊蛋白病是一类具有传染性朊蛋白引起的中枢神经系统变性疾病，亦称朊病毒病、蛋白粒子病、感染性海绵状脑病、亚急性海绵状脑病等。朊蛋白病是一种人畜共患、中枢神经系统慢性非炎性致死性疾病。目前已经明确的人类朊蛋白病有克–雅病（CJD）、格斯特曼–施特劳斯勒尔–沙因克尔综合征（GSS综合征）、库鲁病以及致死性家族型失眠症。

## 一、克–雅病

克–雅病是指由朊蛋白感染而表现为精神障碍、痴呆、帕金森样表现、共济失调、肌阵挛、肌肉萎缩等的慢性或亚急性、进展性疾病，又称为皮质–纹状体–脊髓变性、亚急性海绵状脑病等。本病好发于50～70岁人群，男女均可发病，感染后潜伏期为4～30年。

### （一）病因

可分为外源性朊蛋白感染和内源性朊蛋白基因突变。外源性朊蛋白感染可通过角膜、硬脑膜移植，经肠道外给予人生长激素制剂和埋藏未充分消毒的脑电极等传播。手术室和病理实验室工作人员以及制备脑源性生物制品者要提高警惕，医务人员应避免身体破损处、结膜和皮肤与患者脑脊液、血液或组织相接触。新变异性CJD患者脑组织的动物传染实验证实，其与疯牛病具有相似的种系特征性，变异型CJD被认为是牛海绵状脑病即疯牛病传播给人类所致。内源性发病原因为家族性CJD患者自身的朊蛋白基因突变所致，为常染色体显性遗传。

### （二）病理

病理可见脑呈海绵状变性、皮质、基底节和脊髓萎缩变性，与病程长短有关，脑萎缩特点是对称性大脑萎缩，严重者纹状体、丘脑萎缩。海绵状改变在皮层最严重，其次为基底节、小脑和丘脑，显微镜下可见神经元丢失、星形胶质细胞增生、海绵状变性，即细胞胞浆中空泡形成和感染脑组织内可发现异常PrP淀粉样斑块，无炎症反应。电镜显示这些空泡系统神经元的囊性扩张和神经膜的局灶性坏死，其泡内有与细胞膜碎片相似的卷曲结构。

### （三）临床表现

CJD起病多为慢性或亚急性，呈进行性发展。主要表现为皮质功能损害、小脑功能障碍、脊髓前角损害和锥体束受损等症状及体征。可分为以下三个阶段。

1.早期

表现以精神与智力障碍为主，类似神经衰弱样或抑郁症表现，如情感低落、易疲惫、注意力差、记忆减退、失眠、易激动等。

2.中期

以进行性痴呆、肌阵挛、精神异常、锥体束征和锥体外系表现为最常见，部分可能出现视觉症状且常常是首发症状。

3.晚期

出现二便失禁、无动性缄默、昏迷或去皮质强直状态。

### （四）诊断要点

采用以下标准：

（1）在2年内发生的进行性痴呆。

（2）肌阵挛、视力障碍、小脑症状、无动性缄默4项中有2项。

（3）脑电图周期性同步放电的特征性改变。

具有以上3项可诊断为很可能的CJD；仅具备（1）（2）两项，不具备第（3）项诊断为可能的CJD；如患者活检发现海绵状变性和PrP者，则为确诊的CJD。可用脑蛋白监测代替脑电图特异性改变。

## （五）治疗

本病无有效治疗方法，临床仅为对症治疗。一旦确诊，首先进行隔离，并对患者使用过的生活用品和医疗用品进行彻底销毁。

## （六）预后

病死率高达100%，绝大多数在一年内死亡，平均存活时间为6个月。

## （七）护理评估

1.健康史

（1）了解患者有无病毒接触史。

（2）了解患者休息与睡眠是否充足、规律，了解患者情绪是否稳定，精神是否愉快。

（3）评估患者既往身体状况如何。

（4）询问患者是否服药、用药情况及有无毒性作用。

（5）询问患者家族近亲中有无类似发作患者。

2.身体状况

观察患者精神状态、神志、瞳孔及生命体征的变化。询问患者日常生活情况和日常进食情况，有无大、小便失禁。

3.辅助检查

评估患者脑电图有无异常放电。

4.心理–社会状况

了解患者的精神状态，是否有抑郁、脾气暴躁、焦躁不安等情绪及自卑、绝望等心理，是否有幻听、幻视、精神错乱、多虑等现象。

## （八）护理措施

1.呼吸道护理

在使用呼吸机时注意观察肺通气状况，包括胸廓起伏以及双肺呼吸音是否对称，人工呼吸和自主呼吸是否协调等，正确判断和处理呼吸机报警，密切监测血气分析、血氧饱和度、血生化、血液分析的变化，及时同医师联系并充分固定气管插管，每日及时湿化吸痰，注意严格无菌操作，给予生理盐水20mL加氨溴索5mg雾化吸入4次/天，吸痰前先翻身叩背，吸痰后再雾化吸入，雾化完毕后再吸痰。

2.消毒隔离

待患者置单人病室，严格控制探视，以降低感染的发生率，所有治疗护理用具专用并单独消毒处理，床单位用2%含氯消毒剂擦拭2次/天，地面用2%含氯消毒剂拖擦2次，排泄物、床单、被服用2%含氯消毒剂浸泡后弃之，衣物用开水烫洗并在阳光下暴晒，污染物袋内焚烧处理，垃圾装入双层黄色塑料袋内，外袋上用记号笔标记，出院后病室按终末消毒处理。

3.基础护理

每日进行全身擦浴，及时更换休养服、床单、被罩，保持清洁、舒适、平整、干燥，用0.9%生理盐水每天早晚进行口腔护理各1次。双眼白天每2小时滴0.25%的氯霉素眼药水1次，晚间涂眼药膏以保护角膜。每2小时翻身、叩背一次。定时按摩骨隆突处以促进受压部位血液循环，防止压力性损伤发生。

4.并发症预防

（1）尿路感染的护理：密切观察尿量、颜色、性质并准确记录，定时用呋喃西林溶液进行膀胱冲洗，以及会阴消毒，2次/天，定时夹闭尿管以锻炼自行排尿功能。

（2）鼻饲并发症的护理：动态观察胃肠道是否存在腹胀、腹泻、腹痛、恶心、呕吐等症状，根据患者情况及时调整肠内营养方案，喂养过程中每6小时抽吸一次胃内残留物，如果残留量大于200mL，应降低鼻饲次数。观察胃内容物的颜色，以及时发现应激性溃疡的发生。

5.家属心理护理

由于病情重且病程长，家庭经济负担重，家属存在不良心理，可能抱怨、不理解，甚至有发生医疗纠纷的可能。因此，心理护理格外重要，应给予患者家属关心和照顾。与家属讲解此病的病情、治疗、护理。让家属明白此病的病理特点、传染性，在正确指导护理好患者的同时还要保护好自己以防感染。

## 二、GSS综合征

GSS综合征是一种以慢性进行性小脑共济失调、锥体束征、构音障碍和痴呆为主要表现的常染色体显性遗传朊蛋白病。本病罕见。

### （一）病因

病因为PRNP基因突变。PRNP基因是人朊蛋白基因。

### （二）病理

病变部位以小脑为主，大脑皮质、纹状体、脑干、丘脑受累较轻。主要病理改变为小脑海绵样变性、神经元缺失、星形胶质细胞增生，可见弥漫性PrP淀粉样蛋白斑块，且形态多种多样。

## （三）临床表现

为中年隐性起病，平均发病年龄为45岁。病程较长，可持续5年左右。以小脑性共济失调、锥体束征、构音障碍、眼震为主要临床表现。常伴有痴呆但程度较轻。常见步态不稳、失明、耳聋、肌阵挛、下肢肌肉无力萎缩和远端感觉减退、腱反射减低、记忆力下降等症状。

## （四）诊断

有家族史的情况下，该家系中的人群出现慢性小进行性脑共济失调，锥体束征，痴呆较晚或不明显，结合脑电图特征性三相波即可诊断本病。

## （五）治疗

目前无特殊有效治疗。

## （六）预后

病死率100%，患者存活时间较长，为1～11年，是朊蛋白病中存活时间最长的一种疾病。

## （七）护理评估

1.健康史

参见本节克–雅病健康史的（2）～（5）。

2.身体状况

观察患者精神状态、神志、瞳孔及生命体征的变化。询问患者日常生活情况，有无视物不清、走路不稳、四肢无力症状。

3.辅助检查

评估患者脑电图有无异常放电。

4.心理—社会状况

参见本节克–雅病。

## （八）护理问题

1.躯体活动障碍

与下肢肌肉萎缩、感觉异常有关。

2.语言沟通障碍

与构音障碍有关。

3.知识缺乏

缺乏对疾病的相关认识和对所用药物的治疗知识。

4.自尊低下

与流涎、震颤等身体形象改变和有语言障碍、生活依赖他人有关。

5.营养失调（低于机体需要量）

与吞咽困难、进食减少和肌强直、震颤所致机体消耗能量增加有关。

### （九）护理措施

1.一般护理

做好口腔护理、会阴冲洗。嘱患者选择可口、易咀嚼、易消化及高热量的食物，建议患者缓慢进食，避免进食易产气的食物，防止发生误吸。每次翻身时给予叩背，促进痰液排出，防止肺部感染的发生。

2.用药护理

需严格管理患者的日常服用药物，谨遵医嘱，还需记录患者的各项指标，观察患者有无用药不良反应。若有，及时告知主治医师，采取有效措施，保证患者生命体征稳定。

3.家属健康教育

家属制作身份识别卡片放于患者身上，患者外出需要家属陪伴。

4.康复护理

在治疗后期，对患者进行康复训练，促进患者机体功能恢复，使其正常地生活，如语言功能训练、正常行走能力锻炼、平衡维持能力训练等。

5.心理护理

患者容易出现自卑、恐惧、紧张的心理情绪，需对患者进行有效的心理护理，通过鼓励、夸奖帮助患者树立自信心，缓解患者的不良心理情绪。

## 三、库鲁病

库鲁病是发生于大洋洲巴布亚新几内亚东部高地福尔人群中的亚急性传染性朊蛋白病。该地曾盛行食人尸的风俗，使该地区库鲁病大量流行。目前已基本得到控制。

### （一）病因

因为感染朊蛋白，这种朊蛋白在库鲁病患者的脑组织中分离出来。患者的脑组织是库鲁病传染源的主要载体，因此，对患者脑组织进行针对性隔离处理是防治此病的一项重要工作。

## （二）病理

病理变化仅局限于中枢神经系统，并且病变多集中在小脑。病理可见到小脑蚓部萎缩。镜下可见到小脑海绵状变性及弥漫性神经细胞变性，还可观察到广泛的星形胶质细胞肥大和增生。

## （三）临床表现

以小脑性共济失调为首发症状，并贯穿本病全过程，之后出现震颤、眼外肌运动障碍和肌无力，直到最后完全丧失运动功能。

## （四）诊断

在特殊地区人群因特殊的风俗习惯，出现以小脑共济失调和全身震颤为主要症状者，即可诊断。

## （五）治疗

本病无特效治疗方法，仅对症处理。

## （六）预后

本病病死率100%，大多数患者发病后3～9个月死亡。

## （七）护理评估

1.健康史

了解患者有无接触过类似症状患者或特殊的风俗习惯。评估患者既往身体状况如何。

2.身体状况、心理—社会状况

参见GSS综合征。

## （八）护理问题

（1）躯体活动障碍。与全身震颤、肌无力有关。

（2）知识缺乏。缺乏对疾病的相关认识和对所用药物的治疗知识。

（3）自尊低下。与流涎、震颤等身体形象改变和有语言障碍、生活依赖他人有关。

（4）营养失调（低于机体需要量）。与进食减少、震颤所致机体消耗能量增加有关。

（5）排便异常（便秘）。与活动量减少有关。

（6）潜在并发症（外伤、压力性损伤、感染）。

### （九）护理措施

1.饮食护理

护理人员需关注患者的饮食结构，由于患者受疾病困扰，会有厌食现象，为患者制订合理的饮食计划，色泽的搭配需吸引患者的注意力，确保其获得充足的养分，提高患者机体免疫力，同时鼓励患者多吃水果、蔬菜，促进新陈代谢。

2.用药护理

需严格管理患者的日常服用药物，谨遵医嘱，还需记录患者的各项指标，观察患者是否有用药不良反应。若有，及时告知主治医师，采取有效措施，保证患者生命体征稳定。

3.心理护理

年龄稍大的患者容易出现自卑、恐惧、紧张的心理情绪，需对患者进行有效的心理护理，通过鼓励、夸奖帮助患者树立自信心，缓解患者的不良心理情绪。

4.康复护理

在治疗后期，对患者进行康复训练，促进患者机体功能恢复，使其正常地生活，如语言功能训练、正常行走能力锻炼、平衡维持能力训练等。

## 四、致死性家族型失眠症

致死性家族型失眠症（FFI）是一种染色体显性遗传性朊蛋白疾病。极为罕见，为进行性、致死性的中枢神经系统变性疾病。临床表现为顽固性失眠、自主神经功能及随意运动障碍，可伴有痴呆。

### （一）病因

为家族遗传性的PRNP基因突变。

### （二）病理

FFI病理部位主要在丘脑前腹侧和背内侧核，丘脑中央内侧核和枕核也经常受损害，表现为神经元明显缺失和神经胶质细胞增生。

### （三）临床表现

1.顽固性失眠

患者入睡困难、夜间易醒、多梦、梦游，并进行性加重，伴有惊恐发作、恐惧等。

2.随意运动障碍

主要为共济失调、构音障碍、吞咽困难、肌阵挛等。

3.自主神经功能障碍

可有多汗、多泪、血压升高、发热和心动过速等。晚期可出现呼吸急促、反常呼吸、情感障碍、皮质性痴呆、木僵、运动减少、震颤、不能站立等。最后进入昏迷，突然死亡。

## （四）诊断

有明显的FFI家族史，出现顽固性失眠、自主神经功能障碍、共济失调和锥体束征等表现，结合脑电图的特殊改变可确诊本病。

## （五）治疗

本病无特效治疗方法，仅对症处理。

## （六）预后

本病进展快，病死率100%。存活时间为6～32个月，平均时间为13.3个月。

## （七）护理评估

1.健康史

询问患者家族近亲中有无类似发作患者；了解患者的睡眠状况。

2.身体状况

观察患者神志、瞳孔及生命体征情况；询问患者日常生活情况，检查肌力、肌张力变化；询问患者日常进食情况，了解有无饮水反呛、吞咽困难、言语不清等现象。

3.辅助检查、心理—社会状况

参见克–雅病。

## （八）护理问题

1.睡眠障碍

与患者顽固性失眠有关。

2.语言沟通障碍

与构音障碍有关。

3.知识缺乏

缺乏对疾病的相关认识和对所用药物的治疗知识。

4.营养失调（低于机体需要量）

与吞咽困难有关。

## （九）护理措施

1.生命体征观察

对患者意识、呼吸、瞳孔的观察特别重要。首先要每天按时巡视病房。患者睡觉时鼾声大，而且睡眠质量差，易醒，所以对于有睡眠障碍的患者应注意观察其临床症状，对医师的早日确诊有帮助。患者呼吸不规律，应注意观察其呼吸次数，避免发生意外。对于神经内科的患者，瞳孔是反映脑部特征的信号，要观察此类患者的瞳孔在住院期间有无特殊变化。

2.基础护理

若患者入院时处于昏睡状态，应做好口腔护理、会阴冲洗。嘱患者选择可口、易咀嚼、易消化及高热量的食物，建议患者缓慢进食，避免进食易产气的食物，防止发生误吸。每次翻身时给予叩背，促进痰液排出，防止肺部感染的发生。

3.认知功能训练

患者记忆力差，应该主动和患者进行交流，并且提问，以便及时了解患者认知情况。为患者准备简单的拼图、感兴趣的小说漫画，让患者在帮助下能完成拼图游戏，阅读小说漫画，锻炼患者的认知功能，提高患者的自我护理能力。在日常护理工作中，了解患者记忆力差的特点，反复提醒患者按时吃药，使其能够配合治疗。

4.用药护理

若患者应用激素，用药后患者会出现短暂定向力障碍，胡言乱语，精神较差，应严密观察患者应用激素后的反应。告知患者应用激素期间避免感冒着凉，长期应用可能会出现股骨头坏死的症状。应遵医嘱加用补钙、补钾、护胃的口服药，防止副作用的发生。

5.心理护理

明确诊断后使家属得知此病不能治愈。护士应做好家属的安慰工作，告知家属疾病是一个渐进的过程，不要在患者面前过度悲伤，给患者造成心理负担。与此同时，更应该关心、关爱患者，给予鼓励，尽量满足患者的需求，使患者感受到医护人员的支持，建立康复信心。

# 第五节　螺旋体感染性疾病

螺旋体在自然界和动物体内广泛存在，是介于细菌和原虫之间的单细胞微生物。对人类有致病性并可累及中枢神经系统的螺旋体有以下几种：

（1）密螺旋体，主要导致真皮、皮下组织和血管内皮炎症和坏死。

（2）疏螺旋体，可引起发热和自身免疫反应性损伤。

（3）钩端螺旋体，导致发热、炎症和坏死。

这三种螺旋体所致的具有代表性的疾病依次有神经梅毒、神经莱姆病和钩端螺旋体病。

## 一、神经梅毒

神经梅毒是指受苍白密螺旋体感染所引起的中枢神经系统疾病。神经梅毒是梅毒的晚期表现。4%~10%未经过治疗的梅毒患者最终会发展为神经梅毒。神经梅毒侵犯的病变部位较广，包括脑脊髓膜、血管和脑、脊髓实质等。

### （一）病因

因感染苍白密螺旋体而成为神经梅毒。常常在感染后3~18个月内侵入中枢神经系统。感染途径有两种，先天梅毒是通过胎盘由患病母亲传给胎儿，即胎传梅毒；后天感染则是通过性行为而感染梅毒螺旋体。

### （二）病理

1.间质型神经病理

（1）脑膜炎：以脑底脑膜最为明显，肉眼可见脑膜增厚，并常延续到脊髓的上颈段。镜下可见软脑膜组织血管周围及蛛网膜内有大量的淋巴细胞和浆细胞浸润，纤维组织增生。

（2）增生性动脉内膜炎：以脑底动脉环、豆纹动脉、基底动脉和脊髓动脉病变为主。可见动脉血管周围炎细胞性浸润。

（3）梅毒性树胶样肿：在大脑的硬膜和软膜处肉眼可见多个较小，亦可为单个较大的梅毒性树胶样肿。镜下呈现在小血管周围组织增生，中央坏死区，外周围绕单核及上皮样细胞，偶有巨噬细胞浸润，最外层由成纤维细胞及结缔组织包绕。

2.主质型神经病理

额叶、颞叶和顶叶前部脑回萎缩。脑组织神经细胞弥漫性变性、坏死和脱失，伴有胶质细胞的增生及神经纤维的斑块样脱髓鞘。脱髓鞘以皮层内弓状纤维最为显著。脊髓痨型神经梅毒还可见到脊神经后根和脊髓后索变性及萎缩，镜下可见明显的脱髓鞘，并以下胸段和腰骶段最为明显。

## （三）临床表现

（1）无症状型神经梅毒。病人无症状，个别病人瞳孔异常，诊断主要依据血清和脑脊液检查梅毒，相关抗体阳性。

（2）脑膜梅毒。可发生于梅毒感染任何时期，多见于梅毒感染一年后。急性脑膜炎表现为发热、头痛、呕吐、脑膜刺激呈阳性；慢性脑膜炎以颅底脑膜炎为主，因累及脑神经，表现为脑神经麻痹症状。

（3）脑膜血管梅毒。梅毒感染可累及脑血管引起脑梗死。

（4）麻痹性痴呆。一般发生于梅毒感染后十到二十年，潜伏期很长。

（5）脊髓痨。是梅毒螺旋体侵犯脊髓后累及后根，引起神经细胞变性坏死的一组临床综合征。

（6）脊髓梅毒。包括梅毒性脊膜脊髓炎。

（7）脊髓血管梅毒。临床表现为横贯型脊髓炎。

（8）梅毒性视神经萎缩。可从单眼开始，表现为视野变小，再累及双眼，眼科检查可见视神经萎缩。

## （四）诊断

诊断要谨慎，依据要充分，要结合流行病学资料、临床表现和实验室检查才能确诊。诊断依据为：有先天或后天感染史；有临床症状，如阿–罗瞳孔等；血清和脑脊液梅毒特异性试验阳性。

## （五）治疗

首选大剂量青霉素，应及时、足量、足疗程，对无症状或有症状的梅毒患者均可使用，安全有效，治疗包括驱梅治疗和对症治疗。

1.驱梅治疗

（1）首选水溶青霉素。可预防晚期梅毒的发生，剂量为每天1800万～2400万U，4小时一次静脉滴注，10～14天为1个疗程。再用苄星西林240万U肌注，每周一次，共4周。

（2）普鲁卡因青霉素。每日240万U，肌注。丙磺舒可通过减少肾脏排泄而增强青霉素的血清效果水平。治疗中可同时口服丙磺舒，每次0.5g，每日4次，3周1个疗程。

（3）头孢曲松钠。2g/天，静脉滴注，每日2次，连用14天。

（4）其他。对青霉素过敏者可选用盐酸四环素500mg，每日4次，共30天；或静脉滴注丝环氨酸1g，4次/天，疗程14天。

在应用抗生素治疗梅毒时应注意预防赫氏反应，是指在梅毒患者第一次使用抗生素治疗后，其症状反应加重。在应用抗生素之前先使用皮质激素能减少赫氏反应的发生。

2.对症治疗

卡马西平用于闪电样疼痛，每次0.1～0.2g，每日3次。阿托品、甲氧氯普胺和吩噻嗪类对内脏危象有效。有抗癫痫治疗、抗精神病治疗及骨关节保护治疗，有明显神经压迫症状的患者及时给予手术治疗。

## （六）预后

大多数神经梅毒经积极治疗和监测均能得到较好的转归。但神经梅毒的预后与梅毒的类型有一定的关系，如麻痹性神经梅毒患者若未进行治疗，3～4年内死亡。而脊髓梅毒预后不确定，大多数可停止进展或得到改善。

## （七）护理评估

1.健康史

了解患者休息与睡眠是否充足有规律，了解患者情绪是否稳定，精神是否愉快，是否因为睡眠不足而情绪低落、亢奋、易怒；评估患者既往身体状况如何；询问患者是否服药、用药情况及有无毒性作用。

2.身体状况

观察患者神志、瞳孔及生命体征情况，有无头痛、头痛的性质及持续时间。

3.辅助检查

评估患者病原体检查、梅毒血清学检查、脑脊液检查结果。

## （八）护理问题

1.皮肤完整性受损

与感染梅毒螺旋体有关。

2.情境性低自尊

与社会对性病患者的不认同和患者自责心理有关。

3.焦虑

与担心预后有关。

## （九）护理措施

1.心理护理

患者一旦被确诊为神经梅毒，往往不能接受现实，常常表现为紧张、恐惧、抑郁，甚至绝望，从而拒绝治疗。对此，护士应要主动与患者接触，劝导他们正视疾病并认真对待。在交谈中让患者知道护士不会歧视、嘲笑他们，并且会尊重其隐私权，不会随意泄露病情，从而消除他们的思想顾虑。做好家属的思想工作，给予心理疏导，使其正确对待患者和疾病，而且告知患者及其配偶，此病经过规范治疗能彻底治愈，治愈后患者可进行正常的性生活。

2.头痛护理

在给予药物治疗的同时，得到家属的理解和配合，增加探视次数，分散患者注意力，使其情绪稳定，同时护士应对患者进行心理安慰，教授指压镇痛的方法，使用语言或药物暗示，可减轻头痛症状。

3.小便失禁护理

患者出现尿失禁，裤子经常潮湿，且有臭气，怕与人交往，有自卑心理。护士应同情、关心、体贴患者的痛苦，指导其勤洗会阴部和更衣。需留置导尿管，每隔4～6小时开放尿管1次，训练排尿功能，尿道口每日用肤阴洁清洗2次，每周更换引流袋，必要时拔导尿管。

4.癫痫发作

当患者出现癫痫发作、抽搐时，护士应迅速用毛巾卷成小卷置于患者口腔一侧上下磨牙之间，以免患者咬伤舌头，并保护其肢体。当抽搐停止时，立即将患者的头偏向一侧，清除分泌物。患者在抽搐停止后、意识在将恢复的过程中有短时间的兴奋躁动，应给予专人护理，避免意外发生。

5.精神异常

若患者出现精神异常，在加强药物治疗的同时，护士应密切观察病情，注意与患者接触及交谈的技巧，鼓励他们参加文娱、音乐治疗，将悲观的情绪转移到有益的活动中去。除极度兴奋、行为冲动者除在多人协助下用约束带作保护性约束外，其余兴奋躁动的患者均采用非强制性方式护理。在接触患者时，护士以亲切耐心的态度、镇静温和的语言，友善地引导和全面教育患者，减少一切激惹因素；通过治疗性人际关系引导他们用非破坏性行为表达或发泄，提供非威胁性治疗环境，允许患者在限定的环境内自由走动。多方了解患者的需要并适当满足。

6.出院指导

部分与患者有接触的家属或陪护人都担心会染上梅毒，针对这一情况，告知他们神经梅毒比早期梅毒传染性小，而且梅毒是经性、血液传播的。未经治疗的患者在感染后1年内最具传染性，随着患病时间的延长，传染性越来越小。教会家属处理传染物的方法，指导患者和家属掌握消毒隔离知识。向患者说明在完成抗梅毒治疗后，还需做长期临床和血清学的观察及监测，以判断远期疗效。

告知患者坚持到正规医院复诊的重要性。为患者及家属发放保健小册子，宣传不洁性行为的危害，减少疾病的传播。鼓励患者的配偶到医院做相关检查。

## 二、神经莱姆病

神经莱姆病是伯氏疏螺旋体感染导致的一种累及多个器官的螺旋体虫媒传染病。通过被感染的中间媒介传播。好发于5～14岁儿童、30～49岁成人，患者多有野外工作和活动史。

### （一）病因

神经莱姆病的病因为人体感染了由中间媒介蜱传播的伯氏疏螺旋体。伯氏疏螺旋体为革兰阴性病原体，对潮湿和低温条件的抵抗力强，对干燥、热蒸汽和普通消毒剂较敏感。

### （二）病理

为全身性疾病，故其病理主要呈现为多系统、多器官的炎性改变。

1.炎性改变

在皮肤、关节、眼部可见充血、渗出等炎性改变，镜下可见病损区的血管和周围组织有淋巴细胞、浆细胞浸润。

2.病灶处病原体

在皮肤病损处，关节周围组织可检测到伯氏疏螺旋体。

3.脏器损害

脑和脊髓实质内细胞水肿，小血管周围炎细胞浸润，并伴有管壁增生，血管壁增厚。脑神经和脊神经破坏、胶原纤维增生。心、肝、脾、肾等脏器有炎性改变，全身淋巴结肿大。

### （三）临床表现

1.临床分期

（1）第一期（全身感染期）。为蜱叮咬后3～32天发病，以游走性皮肤环形红斑为主要表现，可有发热、头痛、全身肌肉痛等。

（2）第二期（心脏、神经系统并发症期）。蜱叮咬后数周至数月发生。

（3）第三期（关节炎期）。蜱叮咬后数月至数年后发生。

2.临床表现

（1）皮肤表现。主要在四肢近端、大腿、腋窝、腹股沟部位出现游走性环形红斑，散在持续2～3周。

（2）神经系统表现。表现为中枢神经系统和周围神经系统损害，其中以脑膜、脑神经、神经根和周围神经表现最常见，称为莱姆病神经系统三主征。面神经麻痹是莱姆病最常见的神经系统表现，多数为双侧受累，面瘫多数能恢复。

（3）心脏表现。发生率10%，以房室传导阻滞最常见，也可出现心包炎、心肌炎。

（4）眼部表现。发生在第二期和第三期，表现为结膜炎、角膜炎、虹膜睫状体炎和玻璃体炎。

### （四）诊断

（1）生病前有在牧区森林生活史或逗留史。

（2）皮肤有慢性游走性红斑，伴头痛、乏力全身症状。

（3）典型的临床症状和神经系统表现。

（4）血和脑脊液抗伯氏疏螺旋体阳性、滴度在治疗前后有变化。

（5）排除其他疾病。

### （五）治疗

1.病因治疗

青霉素每日2000万U，分次静脉滴注，疗程10天；也可用头孢曲松2g/天，静脉滴注，2周为1个疗程。治疗24小时内，近15%可出现赫氏反应，处理同神经梅毒。

2.对症治疗

对有心脏神经系统损害的患者，可以短期内应用激素。

3.手术治疗

对慢性关节炎功能显著受限者可以做滑膜切除术。

## （六）预后

神经莱姆病的皮肤损害偶尔留有瘢痕和色素沉着；心脏损害一般较轻，持续时间较短；约10%的患者单侧或双侧关节持续疼痛、肿胀、滑膜肥大，持续1年以上。神经系统损害，数周或数月后多数恢复正常，少数可达几年，这期间可反复发作数次，预后良好。

## （七）护理评估

1.健康史

了解患者野外工作和活动史；评估患者既往身体状况如何。

2.身体状况

观察患者游走性环形红斑症状，有无面瘫、眼部不适。

3.辅助检查

评估患者血和脑脊液抗伯氏疏螺旋体阳性、滴度变化。

4.心理—社会状况

了解患者的精神状态，是否有抑郁、脾气暴躁、焦躁不安等情绪及自卑、绝望心理。

## （八）护理问题

1.视物障碍

与结膜炎、角膜炎、虹膜睫状体炎和玻璃体炎有关。

2.构音障碍

与面神经瘫痪有关。

3.营养不良

与面神经瘫痪进食障碍有关。

4.皮肤完整性受损

与游走性环形红斑有关。

## （九）护理措施

1.心理护理

因病程较长，反复发作，患者心理负担重，担心疾病预后，护理人员应做好相关疾病的健康知识教育，让患者及其家属树立战胜疾病的信心。保持情绪稳定，避免情绪激动和紧张。

2.高热护理

患者高热时应遵医嘱给予药物和物理降温，及时补液治疗，嘱其多饮水，注意监测体温并记录，及时汇报医师。

3.四肢无力

患者乏力明显，告知患者多注意休息，调整日常生活与工作量，有规律地进行活动和锻炼，避免劳累，避免寒冷刺激。

4.眼部护理

急性期减少户外活动，保持眼部清洁；可以用眼罩盖住患眼或者涂抹眼药膏，预防结膜及角膜感染；尽量减少用眼。

5.病情观察

患者头痛要注意观察意识及双侧瞳孔的变化，如有异常及时汇报医师给予处理。密切观察皮肤的变化，看有无红斑、皮疹，做好交接班。如有红斑要观察红斑的大小、数目、颜色、形状、边缘及界限、表面情况；评估红斑游走与发展情况；保持皮肤清洁。

6.饮食护理

少食多餐，多吃水果蔬菜等高纤维食物，多吃鸡蛋、大豆等高蛋白食品，注意饮食清淡，忌烟酒，戒辛辣、咖啡等刺激性食物。保持大便通畅，避免用力大便。

7.康复护理

可对患侧进行热敷，促进局部血液循环。当面肌开始恢复时，需要做面肌的肌力训练，以训练表情肌为主。

## 三、钩端螺旋体病

钩端螺旋体病是由各种不同类型的致病螺旋体引起的自然疫源性人畜共患急性传染病。神经系统钩端螺旋体病是由钩端螺旋体引起的以神经系统损害为突出表现的临床综合征。主要在热带和亚热带流行，我国主要集中在西南和南方省份，多于洪水灾害和多雨季节出现。

### （一）病因

人类钩端螺旋体病由L型钩端螺旋体引起，传染源为携带钩端螺旋体的野生鼠类、家禽和家畜等，鼠和猪是主要的传染源。

### （二）病理

基本病理改变是血管损害，主要为颈内动脉末端、大脑前中后动脉的起始端、椎基底动脉的颅内段及其分支的近心端，病变呈节段性损害，管腔狭窄造成脑梗死，病变周围毛细血管呈代偿增生状异常血管网。

### （三）临床表现

症状主要为钩端螺旋体在全身组织和器官增殖所导致的非特异性的免疫反应引起。不同时期有不同的临床表现。

1.早期（钩端螺旋体血症期）

发生在感染初期，典型表现为发热、头痛和周身乏力三大症状，以及眼球结膜充血、腓肠肌压痛和浅表淋巴结肿大三大体征，一般持续1～3天。

2.中期（器官损害期）

按有无明显脏器损害进行分型，无明显脏器损害称为流感伤寒型，有脏器损害分为肺大出血型、黄疸出血型、肾衰竭型和脑膜脑炎型。

（1）流感伤寒型：为常见类型，无重要器官损害，仅有实验室的轻度肝肾功能改变，很快进入恢复期。

（2）肺大出血型：可以是肺普通出血或肺弥漫出血型，次型病死率极高。

（3）黄疸出血型：进行性加重的黄疸，皮肤、黏膜和脏器的出血。

（4）肾衰竭型：肾损害较为常见，主要表现为蛋白尿及少量细胞和管型。

（5）脑膜脑炎型：有头痛、喷射状呕吐、抽搐及脑膜刺激征等。

3.后期（恢复期或后发症期）

可出现后发症，即感染后第7～10天，少数患者退热后数天至3个月再次发热，出现症状。神经系统后发症状占有较大比例，主要是无菌性脑膜炎和钩端螺旋体动脉炎。

（1）无菌性脑膜炎：可出现头痛症状，但脑脊液正常，可自愈。

（2）钩端螺旋体动脉炎：最常见也最严重，儿童多见。病程中再次出现发热、头痛、呕吐、精神行为异常、肢体瘫痪、单眼失明或偏盲、失语和脑膜刺激征等。

（3）其他：也有脊髓炎、脑炎、多组脑神经损害、臂丛神经炎和坐骨神经炎的报道。

### （四）诊断

有流行病学资料如流行季节、流行区、近期疫水接触史；出现发热、头痛、眼球结膜充血、肌肉酸痛、周身乏力等菌血症症状；有黄疸、出血和肾功能损害等多脏器受损的表现；伴神经系统受损的症状和体征；影像学检查显示脑血管狭窄或阻塞；特异性检查血液、尿液或脑脊液中分离出钩端螺旋体，或者免疫学检查钩端螺旋体阳性，即可诊断神经系统钩端螺旋体病。

## （五）治疗

1.药物治疗

（1）青霉素。成人每日2400万～3000万U，儿童1500万～2000万U，静脉滴注，连续7～10天为1个疗程。可采用青霉素首次小剂量肌内注射的方法来减少和减轻赫氏反应。

（2）氨苄西林和阿莫西林。对钩端螺旋体有较强的作用。氨苄西林每日4～6g，分4次肌内注射；阿莫西林每日2～4g，分4次肌注，连续7天。

（3）庆大霉素、四环素和氯霉素治疗均有效。

2.对症治疗

（1）激素治疗可减轻炎症反应，减轻脑水肿，减少和减轻赫氏反应的发生。可选用氢化可的松1～2mg或地塞米松10～20mg，静脉滴注，每日一次。

（2）适当给予抗高热、抗抽搐、脱水降颅内压、扩血管等药物。

## （六）预后

预后较好，约有1/3脑血管炎型患者留有后遗症。

## （七）护理评估

1.健康史

了解患者有无在流行季节去过流行区，近期有无疫水接触史。

2.身体状况

了解患者有无发热、头痛、眼球结膜充血、肌肉酸痛、周身乏力等症状，了解患者小便情况。

3.辅助检查

影像学检查有无异常；血液、尿液或脑脊液是否分离出钩端螺旋体；免疫学检查钩端螺旋体是否阳性。

4.心理—社会状况

参见神经莱姆病。

## （八）护理问题

（1）体温过高。与钩体败血症有关。

（2）潜在并发症（出血）。

（3）活动无耐力。与钩体感染有关。

## （九）护理措施

1.生活护理

根据病情做好口腔护理。面瘫者眼部滴抗生素药水，戴眼罩或覆盖纱布，以保护角膜，防止暴露性眼炎。保持床铺平整、松软、干燥、清洁，每2个小时更换1次体位，同时用手掌做瘫痪肢体环形深度按摩或做被动运动，2次/天，15～20分钟/次，受压点给予垫衬，预防压力性损伤。不宜给患者用热水袋取暖，给其洗脚擦浴水温不可过高，同时伴有感觉障碍者尤应防止烫伤。养成定时排便的习惯。便秘3天者可用缓泻剂、灌肠或用手指抠出。

2.并发症预防

预防肢体畸形和挛缩，促进瘫痪肢体功能恢复。鼓励轻瘫肢体患者主动活动，运动量逐渐增加。早期应给予护架、足架，以防垂足垂腕。恢复期可做按摩、被动运动及医疗保健操。按摩可调节运动中枢兴奋状态、改变肌张力，开始用轻柔的手法，防止强刺激而引起疼痛。

3.头痛、眩晕、呕吐的护理

室内应保持安静，防止声、光等的刺激。烦躁不安、情绪紧张可加重病情，护士要安慰患者使其安静休息，减免颈部运动，以减轻病情。

4.病情观察

密切观察神志、意识、血压、瞳孔的变化。有颅内高压征象时应及时报告医师。出现抽搐时给予镇静剂、脱水剂。伴有精神症状的患者应专人护理，加用床档。同时注意安全，防止坠床。当患者出现大量呕吐时，应采取平卧，头转向一侧。注意保持呼吸道通畅，以防窒息。

5.饮食护理

患者宜吃高蛋白、高维生素类的食物，如精瘦肉、鱼肉等，以改善患者体质，促进机体恢复。忌吃辛辣刺激、上火、温热的食物，如辣椒、荔枝等。

6.预防

搞好环境卫生和消毒工作，管理好家畜，对其接种兽用钩体菌疫苗。田间工作尽量穿长筒靴和戴胶皮手套，减少感染机会，教育小儿不要到疫水中戏水、洗澡。对易患病者可进行钩端螺旋体多价菌苗预防接种。

# 第六节　脑寄生虫病

中枢神经系统寄生虫感染是指由寄生虫病原体引起的脑和脊髓的感染。常见的感染神经系统的寄生虫有蠕虫中的囊虫、血吸虫、肺吸虫、包虫等，原虫中的疟原虫、弓形虫、阿米巴原虫等。本书主要介绍四种以脑损害为主的常见中枢神经系统寄生虫感染：脑囊虫病、脑型血吸虫病、脑型肺吸虫病及脑型疟疾。

## 一、脑囊虫病

脑囊虫病是链状绦虫（猪绦虫）的幼虫寄生在人脑所引起的疾病，是我国最常见的中枢神经系统寄生虫病之一。60%～96%的囊虫寄生在脑内，也可寄生在身体其他部位。主要流行于我国华北、东北、西北地区，农村多于城市。本病好发于青壮年，80%的患者为14～50岁，男女比例大约为5∶1。近年来，由于卫生条件的改善，脑囊虫病的发病率有所降低。

### （一）病因

人既是绦虫的终宿主（绦虫病），也是中间宿主（囊虫病），食用囊虫感染的猪肉仅表现为绦虫病，不表现为囊虫病。绦虫卵进入消化道后，经血液循环寄生于人体各组织，发生囊虫病。囊虫寄生于脑内，称脑囊虫病。

### （二）病理

寄生在脑内的囊虫大小、数目相差很多，一般有米粒至豌豆大小，偶有乒乓球大，可以是一个或多个，也可达到数百甚至上千个。单个脑囊虫多呈卵圆形、乳白色、半透明，约黄豆粒大小，有一个由囊壁向内翻的圆形头节。以大脑头皮运动多见，软脑膜、脑室及脑白质中也可见，偶可侵入椎管内。

根据囊虫寄生虫的部位不同，脑囊虫可分为脑实质型、脑室型、蛛网膜型和混合型，极少数累及脊髓，称为脊髓型。脑实质型最常见，囊虫多位于皮质或灰白质交界处，大的囊虫病灶可表现出占位效应。脑室型指囊虫黏附于脑室壁上或悬浮于脑脊液中，引起局部室管正中孔处形成活瓣，阻塞脑脊液循环，发生迅速而严重的高颅压综合征。蛛网膜型指囊虫寄生于蛛网膜下隙、脑底池（如小脑延髓池、桥小脑角），由于脑池空间大、阻力小，故囊虫常体积较大或多发成串，类似葡萄，此类囊虫常伴继发性增生性蛛网膜炎，颅底脑膜增厚粘连性蛛网膜炎引起脑脊液吸收障碍，产生交通性脑积水。以上各种表现可以混合存在。

囊虫可在脑内存活数年甚至数十年，根据囊虫在脑内的存活情况可分为以下3个时期。

（1）存活期：此期囊虫处于存活状态，周围脑组织几乎无炎症反应。

（2）变性死亡期：此期囊虫逐渐死亡，虫体的异体蛋白会引起明显变态反应，出现虫体周围脑组织炎细胞浸润、水肿、成纤维细胞增生，虫体被纤维包膜包裹而形成包囊。

（3）钙化期：囊虫发生退行性变后，脑组织水肿逐渐消退，并出现机化和钙化、脑萎缩等。由于囊尾蚴进入脑内后其生存期的长短不尽相同，或分期、分批进入脑内，因此，常为活虫与变形死亡期虫体混合存在，各期囊虫常并存。

## （三）临床表现

脑囊虫病从感染到出现症状，数日至30年不等。临床上，各型脑囊虫按发生率高低依次为：脑实质型、混合型、脑室型和蛛网膜型，脊髓型较少见。临床表现与囊虫寄生的部位、数目、大小以及囊虫所处的生长期有关，囊虫存活期可无任何症状，只有当囊虫进入变性死亡期后才出现头疼、癫痫症状。常见的临床表现如下：

1.头痛

头痛是常见的症状之一，可伴有恶心、呕吐，头痛的程度随病情的变化而波动。

2.癫痫发作

有一半患者以癫痫为首发或唯一的症状，发作形式的多样性和易变性为其特征，即同一患者可出现两种或两种以上不同形式的发作。全面强直阵挛发作最常见，占45%～50%，甚至呈癫痫持续状态，其次为单纯部分发作、复杂部分发作、失神发作等。癫痫是囊虫进入退行性变时刺激所致，当囊虫治愈或钙化后大多数患者会停止癫痫发作或发作次数明显减少。

3.颅高压增高表现

主要为剧烈头痛、恶心、呕吐、视盘水肿、展神经麻痹、继发视神经萎缩，甚至失明。脑实质型因囊虫变性死亡过程而引起脑水肿，脑室型或蛛网膜型可引起脑脊液的分泌和循环障碍，均能导致颅内高压。第四脑室囊虫临床可表现为急转头时，因囊虫阻塞第四脑室正中孔而引起脑脊液循环障碍，颅内压急剧增高，临床表现为忽然发生剧烈头痛、呕吐、眩晕、意识障碍、猝倒甚至突然死亡。

4.局灶症状

囊虫位于大脑皮质，可出现相应的运动、感觉和语言功能障碍，位于小脑则出现共济失调和眼球震颤。

5.精神症状和智力障碍

主要表现为认知功能障碍，注意力不集中、记忆减退、理解判断能力下降、情绪低落、幻觉、妄想、精神错乱、尿便失禁等。与囊虫引起广泛脑损害或脑萎缩有关。

6.脑膜刺激征

位于蛛网膜下隙的囊虫可导致囊虫性脑膜炎，表现为头痛、呕吐，少数可有发热、颈强直、脑膜刺激征。

7.神经系统之外的表现

很多脑囊虫多伴有脑外表现。

### （四）诊断要点

脑囊虫病的诊断需结合流行病学、临床表现及实验室检查等多种因素。曾有居住流行病区、有绦虫史或食用生猪肉史，并有癫痫、颅内压增高、精神障碍的表现，应视为临床疑诊。如有皮下结节或粪便中发现虫卵可提示诊断，血清或脑脊液囊虫抗体试验阳性、头部CT或MRI有特征性发现就可确定诊断。

### （五）治疗

治疗方法应根据临床症状、影像学表现、临床分型和分期综合评价来确定。

1.药物驱虫治疗

适用于囊虫活动期，常见驱虫药物有吡喹酮和阿苯达唑。

（1）吡喹酮（praziquantel）。主要增加囊虫细胞膜对钙离子的通透性，导致关节结构破坏，从而使虫体死亡。临床常用于脑实质型囊虫的治疗，由于吡喹酮难以通过血脑屏障进入脑脊液，所以对于蛛网膜下隙型和脑室型疗效较差。

（2）阿苯达唑（albendazole）。又称丙硫咪唑，是广谱驱虫药物，通过抑制虫体对葡萄糖的吸收导致囊虫死亡，研究表明阿苯达唑可通过血脑屏障并渗透到脑脊液中杀灭蛛网膜下隙和脑室囊虫，由此可用于治疗蛛网膜下隙或脑室囊虫。

2.对症治疗

驱虫期间必须住院治疗，控制高颅压最为关键。由于驱虫治疗时囊尾蚴死亡会引起炎症反应，导致原有症状加剧，出现癫痫发作、颅内压增高，更为严重者出现脑疝威胁生命。常用甘露醇和皮质醇激素减轻脑水肿，并使用卡马西平等。

3.手术治疗

适用于驱虫无效和不适应使用驱虫治疗的患者。

（1）颞肌下减压术。适用于弥漫性脑实质囊虫，伴有严重脑水肿和高颅压患者。

（2）脑室–腹腔分流术。适用于蛛网膜下隙型和脑室型合并脑积水、颅内压增高者，如果伴发蛛网膜炎，脑脊液蛋白明显增高，此手术效果差。

（3）囊虫摘除术。适用于脑实质单发或多发巨大囊虫，脑室内或蛛网膜下隙囊虫。术后仍继续使用药物治疗。

## （六）预后

囊尾蚴寄生的部位和数量不同，预后也就不同，位于脑内相对安全区者，药物治疗效果佳。但是，弥漫性脑囊虫伴有痴呆或者精神障碍者则预后不佳。

## （七）护理评估

1.健康史

询问患者有无居住流行病区、有绦虫史或食用生猪肉史，评估患者既往身体状况，了解有无癫痫、精神障碍的表现。

2.身体状况

询问患者的日常生活情况，有无头痛、呕吐等症状，生活中有无出现抽搐等癫痫症状。

3.辅助检查

评估患者皮下结节或粪便检查结果；评估血清或脑脊液囊虫抗体试验是否为阳性；了解头部CT或MRI有无特征性发现。

## （八）护理问题

1.头痛

脑膜的包囊破裂或死亡所致。

2.恶心、呕吐、意识障碍

脑囊虫在脑组织占位引起脑组织水肿、颅高压所致。

3.意外伤害跌伤、碰伤、舌咬伤

包囊侵犯大脑皮质引起的发作性癫痫所致。

## （九）护理措施

1.用药护理

本病主要使用药物有吡喹酮和阿苯达唑，吡喹酮总剂量为120 ~ 180mg/kg，分3 ~ 4天服用，一般需要治疗2 ~ 3个疗程，疗程间隔3 ~ 4个月。如脑囊虫为多发性、病情重者，合并颅内压增高或精神障碍，采用小剂量长效疗法。如有头晕、头痛、乏力、发热、恶心、呕吐或者癫痫发作等不良反应，一般出现短暂且症状较轻微。阿苯达唑用法：20mg/(kg·d)，一天2次，10天为1个疗程，一个月后再服第二个疗程，常使用3～5个疗程，阿苯达唑不良反应与吡喹酮类似。

2.生活护理

教育患者注意卫生，衣服（尤其内裤）、被褥、便盆应加强消毒，防止虫卵污染水、食物及手而感染自身或他人。

3.健康教育

开展预防绦虫病的卫生教育，尤其在流行区。宣传重点是改变不良饮食习惯，不吃生肉或生菜。对生吃的水果蔬菜应洗净、消毒。改变养殖方式，建议将动物圈养，将人厕和动物圈分开。

## 二、脑型血吸虫病

脑型血吸虫病大多数由日本血吸虫引起，3%～5%的日本血吸虫患者中枢神经系统受累，多发于青壮年，男性多于女性，主要流行于长江中下游流域及南方十三省。中华人民共和国成立后我国血吸虫病曾得到基本控制，但近年来发病率又有所增加。

### （一）病因

新型血吸虫病的致病原因是寄生于门静脉系统的血吸虫或虫卵异位于脑组织。

### （二）病理

主要是虫卵以卵栓的方式沉积于脑部引起的病理变化。以虫卵为中心的肉芽肿性炎性病变，大多分布在大脑中动脉供血区，以顶叶最为常见，位于软脑膜、软脑膜下灰质及白质浅层。急性期，虫卵的可溶性抗原引起机体急性炎症反应，虫卵周围有大量嗜酸性粒细胞，浸润脑组织形成边界不清的团块和结节，呈灰白或黄色，有脑水肿及脑肿胀表现。慢性期，大量虫卵沉积和异物反应，形成虫卵芽肿、假结核结节和瘢痕结节，灶周可见大量胶质细胞增生、毛细血管网形成、血管炎性改变和白质广泛水肿等。

### （三）临床表现

根据发病机制和起病时间，可分为急性和慢性两种临床类型。常合并全身表现。

1.急性型

在感染后4～6周可出现症状，表现为脑膜脑炎的临床症状：轻者嗜睡、发热、认知障碍、躁动不安、精神症状；重者昏迷、抽搐、肢体瘫痪、锥体束征、大小便失禁。

2.慢性型

慢性型分为癫痫型、肿瘤型和脑卒中型：癫痫型占慢性型的大多数，虫卵积聚在大脑皮质所致，表现为各种类型的癫痫发作；肿瘤型表现为逐渐加重的头痛、呕吐、视物模糊、复视等颅内压增高症状；血吸虫的虫卵栓塞脑血管，出现肢体无力、偏瘫、失语、昏迷等卒中发病样症状。

3.全身表现

可出现腹痛、腹泻和肝脾肿大，晚期可出现巨脾、腹水、贫血和食管静脉曲张等脾功能亢进和门静脉高压表现。

### （四）诊断要点

在血吸虫流行地区居住，有血吸虫感染或疫水接触史，出现了相应的临床表现，如癫痫发作、颅内压增高者应考虑血吸虫病的可能。CT/MRI检查有助于诊断，大便检查发现虫卵和免疫学检查阳性提示血吸虫病的诊断。脑脊液中发现虫卵或免疫学检查阳性可以诊断为脑型血吸虫病。

### （五）治疗

1.病因治疗

吡喹酮是目前公认的针对血吸虫的首选药物。对日本血吸虫作用尤其强，不仅能杀死虫，还可杀灭虫卵并抑制虫卵肉芽肿生长。

2.对症治疗

（1）脱水治疗。有颅内压增高、脑水肿明显者，使用脱水剂。

（2）抗癫痫治疗。癫痫发作者，加用癫痫药控制发作。

（3）其他。如有血吸虫病其他器官表现则需相应对症治疗。

### （六）预后

脑型血吸虫病的预后较好，经过系统治疗后症状消除、癫痫发作停止或减少，如有再次感染，治疗仍然有效。

### （七）护理评估

1.健康史

了解患者有无血吸虫流行地区居住史。

2.身体状况

询问患者的日常生活情况，有无头痛、呕吐等症状，生活中有无出现抽搐等癫痫症状。

3.辅助检查

评估患者粪便检查结果；评估脑脊液或免疫学检查是否为阳性；了解头部CT或MRI有无特征性发现。

### （八）护理问题

1.头痛

与血吸虫病积于脑部有关。

2.恶心、呕吐、意识障碍

血吸虫在脑组织占位引起脑组织水肿、颅高压所致。

3.意外伤害、跌伤、碰伤、舌咬伤

虫卵积聚在大脑皮质引起的发作性癫痫所致。

### （九）护理措施

1.一般护理

静卧，头部抬高15°～30°，有利于静脉回流，降低脑水肿发病程度。

2.饮食护理

保持饮食的干净卫生，避免加重患者症状，建议患者适当多吃新鲜蔬菜和瓜果，给予高维生素、易于消化的食物，合理搭配膳食。患者忌食辛辣食物，如辣椒、洋葱等，不暴饮暴食。

3.用药护理

吡喹酮有一定毒性作用，要叮嘱患者尽量饭后服用，以减轻副作用的发生。常见副作用有恶心、呕吐、腹泻和阵发性痉挛，一般轻者无须特殊处理，但也有患者出现头昏、乏力、腰酸腿疼、颤动、视物模糊等神经系统症状，心悸、胸闷和早搏等心血管系统症状。因此服药期间应要密切观察病情，发现问题及时处理。

4.心理护理

由于脑型血吸虫病患者一般年纪轻、病情重、变化大，因此心理压力比较大，患者往往出现恐惧状态。护士应耐心说服患者，做出解释工作，让患者消除恐慌等不安情绪，正确对待疾病。

## 三、脑型肺吸虫病

脑型肺吸虫病是肺吸虫侵入人体后，移行入脑导致的中枢神经系统损害。脑型肺吸虫病发病率为肺吸虫病的20%～30%，青少年多见。肺吸虫病分布甚广，亚洲、非洲、美洲均有发生，我国22个省、自治区、直辖市均有散发及地方流行。

### （一）病因

脑型肺吸虫病是卫氏并殖吸虫等寄生于脑内所引起的疾病。

### （二）病理

1.组织破坏期

虫体移行穿破组织而引起线状出血或隧道样损伤，周围有少量炎细胞浸润。

2.肉芽肿或囊肿期

虫体和虫卵沉积引起肉芽肿，周围有结缔组织增生和炎细胞浸润，病变中央组织坏死，可以找到成虫和虫卵。

3.纤维瘢痕期

坏死区物质吸收，虫体死亡、钙化，囊壁增厚、纤维化、钙化。

虫体可在脑部组织内穿行造成多次损伤，故上述各期病理变化可同时存在。

### （三）临床表现

患者较多出现咳嗽、咳铁锈色痰等肺部症状，接着出现神经系统表现。由于病变范围较多变，症状常视其侵犯脑组织部位和病理改变的程度而定，以头痛、癫痫、运动障碍较为常见，临床症状表现在以下几个方面：

1.颅内压增高症状

头晕、呕吐、视力减退、视盘水肿等。

2.炎症性症状

畏寒、发热、脑膜刺激征等。

3.脑组织刺激性症状

癫痫、视幻觉、肢体异常感等。

4.脑组织破坏性症状

瘫痪、失语、偏盲、感觉消失等。

### （四）诊断要点

在流行区生食或半生食河蟹、饮食过生水者，病史中曾有咳嗽、咳铁锈色痰，然后出现不明原因的头痛、呕吐、癫痫发作及瘫痪均可以考虑本病的可能。实验室检查发现病原体或免疫学试验阳性则能确定诊断。

## （五）治疗

1.病因治疗

吡喹酮：125～150mg/kg，每日3次，2～3天服完，一周后再重复1个疗程。

阿苯达唑：10mg/kg，每日3次，共服2天。

2.手术治疗

（1）病变较大且重度高颅压者，用药后病情继续发展者应考虑手术治疗。

（2）对已经形成包膜或囊肿者手术治疗。

3.对症治疗

对癫痫发作者和高颅压者给予对症治疗，手术后脑水肿严重患者给予激素或脱水剂。

## （六）预后

一般药物治疗肺部病变有效，脑肺吸虫病的药物治疗效果欠佳。

## （七）护理评估

1.健康史

了解患者有无肺吸虫流行地区居住史。

2.身体状况

询问患者的日常生活情况，有无头痛、呕吐等症状，生活中有无出现抽搐等癫痫症状。

3.辅助检查

评估病原体或免疫学试验是否为阳性。

## （八）护理问题

1.头痛

与肺吸虫侵犯脑部有关。

2.恶心、呕吐、意识障碍

肺吸虫在脑组织占位引起脑组织水肿、颅高压所致。

3.意外伤害、跌伤、碰伤、舌咬伤

肺吸虫侵犯大脑皮质引起的发作性癫痫所致。

4.咳嗽

与肺吸虫侵犯肺部有关。

## （九）护理措施

1.头痛的护理

为患者制造一个安静、舒适、整洁的环境，房间光线充足，密切观察患者生命体征及面色、颅内压情况。仔细观察和了解疼痛部位、性质及程度，注意保持心情舒畅，避免情绪激动，并遵医嘱给予甘露醇脱水治疗，疼痛难忍时给予苯巴比妥镇静催眠治疗。

2.高热的护理

保持病房内空气流通，每天用紫外线消毒病房，高热患者应每4小时测量体温1次，发热持续期，应予以物理降温，如在头部及大动脉处用冰袋冷敷。体温在38.5℃以上时予以药物降温，高热患者宜半流质饮食，并劝患者多饮水，注意维持高热患者的水、电解质平衡，保持营养，增进舒适感，预防并发症。注意高热患者口腔、皮肤卫生，预防压力性损伤。大量出汗者要及时更换衣物，避免直接吹风，避免受凉。对高热出现谵妄、神志不清者应用床挡，防止坠床发生。

3.意识障碍的护理

评估并监测患者意识障碍程度、生命体征以及相关病情，并做好记录和及时报告医师。取适当的卧位，颅压高者采取头高位15° ~30° ，以降低颅内压，取平卧位，头偏向一侧，便于口涎外流，并用纱布将下坠的舌头拉出，因患者不会吞咽，所以不要向口中喂水或喂药。保持呼吸道通畅，将衣领扣解开，如果患者口腔有分泌物要及时吸出。定时翻身叩背，防止肺部感染，必要时使用气垫床。保护眼睛，如果患者眼睛不能闭合，应涂上眼药膏，用消毒纱布湿敷于眼睛上，防止角膜干燥。留置尿管的患者应做好清洁护理，每天尿道护理1次，防止泌尿系统感染。肢体的位置可支撑身体处于稳定和舒适状态。长期卧床昏迷患者，应保持关节功能位及适当被动活动，防止足下垂和髋关节外旋，应给予适当的体位摆放和支具。摆放原则为上肢伸展位，下肢屈膝位。穿戴肢具的肢体要定时观察肢体皮肤情况，以防压力性损伤。

4.鼻饲的护理

对于昏迷、意识不清或植物生存状态的患者均需要放置胃管进行鼻饲，鼻饲时间一般在伤后48小时出现肠鸣音时，鼻饲的营养选择以高热量、高蛋白、低脂肪、低钠的全流食为主，采用循序渐进的方法进行鼻饲；热量以83.7 ~ 125.6J/（kg·d）计算，鼻饲液体的温度为38℃ ~ 40℃，以手腕部触及不凉、不烫为标准，谨防胃反流引起窒息；鼻饲时床头抬高15° ~30° ；防止胃管被食物阻塞，鼻饲前抽吸胃液，检查胃管是否在胃内，鼻饲后要注入适量温开水以防胃管堵塞。如抽吸出来的胃液为咖啡色或血色，应先停止鼻饲，并报告医师做相应处理。彻底清洗和消毒用具，避免患者发生细菌性胃肠炎。

5.癫痫的护理

合理饮食是癫痫病注意事项中重要的内容，饮食切忌过饥或过饱，勿暴饮、暴食，否则可能引起癫痫发作。补充高钙食物。在癫痫的治疗过程中，需长期服用抗癫痫药物，而某些抗癫痫药物容易引起骨质疏松，因此，在饮食上应补充高钙食物。睡眠缺乏常可导致癫痫发作。药物不可随意减量、增量，也不可随便撤药、换药、停药，否则可能会面临癫痫持续状态的出现而带来生命威胁。癫痫发作时要注意患者的安全，移开患者周围可能导致受伤的物品，保护患者肢体，防止抽搐时碰撞造成的皮肤损坏、骨折或脱臼。拉牢床挡，专人守护。平时安排好患者的日常生活，适当活动及休息，避免各种危险活动。

6.饮食护理

神志清醒者可给予清淡、高热量、高维生素、高蛋白的流质或半流质饮食，避免过热、过坚硬、辛辣等刺激性食物。对意识障碍者给予静脉高营养或鼻饲高热量、高蛋白的流质饮食。

7.用药护理

予以吡喹酮治疗，25mg/kg，口服，每天3次，服3天停，用药期间要注意观察患者有无不良反应，如轻微头昏、恶心等症状。

## 四、脑型疟疾

脑型疟疾是一种由恶性疟原虫感染引起的急性弥漫性脑病，是指高热伴有中枢神经系统受损症状的凶险型疟疾，病死率达10%～50%。在我国广东、广西、云南、贵州、海南等地流行，多见于16岁以下的青少年，四季均有，夏秋两季多见。

### （一）病因

疟原虫经蚊虫叮咬传播进入体内，并在肝和红细胞中生长繁殖，破坏红细胞引起疾病。各种疟原虫均可导致脑型疟疾，以恶性疟原虫最为常见。

### （二）病理

病理学检查可见软脑膜高度充血、脑组织肿胀、脑回变平、脑沟变浅、脑白质内散在点状出血。镜下见脑内小血管充血、灰质血管内见大量含疟原虫的红细胞相互凝聚或附着在血管壁上，血管内皮细胞肿胀，并有吞噬现象。白质内小灶坏死出血，可见Durck结节，圆形或椭圆形，中心结构一致的坏死区，周围有小胶质细胞增生。

## （三）临床表现

1.症状

寒战、高热是大多数脑型疟疾的首要症状，体温高达42℃，有少数不发热或体温降低，大部分患者有脾大、肝大、不同程度贫血等全身表现。发病后2～7天内可出现不同程度的意识障碍、反应迟钝、谵妄、昏迷等，部分患者可出现颅内压增高及癫痫发作，出现全面强直–阵挛抽搐或局限性发作或双侧交替发作。

2.体征

可出现视盘水肿、瞳孔不等大或双侧放大，对光反应消失，失语、失明、失聪、偏瘫、单瘫、脑膜刺激征等。

## （四）诊断要点

血涂片或脊髓涂片发现疟原虫具有诊断意义，凡在疟疾流行病区居住或旅行者，近年来有疟疾发作史或近期内接受过输血者，若早期出现畏寒、发热等症状，后出现意识障碍、癫痫发作、脑膜刺激征等，都应高度怀疑脑型疟疾的可能。

## （五）治疗

（1）病因治疗。

（2）对症治疗。脑型疟疾常伴有脑水肿或颅内压增高、高热、癫痫发作、贫血、肺水肿等，对并发症应给予及时处理。

## （六）预后

脑型疟疾在有效抗疟药物治疗后，特别是配合激素治疗后大部分昏迷患者会很快苏醒。

## （七）护理评估

1.健康史

了解患者有无在疟疾流行病区居住或旅行过；有无疟疾发作史或近期内接受过输血。

2.身体状况

询问患者有无畏寒、发热等症状，是否出现意识障碍、癫痫发作等症状。

3.辅助检查

评估患者血涂片或脊髓涂片是否发现疟原虫。

4.心理—社会状况

了解患者的精神状态，有无抑郁、脾气暴躁、焦躁不安等情绪及自卑、绝望心理。

## （八）护理问题

1.高热

与疟原虫侵犯脑部有关。

2.恶心、呕吐、意识障碍

疟原虫在脑组织占位引起脑组织水肿、颅高压所致。

3.意外伤害、跌伤、碰伤、舌咬伤

疟原虫侵犯大脑皮质引起的发作性癫痫所致。

4.知识缺乏

缺乏对疾病的相关认识和对所用药物的治疗知识。

## （九）护理措施

1.一般护理

及时观察患者生命体征并重点观察其神志及体温的变化，如发生躁动、瞳孔不等大等现象，警惕脑疝的发生。

2.饮食护理

多卧床，补充水分，给予高热量、高蛋白、高维生素、高碳水化合物、清淡易消化饮食。

3.用药护理

（1）二盐酸奎宁：0.5g加入5%葡萄糖注射液500mL静脉滴注，8小时后重复一次，24小时不超过3次，儿童剂量5～10mg/kg，清醒后改口服氯喹。

（2）磷酸氯喹注射液：0.5g加入5%葡萄糖注射液500mL静脉滴注，第1天3次，必要时第2～3天可各再给1次。儿童剂量3～5mg/kg。

（3）蒿甲醚：为我国研制的一种青蒿素衍生物，对恶性疟疾疗效较好。与氯喹等喹啉类药物合用。第一天给320mg，第二天、第三天各160mg肌注。

4.激素药物

观察患者皮肤有无变薄，保持皮肤干燥完整。定期监测血糖、尿糖及应激性溃疡发生。注意患者有无青光眼现象。

5.高热护理

寒战时保暖，高热时予以物理降温、遵医嘱用药，补充水分、营养，维持电解质平衡，发生惊厥时适当镇静，保持呼吸道通畅，防止外伤。

6.感染性休克护理

监测尿量，监测血压，通过尿量和血压来评判抗休克的治疗效果。还需要监测心率、体温、血氧饱和度，还有其他的一些指标，如果有条件还可以进行中心静脉压监测等。感染性休克时通常取头高脚高位，头和脚都和床成15° ~30° 。给患者进行必要的吸氧，将氧气浓度控制在每小时2.5 ~ 3.0L。

7.切断传染源/传播途径

鼓励患者脱离特定环境，避免复发；进行隔离；接触患者的物品应正确消毒处理。

8.心理护理

因疟疾病情危重，患者多为偏远地区农民，对自身疾病缺乏了解，容易胡乱猜疑，产生恐惧、紧张等心理因素。因此，要用简单通俗的语言将此病的发病机制、治疗方案以及预后情况讲解给患者听，消除其疑虑，增强其治病信心。

# 第八章　先天性和后天性异常病变护理

## 第一节　脑积水

脑积水是由于脑脊液分泌过多、吸收障碍和（或）循环障碍，引起脑脊液循环动力学的异常改变。脑脊液在脑室内和（或）颅内蛛网膜下隙异常积聚，使其部分或全部异常扩大。脑积水在人群中的发病率尚不清楚，患病率为1%～1.5%。先天性脑积水的发病率为0.9‰～1.8‰。获得性（后天性）脑积水有明确的病因，其发病率因原发病而异。脑积水有两个好发人群：婴幼儿（先天性脑积水）和60岁以上的老年人（原发性正常压力脑积水）。

现病史：患者，女性，12岁。患者于4年前体检因头围偏大发现脑积水，当时未予治疗，现反复头痛2年，加重2天。头部MRI检查显示脑积水，为进一步诊治收治入院。

过敏史：头孢类药物过敏史。

体检：头围55cm，韦氏儿童智力量表评分67分（智力低下＜70分；正常＞90分）。

问题1：脑脊液由何处分泌？

答：脑脊液主要由脑室脉络丛产生（占80%），其余由软脑膜、蛛网膜的毛细血管和脑室的室管膜上皮渗出（占20%）。人体每天的分泌量为500～800mL（0.35mL/分钟）。

问题2：脑脊液是如何在脑内循环的？

答：左、右侧脑室脉络丛产生的脑脊液，经左、右室间孔流入第三脑室，与第三脑室脉络丛产生的脑脊液一起，经中脑导水管流入第四脑室，再与第四脑室产生的脑脊液一起经正中孔和两个外侧孔到蛛网膜下隙，最后通过蛛网膜颗粒回流到上矢状窦。

问题3：脑积水如何分类？

答：（1）传统的分类方法是按脑室系统和蛛网膜下隙是否相交通分为：

①梗阻性脑积水（也称非交通性脑积水）。特点是梗阻发生在脑室系统或第四脑室出口，使脑脊液部分或全部不能流入蛛网膜下隙，梗阻部位以上的脑室扩大。

②交通性脑积水。特点是全脑室扩大，脑室系统和蛛网膜下隙是相通的。

（2）按发病年龄分为：

①小儿脑积水。

②成人脑积水。

（3）按压力分为：

①高压性脑积水。

②正常压力脑积水。

（4）按病程分为：

①急性脑积水（数天）。

②亚急性脑积水（数周）。

③慢性脑积水（数月或数年）。

（5）按临床症状有无分为：

①症状性脑积水。

②无症状性脑积水。

（6）按病程进展与否分为：

①进展性脑积水。

②静止性脑积水。

问题4：儿童脑积水的临床表现有哪些？

答：儿童脑积水的临床表现根据患者的年龄可分为以下两种情况。

（1）婴幼儿期

①头围增大，呈进行性，前囟随之扩大和膨隆。

②破罐音。

③落日眼，即上凝视麻痹。

④视神经萎缩。

⑤神经功能失调，双下肢肌张力增高，膝腱反射亢进。

⑥发育迟缓。

（2）年长儿童

①以慢性颅内压增高为主要特征，双侧颞部或全颅疼痛，恶心、呕吐，视神经盘水肿或视神经萎缩。

②智力发育障碍，智商轻中度降低。

③头围增大。

④肢体轻度痉挛性瘫痪。

问题5：患者的脑积水属于何种类型？

答：患者病程长达4年，梗阻部位为第四脑室出口，使脑脊液部分不能流入蛛网膜下隙，因此诊断为慢性梗阻性脑积水。

问题6：脑积水可行哪些辅助检查？

答：（1）头围的动态观察：一般测量周径、前后径及横径。如出现以下情况，属于异常：

①超出正常上限。

②连续每周增长超过1.25cm。

③与身体其他部位发育比例失衡。

（2）颅骨X线平片：儿童可见蝶鞍扩大、后床突吸收、脑回压迹加深等颅内压增高的表现。

（3）CT和MRI检查是诊断脑积水主要的和可靠的方法。

问题7：脑积水有哪些治疗方法？

答：（1）药物治疗：主要是减少脑脊液分泌和增加机体水分排出。如呋塞米、乙酰唑胺、甘露醇等。

（2）手术治疗

①脑脊液分流术，包括脑室腹腔分流、脑室心房分流。

②第三脑室造瘘术。

③解除梗阻。

④减少脑脊液形成，包括脉络丛切除或烧灼术。

问题8：脑脊液分流术有哪些并发症？

答：（1）分流管堵塞：最常见，可由脑室端、腹腔端、分流阀或整个分流装置阻塞造成。

（2）感染：包括颅内感染、分流管皮下通道感染及腹腔感染。

（3）分流不当：分流过度或不足。

（4）癫痫。

问题9：相对于脑室颅外分流术，第三脑室造瘘术有哪些优越性？

答：与脑脊液分流术相比，第三脑室造瘘术可恢复接近脑脊液生理状态的循环，无须终身留置异物，避免低龄患者因发育成长需要手术换管的痛苦，还可避免脑脊液分流术的主要并发症。

问题10：患者行第三脑室造瘘术前的护理要点有哪些？

答：（1）病情观察：注意观察患者的生命体征，头痛的部位、程度及伴随症状，发现异常及时通知医生给予处理。评估患者的意识、记忆力及配合程度，请家属参与制订治疗及护理计划。

（2）疼痛护理：每天做疼痛评估以了解患者的头痛情况。指导非药物性疼痛缓解方法，如父母参与、转移注意力、放松疗法等。

（3）遵医嘱使用20%甘露醇100mL静脉滴注，每12小时一次。记录24小时出入量，观察脱水治疗效果。

（4）患者的手术计划为幕上经额入路行第三脑室造瘘术，故需预防性服用抗癫痫药物丙戊酸钠片0.2g，每天2次，遵医嘱按时给药。

手术：患者在全麻及内镜辅助下行第三脑室造瘘术，导航定位下穿刺右侧脑室，置入脑室镜，打通第三脑室底与蛛网膜基底池，球囊扩展，完成造瘘。术中未输血。术后患者GCS15，双瞳孔等大等圆，直径2.5mm，对光反射灵敏。予抗炎、止血、抗癫痫等治疗。

问题11：哪类脑积水患者适合行第三脑室造瘘术？

答：（1）梗阻性脑积水，尤其是梗阻发生在第三脑室后部至第四脑室出口之间的脑积水，是第三脑室造瘘术的最佳适应证。

（2）部分交通性脑积水。

（3）分流术失败的脑积水。

（4）2岁以上的小儿脑积水。

问题12：第三脑室造瘘术后可能有哪些并发症？

答：总体来说，第三脑室造瘘术的并发症发生率较分流术低，为5%～7%。术后可能产生的并发症有颅内出血、脑膜炎、脑脊液漏、癫痫或下丘脑功能低下。

出院：术后第6天复查头颅CT扫描显示“术后改变”。术后第7天，患者GCS15，头痛较术前缓解，自行下床活动。伤口拆线，Ⅰ/甲愈合，遵医嘱予以出院。

问题13：术后应给予患者哪些康复指导？

答：（1）指导患者家属做好伤口保护，给患者勤剪指甲、戴帽或戴手套、用玩具分散注意力等措施减少对伤口的搔抓。

（2）饮食调整。患者偏爱油炸食物，不喜蔬果，既不利于营养，也是造成便秘的因素之一。改变烹饪方式，增加膳食中纤维素的含量，以逐渐纠正患者的不良饮食习惯。

（3）患者偶尔有便秘，指导家属对患者实施腹部按摩、定时排便等促进排便的措施，不可习惯性依赖缓泻剂。

（4）仍需预防性服用丙戊酸钠抗癫痫治疗，指导家属按时给患者服药，门诊复查时根据医嘱减量或停药。

（5）门诊随访，术后3个月复查头颅MRI，指导家属如患者出现头痛加剧、呕吐等不适表现，及时来院就诊。

# 第二节　小脑扁桃体下疝畸形伴脊髓空洞症

小脑扁桃体下疝畸形又名Chiari畸形，是一组包括小脑扁桃体经枕大孔疝入椎管的后脑异常。小脑下疝、拥挤的枕大孔和颅颈交界区脑脊液流动异常，导致脊髓空洞症的形成。

脊髓空洞症是脊髓的一种慢性、进展性的退行性病变，与某些原因引起的颅内与脊髓蛛网膜下隙脑脊液循环障碍有关。通常继发小脑扁桃体下疝畸形。其病变特点是脊髓内管状空腔形成以及胶质细胞增生。本病多于20～30岁时发生，男性多于女性。起病较隐匿，病程多缓慢，呈逐渐加重趋势。脊髓空洞症的空洞多限于颈髓，其次为胸髓，腰段以下少见。

现病史：张女士，47岁。患者主诉阵发性颈部不适4个月，伴双手麻木1个月。当地医院行头颅MRI检查显示“小脑扁桃体下疝畸形伴脊髓空洞症”，为进一步诊治收入院。

既往史：无。

体检：四肢肌力均正常，双手麻木，存在痛觉、温觉、触觉障碍，双侧大拇指不能弯曲。

问题1：小脑扁桃体下疝畸形的发病机制有哪些?

答：小脑扁桃体下疝畸形的发病机制有后脑发育不全、发育停滞、尾端牵拉、脉络丛的脑脊液搏动对神经管的扩张作用、胚胎脑室膨胀缺乏等。

问题2：小脑扁桃体下疝畸形如何分类?

答：Ⅰ型：小脑扁桃体下移至上部颈椎管内，常伴有脊髓空洞，偶尔并发脑积水，拥挤的枕大孔可能压迫疝出的小脑组织，限制颅颈区正常的脑脊液流动。

Ⅱ型：下疝的组织有小脑蚓部、脑干和第四脑室。脉络丛和相关的椎-基底动脉、小脑后下动脉也可能向下移位。常并发脑积水与脊髓空洞。

Ⅲ型：小脑、脑干经颅裂向后膨出，常伴有严重神经发育障碍和脑神经损害，往往预后不良。

Ⅳ型：小脑发育不全，不并发后脑下疝。

问题3：小脑扁桃体下疝畸形的临床表现有哪些?

答：（1）疼痛：持续性枕部、颈部和手臂疼痛，疼痛呈放射性烧灼样，在颈部活动时疼痛加重。

（2）感觉障碍：上肢常有痛觉、温觉减退现象，而下肢则表现为本体感觉减退。

（3）其他症状：眩晕、耳鸣、复视、步态不稳及肌无力、肌萎缩。

问题4：脊髓空洞症的临床表现有哪些？

答：（1）感觉障碍：单侧的痛觉、温障碍，而触觉及深感觉完整或相对正常。

（2）运动障碍：肌张力减低，肌纤维震颤和反射消失等。

（3）自主神经损害：受累部位皮肤光泽消失，有增厚、变薄、溃疡、多汗或无汗等症状。

（4）营养性障碍：好发于肩肘关节，有关节腔积液、骨擦音，但无疼痛。

问题5：小脑扁桃体下疝有哪些治疗方法？

答：（1）随访：无脊髓空洞，小脑扁桃体轻微移位且无客观神经病学表现，可不进行治疗，通过连续检查及影像学进行安全随访。

（2）手术：若患者出现限制生活方式的头痛和客观的神经系统异常，尤其是呼吸和后颅神经功能障碍，需及早进行外科手术治疗，首选后颅窝减压术。如患者合并有脑积水，需先做分流术，无改善者行后颅减压术。

问题6：患者的术前护理要点有哪些？

答：（1）评估患者的呼吸功能、颈部疼痛、肢体肌力，观察手部麻木程度，有无痛觉、温觉、触觉障碍。

（2）患者手部麻木且存在感觉障碍，需加强安全宣教，提醒洗漱时注意水温，防止烫伤。患者的双侧大拇指不能弯曲，握持物品存在困难，应主动关心患者，倾听患者主诉，协助日常生活。

（3）告知患者勿用力排便，以防腹压增高而引起颅内压升高，诱发脑疝。

（4）术前：指导患者进行深呼吸及有效咳嗽，促进痰液排出，预防术后坠积性肺炎发生。

手术：患者在全麻下行后颅窝减压术，硬脊膜切开，充分减压，使下疝的小脑扁桃体不再压迫延髓，术中未输血。

术后：患者于PACU复苏后返回NICU，GCS15，双瞳孔等大等圆，直径2.5mm，对光反射灵敏，后颈部伤口予敷料包扎、颈托固定，保留导尿通畅。予脱水、止血、抗炎等治疗。次日返回病房。

问题7：患者术后应采取何种体位？

答：术后取平卧位，头垫软枕，高度以一拳为宜。翻身时颈部与躯干保持同一轴线水平，过高易引起颈部前屈，过低则颈部向后过伸。患者侧卧位时在肩背部和腿部垫支撑物，避免旋转与震动。

问题8：患者术后为什么要佩戴颈托？一般佩戴多久？佩戴时有哪些注意事项？

答：由于手术，脊柱稳定性下降，术后患者需要佩戴合适的颈托，防止头颈部扭曲导致脊椎脱位压迫脊髓，引起脊髓功能障碍。

颈托一般佩戴3个月，选择大小合适的颈托，以限制颈部活动，高度以能保持平视为宜；松紧以能放入2根手指为宜。使用时注意观察患者的颈部皮肤状况，防止颈部及耳郭、下颌部皮肤受压，必要时可在颈托内侧垫小毛巾。

问题9：患者术后的观察重点有哪些？

答：（1）呼吸功能：注意观察患者的呼吸频率、节律和血氧饱和度。如患者主诉呼吸费力，自感缺氧，伴有呼吸频率、节律的改变，重则出现鼻翼扇动、血氧饱和度下降、发绀，提示脊髓颈段手术后影响呼吸中枢或呼吸肌有关神经支配，需及时通知医生，做好呼吸支持的准备。

（2）四肢肌力和运动功能：如有感觉缺失或肌力下降等神经功能障碍，应立即报告医生。

患者于术后第6天起连续3天体温波动于38.0℃～38.8℃，主诉头痛。血常规化验示：白细胞计数$14\times10^9$/L[正常值（4～10）$\times10^9$/L]，查体脑膜刺激征阳性。术后第8天在局麻下行腰大池置管引流术。脑脊液化验示：白细胞计数$18\times10^6$/L[正常值（0～8）$\times10^6$/L]，蛋白含量800mg/L（正常值150～400mg/L），糖蛋白定量1.80mmol/L（正常值2.8～4.5mmol/L）。1周后，患者体温36.4℃，脑脊液、血常规化验指标均正常，医生拔除腰大池引流管。

问题10：后颅窝减压术的常见并发症有哪些？

答：最常见的并发症涉及脑脊液异常，发生率为10%，包括脑脊液漏、脑膜炎和脑积水；颅神经损伤、假性脑膜膨出和空洞进展亦有发生；小脑下垂是其独特的并发症，可造成患者头痛。

问题11：何为小脑下垂？如何治疗？

答：小脑下垂源于骨切除范围过于向外扩大，导致小脑自骨缺损处疝出。可造成头痛、脑脊液流动受阻和空洞形成，以及多种运动、感觉和颅神经功能障碍。需行颅骨成形术将小脑托回原位。

问题12：患者术后高热的可能原因是什么？如何治疗？

答：患者术后第6天出现高热，根据化验指标提示，怀疑颅内感染的可能。

治疗方法：对症处理高热、头痛；静脉应用抗生素（美罗培南）治疗；留置腰椎穿刺引流管。

问题13：患者高热时，可采取哪些护理措施？

答：（1）房间定期开窗通风，保持舒适温、湿度。

（2）定期监测体温变化，降温后及时复测。患者腋温38.5℃以下时，给予冰袋、温水擦浴等物理降温；腋温超过38.5℃时，按医嘱予吲哚美辛（消炎痛）栓0.05g纳肛。

（3）当患者大量出汗或退热时，及时更换干净衣物和床单位，注意观察有无虚脱现象，如大量出汗、面色苍白、四肢湿冷。

（4）鼓励患者多饮水，大量出汗后饮用水中可加少量盐和糖，以补充电解质的流失。

出院：患者体温正常，伤口愈合良好，偶有颈部不适感，双上肢麻木感较前减轻。遵医嘱予以出院。

问题14：患者出院后，在生活中要注意什么？

答：（1）佩戴颈托3个月，避免过度扭转、过屈及过伸等损伤颈椎的动作。

（2）保持情绪乐观、开朗，积极配合康复训练，坚持肌肉活动训练，促进功能恢复。

（3）劳逸结合，尽量进行一些力所能及的活动，但勿进行重体力劳动及剧烈的体育运动。

（4）指导感觉障碍患者每天自我检查感觉区有无受伤，注意皮肤有无发红、水疱、青肿、抓伤等情况出现；在拿热的碗、盆、杯及金属勺子时应戴手套，以免烫伤。

# 第三节　脊髓拴系综合征

脊髓拴系综合征（TCS）是由于各种先天和后天原因引起脊髓或圆锥受牵拉，产生一系列神经功能障碍和畸形的综合征。由于脊髓受牵拉多发生在腰骶髓，引起圆锥异常低位，故又称低位脊髓。本病多见于新生儿和儿童，成人少见，女性多于男性。

现病史：胡女士，56岁。患者左下肢疼痛伴大、小便障碍两年余。当地医院行腰骶部MRI检查示“脊髓拴系综合征”，为进一步诊治收入院。

既往史：自幼腰骶部凹陷、双足畸形。

烟酒史：无。

体检：双上肢肌力5级，左下肢肌力2级，右下肢肌力3级，双下肢感觉减退，左侧明显，腰骶部局部皮肤凹陷，双下肢肌肉有萎缩，尤其双足明显，足趾营养不良，步态不稳，病理征阴性。

问题1：脊髓拴系综合征的发病原因有哪些？

答：（1）腰骶部的多种病变：如脊髓脊膜膨出、肿瘤（如脂肪瘤、血管瘤和畸胎瘤等）、隐性脊柱裂、脊髓终丝肥大、先天性囊肿及藏毛窦。儿童以腰骶皮肤异常、脂肪瘤和脊膜膨出多见；成人则以终丝增粗和脂肪瘤多见。

（2）腰骶部脊膜膨出术后粘连。

问题2：脊髓拴系综合征的促发和加重因素有哪些？

答：（1）儿童的生长发育期。

（2）成人见于突然牵拉脊髓的活动，如向上猛踢腿、向前弯腰、分娩、运动或交通事故中髋关节被迫向前屈曲。

（3）椎管狭窄。

（4）外伤，如背部外伤。

问题3：脊髓拴系综合征的临床表现有哪些？

答：（1）疼痛：是最常见的症状。表现为难以描述的疼痛或不适，腰骶部疼痛比下肢常见，疼痛局限于腰背部、腹股沟会阴区和臀部，有时可放射至下肢。疼痛常因久坐和躯体向前屈曲而加重，很少因咳嗽、打喷嚏和扭曲而加重。腰骶部受到打击可引起剧烈的放电样疼痛，伴短暂下肢无力。

（2）运动障碍：主要是下肢进行性无力和行走困难，可累及单侧或双侧，但以后者多见。在儿童早期多无或仅有下肢运动障碍，随年龄增长而出现症状，且进行性加重，可表现为下肢长短和粗细不对称，呈外翻畸形、皮肤萎缩性溃疡等。

（3）感觉障碍：主要是鞍区皮肤感觉麻木或感觉减退。

（4）膀胱功能障碍：包括遗尿、尿频、尿急、尿失禁和尿潴留。儿童以遗尿或尿失禁最多见。

（5）直肠功能障碍：由于结肠、直肠蠕动功能减弱，失去正常的排便反射，引起便秘或大便失禁。

（6）腰骶部皮肤异常：表现为腰骶部皮肤隆突或凹陷，伴毛发丛生、皮下脂肪瘤、色素沉着及皮肤血管瘤。

问题4：脊髓拴系综合征的辅助检查方法有哪些？

答：MRI或CT椎管内造影是诊断脊髓拴系综合征的主要检查方法。神经电生理检查可作为脊髓拴系综合征判断术后神经功能恢复的一种手段。B超检查适用于<1岁的患儿。结合患者的二便情况进行泌尿系统B超和尿流动力学检查，以评价患者泌尿系统受累情况，有助于判定手术疗效。

问题5：患者的术前护理要点有哪些？

答：（1）安全护理：患者下肢感觉减退，如厕、行走需他人协助，且有尿频症状，需保证环境安全，协助生活护理，完善预防跌倒、坠床等意外的措施。

（2）症状护理：入院后即给予疼痛宣教、每日疼痛评估。患者尿频、便秘，告知患者症状由疾病引起，请患者配合泌尿系统检查。遵医嘱每晚使用酚酞片口服进行通便治疗。

（3）保持会阴部皮肤清洁，避免泌尿道感染以及皮肤湿疹的发生。

（4）手术卧位指导：术前1～2天指导患者俯卧位。注意评估患者卧位的坚持时间，以不出现身体不适为宜。根据患者的身体情况及需要在胸前、骨隆凸处等地方垫软垫，以增加舒适度。

手术：患者在全麻下行脊髓拴系松解术，术中将椎板切除，分离肿瘤与硬脊膜粘连，保护马尾神经，切断终丝，充分松解。术中出血约400mL，未输血。

术后：患者于PACU复苏后返回NICU，GCS15，双瞳孔等大等圆，直径2mm，对光反射灵敏，腰背部伤口敷料干燥，双上肢肌力4级，双下肢肌力3级，保留导尿通畅。给予止血、抗炎、激素、止痛等治疗。术后第1天返回病房，患者主诉腰背部伤口持续性胀痛，尤其在变换体位时明显。

问题6：脊髓拴系综合征手术治疗的目的是什么？

答：松解栓系，去除引起栓系的病因，矫正合并的畸形，最大限度地保护神经功能，恢复局部的微循环，促进神经功能恢复。

问题7：患者的术后护理要点有哪些？

答：（1）病情观察：观察GCS、生命体征、双下肢肌力的变化，每小时一次，每日评估患者有无疼痛、感觉障碍及二便情况。

（2）卧位：俯卧位5～7天，以避免伤口受压。

（3）饮食：给予高蛋白、高维生素、易消化饮食，有利于伤口愈合。保持大便通畅，必要时遵医嘱使用缓泻剂。

（4）预防局部感染：保持会阴部清洁，若发现敷料污染，应及时通知医生换药。密切监测体温变化及伤口周围有无红肿、压痛。遵医嘱使用抗生素。

（5）二便功能训练：术后定期夹放导尿管配合按时饮水，有利于早期拔除导尿管。指导患者盆底肌锻炼，如逼尿肌练习、Crede手法及缩肛法等。

（6）镇痛：遵医嘱使用止痛药（芬太尼透皮贴剂）。嘱患者咳嗽、咳痰时勿太用力，以免增加腹压加重疼痛。

（7）康复训练：尽早进行肢体功能的训练，以免肌肉萎缩加重，预防压疮和下肢静脉血栓的发生，同时有利于消除局部水肿，防止神经后根粘连和再拴系。术后24小时后，指导患者床上主动及被动运动，如直腿抬高训练、踝泵练习、膝关节屈曲运动等。

问题8：使用芬太尼透皮贴剂时，有哪些注意事项？

答：（1）芬太尼透皮贴剂适用于治疗中度到重度慢性疼痛，临床上按照麻醉药品管理。

（2）贴剂不可切割、拆分，以免芬太尼释放失控。使用时贴敷于躯干或上臂平整、干燥的皮肤上，用掌力按压30秒，以确保贴剂与皮肤完全接触。可以持续贴敷72小时。更换贴剂时，同时更换使用部位。

（3）患者可有与阿片类药物相似的不良反应，如恶心、呕吐、低血压、便秘及嗜睡等。如出现红、刺痒等皮肤反应，一般在去除贴剂后24小时内消失。

（4）使用期间，加强对患者的疼痛评估和气道护理，避免严重并发症呼吸抑制的发生。

问题9：脊髓拴系综合征术后的早期并发症主要有哪些？发生的原因是什么？如何预防和护理？

答：早期并发症有：头痛、腰痛及神经损伤。

（1）头痛：与手术时间长、脑脊液丢失较多有关。术后去枕平卧，必要时给予头低脚高位，一般1～2天可缓解。

（2）腰痛：多见于切口附近，与局部瘢痕对神经、脊髓形成粘连压迫、术中牵拉或椎板广泛切除、术后长期卧床骶棘肌无力致腰椎不稳等有关。术后早期要充分卧床，尽早进行功能锻炼，避免过早下地及负重活动。对已经出现的腰痛，则需要配合理疗、支具及非类固醇抗炎类药物治疗。

（3）神经损伤：多为脊髓和马尾神经的损伤，患者可表现为感觉、运动丧失，尿潴留或大、小便失禁。与手术牵拉、血运障碍、再灌注损伤等因素有关。此并发症一般不可逆。

问题10：脊髓拴系综合征术后的晚期并发症有哪些？如何预防和处理？

答：主要是再拴系及腰椎不稳。再拴系多发生于术后3个月至1年内，主要表现为腰骶、会阴、下肢等部位疼痛和进行性脊髓、马尾神经功能受损。目前尚无彻底的预防、治疗方法。术后定期行MRI检查，能对可疑再拴系提供准确的诊断资料。对于再拴系的治疗，大多数学者主张再次手术松解粘连。

腰椎不稳可出现于术后半年至数年，表现为腰椎前凸增加、侧弯，甚至出现腰椎滑脱。主要与为了充分显露而行广泛椎板切除有关。患者术后应加强腰背肌锻炼，避免过早下地和负重活动，可预防或减少腰椎不稳的发生。

出院：术后第5天，患者GCS15，能在家属搀扶下下床活动，下肢疼痛明显缓解，下肢肌力感觉同术前，能在缓泻剂帮助下每天排便1次，排尿情况同术前，除总蛋白61g/L（正常值64～83g/L）略有降低外，其余血常规、生化指标均正常。遵医嘱予以出院。

问题11：患者的出院康复宣教内容有哪些？

答：（1）坚持功能锻炼，近期内避免负重活动。

（2）合理饮食：宜高蛋白、高维生素、高纤维饮食，少吃辣椒、生蒜等刺激性食物，多吃水果、蔬菜。定时正常饮水。

（3）坚持盆底肌训练，培养定时排便的习惯，二便后及时清洗会阴部。

（4）遵医嘱按时按量饭后服用维生素$B_1$和甲钴胺片，告知钴胺片要避光保存，拆封后即刻服用，并定时监测肝功能。

（5）嘱患者出院1周来院行切口拆线。

（6）3个月后门诊随访，复查腰骶部MRI。告知患者再拴系的症状，如有出现及时就诊。

# 第四节　脊髓脊膜膨出

脊髓脊膜膨出是部分性脊椎裂的常见表现类型，指在脊椎裂的基础上，椎管内的脊膜和脊髓神经组织向椎管外膨出。全球发病率为0.05%～0.1%。我国为高发区，发病率为0.1%～1.0%，是新生儿致残和致死的重要原因之一，严重损害我国儿童的身体健康，并给其家庭带来巨大的经济和精神上的负担。

现病史：患儿，男，10岁。患儿出生后即有骶尾部皮下肿块，近半个月来表皮破损，高热3天，外院MRI检查示“脊髓拴系综合征伴脊膜膨出”，收入院。

既往史：无。

体检：四肢肌力5级，病理征阴性，腱反射（++），略有跛行。骶尾部2cm×3cm浅表皮肤破损，达真皮浅层，表面粉红色，有少量淡黄色渗液。

问题1：脊髓脊膜膨出如何分类？

答：可分为以下三类。

（1）脊膜膨出型：仅有脊膜膨出而脊髓组织位于椎管内，可分为脊膜后膨出和脊膜前膨出。

（2）脊髓脊膜膨出型：脊髓组织与脊膜同时膨出，膨出物表面有完整的皮肤或假上皮覆盖。

（3）脊髓外翻型：脊髓在某部位呈平板状，而部分脊髓组织在中线处直接暴露在外，也称脊髓裂。

问题2：哪些因素可导致脊髓脊膜膨出？

答：引发该病的高危因素，包括母亲在孕前或孕早期叶酸摄入不足、糖尿病、长期服用某些药物及遗传因素等；也可能与维生素$B_{12}$缺乏、肥胖、高热等有关。

问题3：脊髓脊膜膨出的临床表现有哪些？

答：（1）局部包块：婴儿出生时，背部中线，颈、胸或腰骶部可见一囊性肿物。包块呈圆形或椭圆形。多数基底较宽，少数为带状。表面皮肤可正常或菲薄瘢痕样。曾发生破溃者，表面呈肉芽状或有感染。已破溃者，包块表面有脑脊液流出。婴儿哭闹时包块增大，压迫包块则前囟门膨隆。

（2）神经损害症状：有不同程度的双下肢瘫痪及大、小便失禁。腰骶部病变引起的严重神经损害症状，远远多于颈、胸部病变。脊髓脊膜膨出本身构成脊髓拴系，随年龄、身高增长，脊髓拴系综合征也更加重。

（3）其他症状：少数脊膜膨出向胸腔、腹腔、盆腔内伸长，出现包块及压迫内脏的症状。

问题4：脊髓脊膜膨出的辅助检查方法有哪些？

答：（1）脊椎X线可见病变部位椎板缺损和局部椎管扩大。

（2）B超检查显示囊内充满液体，脊髓及神经粘连于囊壁。

（3）CT、MRI扫描可见囊腔与椎管蛛网膜下隙相同，脊髓呈弓状凸入囊内，并可见合并其他畸形。

问题5：患儿的术前护理要点有哪些？

答：（1）安全护理：患儿低龄、跛行，上下楼梯时需他人协助，应加强对患者及其家属关于跌倒、坠床等方面的安全宣教，协助生活护理。

（2）高热护理：监测体温变化。体温升高时，遵医嘱使用降温贴，使用时避开伤口处。

（3）皮肤破损的护理：请医院伤口护理专家会诊，给予水胶体伤口敷料外用，根据渗液情况每隔1～3天更换敷料。每次更换时，清洁伤口后，观察破损处大小、深度、颜色及渗液情况，并记录。保持床单位清洁、无褶皱，衣服宽松柔软，避免摩擦皮损处，告知患者勿抓挠。

（4）体位训练：指导患儿俯卧或侧卧于床上，并习惯该体位。

手术：患儿经对症治疗及护理后，骶尾部皮损感染得到控制，无渗液，体温维持在37.2℃～37.4℃。在全麻下行腰骶部脊膜膨出修补术＋脊髓神经粘连松解术，术中逐层切开皮肤肌肉各层，显露棘突并咬除，暴露硬膜囊及疝出椎管外的囊壁，松解囊壁，切开硬膜，将疝出组织复位，硬膜缝合，逐层关闭。术中出血不多，未输血。

术后：患儿于PACU复苏后返回NICU，GCS15，双瞳孔等大等圆，直径2mm，对光反射灵敏，尾骶部伤口敷料予以儿童腹带加压包扎，双上肢肌力5级，双下肢肌力3级，保留导尿通畅。予止血、抗炎、通便等治疗。术后第1天返回病房。患儿术后第1～3天，体温维持在38℃～39℃。

问题6：脊髓脊膜膨出患儿为什么要尽早手术？

答：小儿脊髓脊膜膨出为临床常见神经管发育畸形，多合并脑脊液吸收障碍。无论患儿有无大、小便失禁及下肢瘫痪，均应尽早手术治疗，松解神经粘连，解除马尾牵拉，阻止神经损害，改善患儿症状。

问题7：术后可能发生的并发症有哪些？

答：术后可能发生的并发症有颅内高压、瘫痪、脑脊液漏、伤口感染、尿潴留。

问题8：术后护理主要关注哪些方面？

答：（1）观察肌力变化，注意患儿有无恶心、呕吐等颅内压增高的表现。

（2）密切观察体温变化，做好高热护理。

（3）观察伤口周围有无红肿、压痛。每次便后用温水清洗，同时检查伤口有无污染。如有污染，及时通知医生换药。

（4）俯卧位或侧卧位，臀部抬高，防止伤口受压。

（5）鼓励患者在床上主动运动，尽早进行肢体功能的训练，防止关节挛缩、肌肉萎缩。

（6）合理饮食，给予患儿高热量、高蛋白、高维生素饮食。

（7）并发症的预防和护理。

问题9：患儿术后最有可能发生的并发症是什么？如何护理应注意以下几点？

答：因患儿脊柱后骶部皮肤组织缺损，囊壁菲薄，硬膜修复时张力较大，术后最有可能发生的并发症是脑脊液漏。护理措施：

（1）患儿臀部抬高或侧卧位，避免弓背、弯腰。

（2）保持大便通畅，术后第1天开始即按医嘱口服乳果糖口服溶液和酚酞片缓泻剂，防止因排便困难引起腹压增高。

（3）遵医嘱予口服止痛药复方对乙酰氨基酚片，避免患儿哭闹引起腹压及颅压增高而致脑脊液漏。

问题10：儿童高热如何护理？

答：（1）监测体温的变化。

（2）根据医嘱使用物理降温，腋温38℃时遵医嘱使用医用降温贴。腋温超过38.5℃时遵医嘱使用布洛芬混悬液10mL，持续发热时可间隔4～6小时重复给药，24小时内不超过4次。

（3）多喝水，给予易消化的饮食。饮用水中可加入少量糖和盐，以补充丢失的电解质。

（4）松开衣被以加快散热，及时更换汗湿衣服。

（5）如体温骤然下降，大量出汗，面色苍白，四肢发冷，应立即给予保暖，以免降温过快或过低而导致患儿虚脱。

出院：患儿GCS15，四肢肌力5级，能在床上活动，腰骶部皮损愈合，除血红蛋白119g/L（正常值120～160g/L）略有降低，其余血常规、生化指标均正常，遵医嘱予以出院。

问题11：患儿的出院康复宣教内容有哪些？

答：（1）1个月内避免剧烈运动。

（2）多高热量、高蛋白、高维生素、易消化饮食，增强机体抵抗力，利于切口愈合。

（3）患儿术后便秘，除口服缓泻剂外，偶尔需加用开塞露才能2～3天解便1次。指导家属为患儿做腹部按摩，培养患儿定时排便的好习惯。

（4）定时复诊，出院3个月后复查腰骶段MRI平扫和增强，其间如有不适立即就医。

# 第九章　泌尿外科常见病护理

## 第一节　泌尿系统损伤

泌尿系统损伤包括肾、输尿管、膀胱及尿道的损伤，常是胸、腹、腰部或骨盆损伤的合并伤，其中以男性尿道损伤最多见，肾、膀胱损伤次之，输尿管损伤最少见。

### 一、肾损伤

肾的实质较脆弱，被膜薄且有张力，受到暴力打击时可发生肾损伤。

#### （一）病因分类

1.开放性损伤

刀刃、枪弹等锐器导致的损伤。

2.闭合性损伤

腰腹部受撞击、跌打、挤压或肋骨、椎骨横突骨折片刺伤肾。

#### （二）病理分类

根据损伤程度分为四种类型。

1.肾挫伤

肾挫伤最常见，肾实质轻微损伤，有淤血、血肿，肾被膜及肾盂黏膜完整，多能自行愈合。

2.肾部分裂伤

肾实质部分裂伤，伴肾被膜破裂或肾盂肾盏黏膜破裂，肾周围有血肿或明显血尿。

3.肾全层裂伤

肾实质、肾被膜、肾盂肾盏全部裂伤，有广泛肾周围血肿以及严重血尿、尿外渗。

4.肾蒂损伤

肾蒂损伤最严重，肾蒂血管裂伤或撕裂致大出血，大多数病例常因来不及救治而死亡。

## （三）临床表现

1.失血性休克

严重肾损伤及合并其他脏器损伤时，因创伤和失血发生休克，重则危及生命。

2.血尿

血尿是最常见的症状。其严重程度与损伤程度有关，如肾挫伤为轻微血尿，肾裂伤刚见大量肉眼血尿。血尿也可与损伤程度不一致，如因血块堵塞、输尿管断裂等原因，血尿则不明显或无血尿。

3.腰腹部疾病

肾损伤后出现腰部、上腹或全腹痛。肾实质损伤多为钝痛；血块通过输尿管时为绞痛；血、尿外渗至腹膜，出现全腹痛。

4.腰腹部肿块

腰腹部肿块是由肾周围血肿或尿外渗形成不规则的弥散性肿块。

5.发热

尿外渗易继发感染并形成肾周脓肿，出现全身中毒症状。

## （四）辅助检查

1.实验室检查

（1）血常规：红细胞计数减少，血红蛋白与血细胞比容持续降低。

（2）尿常规：镜下见大量红细胞。

2.影像学检查

按照病情程度，有选择性地应用以下检查：B超，了解肾损伤程度；CT，为首选检查，可显示肾实质裂伤、血肿及尿外渗范围。

## （五）诊断

1.症状与体征

腰腹部或下胸部外伤史，伴随程度不等的血尿、腰腹部疼痛和不规则的腹部肿块即可初步诊断肾损伤。

2.怀疑肾损伤者

依据血常规、尿常规、B超、CT检查结果可明确诊断。

## （六）治疗

1.急症处理

肾损伤合并休克者，在紧急抢救的同时做好术前准备。

2.非手术治疗

绝对卧床休息，严密观察生命体征、血尿变化，及时有效补充血容量，使用抗生素预防感染，使用止痛、镇静和止血药物等。

3.手术治疗

严重肾裂伤、肾蒂损伤及肾开放性损伤患者，应尽早施行手术。常见手术方式包括肾修补术、肾部分切除术、肾切除术。非手术治疗期间发生以下情况，也须施行手术治疗：

（1）经抗休克治疗生命体征未见改善。

（2）血尿逐渐加重，血红蛋白和红细胞比容持续降低。

（3）腰、腹部肿块明显增大。

（4）腹腔脏器损伤。

## （七）护理评估

1.健康史

了解患者受伤时间，暴力强度、性质与作用部位。

2.目前身体状况

（1）局部：肾损伤的表现、程度及分类，有无血尿、尿外渗。

（2）全身：重点评估生命体征和重要脏器功能，有无休克及休克的程度。

（3）辅助检查：血、尿常规检查，B超、CT检查，有关手术耐受性检查。

3.心理和社会支持状况

评估患者是否因对伤情的严重性和手术的危险性产生焦虑、恐惧心理。评估患者家庭和社会的支持程度，尤其是经济支持能力。

## （八）常见的护理诊断/问题

1.疼痛

疼痛与肾实质损伤、血块阻塞输尿管有关。

2.组织灌注量的改变

组织灌注量的改变与肾实质损伤、肾蒂损伤引起的大出血有关。

3.有感染的危险

感染与肾周围血肿、组织坏死、尿外渗和引流无效有关。

4.恐惧/焦虑

恐惧/焦虑与突然受伤、惧怕手术和担心预后不良有关。

5.自理缺陷

自理缺陷与长期卧床有关。

## （九）护理目标

（1）患者疼痛减轻。

（2）患者能维持充足的循环血量。

（3）能有效地预防感染的发生，如发生感染能及时发现和控制。

（4）患者恐惧/焦虑程度减轻。

（5）患者卧床期间生活需要得到满足。

## （十）护理措施

1.术前护理

（1）严密观察病情变化：主要监测生命体征变化，每隔1～2小时测量1次，病情重者，缩短观察间隔时间，发生休克者，积极抗休克治疗。

（2）肾损伤非手术治疗的护理

休息：绝对卧床休息2～4周。早期活动可致再出血。

病情观察：观察并测量腹部肿块大小变化，肿块渐大，说明有进行性出血；观察血尿颜色，每2～4小时1次，颜色加重，提示出血加重。

维持体液平衡：根据病情补充血容量，维持足够尿量。

对症治疗：疼痛明显者，镇静止痛，防止躁动以免加重出血；高热者行物理或药物降温。

（3）心理护理：肾损伤多为突发伤，患者承受严重的心理应激，加之对血尿、绞痛的紧张、焦虑和恐惧，护士应详细解释病情及手术的重要性，安慰患者，消除顾虑，取得患者的配合。

（4）术前准备：凡有手术适应证者，做好各项术前准备工作，尽量不要搬动患者，以免加重休克或损伤。

2.术后护理

（1）一般护理：术后病情平稳者，取半坐卧位。需卧床2～4周。术后一般禁食2～3日，肛门排气、肠蠕动恢复后开始进食。因术后卧床时间长，协助患者多饮水，勤翻身，鼓励患者进行床上功能性锻炼。

（2）预防感染的护理：早期合理应用广谱抗生素，严格无菌护理操作。保持导尿管通畅，避免受压、堵塞或扭曲，病情稳定后及时拔除导尿管。

（3）伤口及引流管护理：切口及时换药，保持敷料干燥清洁。妥善固定引流管，保持通畅，防止滑脱，严密观察引流装置的颜色、性质、量及气味。肾周围放置的引流装置，一般于术后3～4日拔除；肾造瘘管一般于手术12日以后拔除，拔管前先夹管2～3日，患者无腰痛、发热等不良反应即可拔管；肾造瘘管长期放置者，应定时更换，第一次换管时间为术后3～4周，以后每2～3周换管1次。

### （十一）护理评价

（1）患者疼痛是否减轻。

（2）患者是否能维持充足的循环血量。

（3）是否发生感染或感染发生后是否得到有效控制。

（4）患者恐惧/焦虑程度是否减轻。

（5）患者卧床期间生活需要是否得到满足。

### （十二）健康指导

（1）教会长期带管患者进行自我护理。

（2）非手术治疗患者绝对卧床休息，防止继发出血。

（3）患者出院后2～3个月不宜参加重体力劳动。

（4）一侧肾切除后，注意保护健存肾，尽量不用对肾有害的药物。

## 二、输尿管损伤

输尿管位置深、管径小，周围有丰富的脂肪保护，一般不易损伤。临床上以医源性因素所致的损伤多见，近年来开展的输尿管镜取石术增加了输尿管损伤的概率。

### （一）病因分类

1.手术损伤

手术损伤多发生于后腹膜、盆腔手术，多为钳夹、结扎误伤。

2.器械损伤

器械损伤常因输尿管逆行造影或扩张时插入导管所致。

3.外伤性损伤

外伤性损伤多见于腹部贯通伤、输尿管挫伤或断裂。

4.放射性损伤

腹腔、盆腔放疗时，输尿管发生水肿、出血、坏死。

## （二）病理生理

输尿管损伤的病理改变与病因有关。损伤方式不同，病理结果也不同。切断、断裂、撕裂伤者，发生尿外渗或尿性腹膜炎，感染后可致败血症；挫伤、粘连、钳夹、结扎可致管腔狭窄或堵塞，发生肾、输尿管积水，不及时解除梗阻会导致肾萎缩、肾衰竭。

## （三）临床表现

1.症状

尿外渗时有腹膜炎表现，输尿管狭窄或梗阻时尿量减少、无尿。

2.体征

腰、腹部压痛或腹膜刺激征，肾区包块。

## （四）辅助检查

1.实验室检查

输尿管挫伤可有镜下血尿，严重者则有肉眼血尿。

2.影像学检查

B超可发现腹膜腔积液和梗阻所致的肾积水。

## （五）诊断

1.症状与体征

症状与体征有腹膜炎、尿量减少、血尿、无尿或漏尿。

2.怀疑输尿管损伤者

怀疑输尿管损伤者依据尿常规、B超检查结果可协助诊断。

## （六）治疗

（1）输尿管挫伤或插管损伤不做特殊治疗。

（2）手术导致的输尿管损伤，应尽早发现，及时处理。酌情选择输尿管插管术、双“J”形输尿管支架引流、输尿管吻合修复术、输尿管膀胱吻合术等。

（3）输尿管损伤时间长者，行肾造瘘术，1～2个月后再行修复。

## （七）护理评估

1.健康史

询问是否有腹腔或盆腔手术史、外伤史，有无输尿管肾镜检查、插管史及取石、套石史等。

2.目前身体状况

（1）局部表现：有无尿性腹膜炎，有无血尿、尿量减少，有无腰、腹部压痛及腹膜刺激征。

（2）辅助检查：有无血尿及其程度，B超检查结果。

3.心理和社会支持状况

输尿管损伤多为医源性损伤，给患者和家属造成的心理伤害较大，术中必须仔细操作，避免误伤，一旦发生，积极处理。

### （八）常见的护理诊断/问题

1.腹痛

腹痛与尿外渗、尿性腹膜炎有关。

2.血尿

血尿与输尿管黏膜损伤有关。

3.潜在并发症

潜在并发症为感染。

### （九）护理目标

（1）患者腹痛减轻或消失。

（2）患者尿化验正常。

（3）感染得到预防或控制。

### （十）护理措施

（1）鼓励患者多饮水，预防性应用抗生素。

（2）保持引流通畅，双“J”形输尿管支架引流的患者，留管7～10日后，经膀胱镜拔除；输尿管吻合修复术的患者，留置输尿管支架3～4周；腹腔内放置的引流物品，一般于术后3～5日拔除。

（3）诊断不明时，慎用止痛药。

### （十一）护理评价

（1）患者腹痛是否减轻或消失。

（2）患者尿化验是否恢复正常。

（3）感染是否得到预防或控制。

### （十二）健康指导

（1）教会长期带管患者进行自我护理。

（2）指导患者定期复查。

（3）说明保留各种引流管的意义及注意事项。

## 三、膀胱损伤

膀胱充盈时，膀胱壁变薄，伸展到下腹部，受到暴力作用时易发生膀胱损伤。

### （一）病因分类

1.开放性损伤

多为锐器所致，形成各种尿瘘。

2.闭合性损伤

膀胱充盈时受到暴力，如踢伤、击伤和跌伤导致的损伤，骨盆骨折断端也可刺破膀胱；难产时，胎头长久压迫致膀胱壁缺血坏死。

3.手术损伤

膀胱镜、尿道扩张等器械检查可造成膀胱损伤。盆腔、下腹部手术也可误伤膀胱。

### （二）病理分类

1.膀胱挫伤

膀胱挫伤为损伤达膀胱的黏膜或肌层，以致出血或形成血肿，有血尿。

2.膀胱破裂

膀胱破裂分为腹膜内型与腹膜外型。腹膜内型发生于膀胱后壁、顶部，为充盈时受暴力打击以致内压剧增，膀胱壁与腹膜同时破裂。腹膜外型发生于膀胱的腹膜外部位，多为骨盆骨折的断端刺破，尿外渗可致感染。

### （三）临床表现

1.全身表现

骨盆骨折合并大出血，常有休克。

2.局部表现

（1）膀胱挫伤：表现为下腹不适，小量终末血尿，短期内症状可逐渐消失。

（2）膀胱破裂

①腹膜内破裂：弥散性腹膜刺激症状，如全腹压痛、肌紧张、移动性浊音等。

②腹膜外破裂：下腹痛，血尿及排尿困难，不排尿，下腹膨胀、压痛及肌紧张。尿外渗和感染引起盆腔蜂窝组织炎时，患者可有全身中毒表现。

### （四）辅助检查

1.实验室检查

骨盆骨折合并膀胱损伤时，血红蛋白、红细胞计数急剧下降。

2.其他检查

（1）导尿试验：如无尿道损伤，导尿管可顺利进入膀胱，若患者不能排尿，而导出尿液为血尿，应进一步了解是否有膀胱破裂。可保留导尿管进行导尿试验，抽出量比注入量明显减少或明显增多时，表示有膀胱破裂。

（2）膀胱造影：经导尿管注入碘化钠或空气，拍摄膀胱前后位及斜位X线片，确定膀胱有无破裂。

（3）膀胱镜检查：对膀胱瘘的诊断有帮助。但当膀胱内有活动性出血或不能容纳液体时，不可采用。

### （五）诊断

1.临床表现

下腹部外伤、骨盆骨折后，出现腹痛、压痛、肌紧张等征象，除考虑腹内脏器损伤外，也应怀疑膀胱损伤。出现尿外渗、尿性腹膜炎或尿瘘时，诊断基本肯定。

2.辅助检查

导尿检查及试验、膀胱造影等有助于诊断。合并休克者，积极抗休克治疗。破裂者早用抗生素。

### （六）治疗

1.膀胱挫伤

膀胱挫伤无须手术，予以适当休息、充分饮水、抗炎、镇静等，短期内可痊愈。

2.腹膜外破裂

手术探查膀胱，修补缝合，并行耻骨上膀胱造瘘术。

3.腹膜内破裂

手术修补破裂膀胱，引流膀胱前间隙。

### （七）护理评估

1.健康史

评估下腹部外伤史，骨盆骨折史，盆腔、下腹部手术史，膀胱镜、尿道扩张检查史。

2.目前身体状况

（1）全身表现：是否合并骨盆骨折，有无休克。

（2）局部表现：膀胱损伤的病因、病理类型，有无腹膜炎，是否有血尿。

（3）辅助检查：导尿检查及试验结果、造影结果。

3.心理和社会支持状况

了解患者是否对伤情、手术风险产生恐惧或焦虑心理，家属的心理状态及对患者的支持程度，对术后的护理配合及有关康复知识的掌握程度。

### （八）常见的护理诊断/问题

1.组织灌注量不足

组织灌注量不足与出血、休克有关。

2.血尿

血尿与膀胱损伤、黏膜出血有关。

3.排尿异常

排尿异常与膀胱破裂、排尿功能受损有关。

4.有感染的危险

感染与膀胱破裂、尿外渗及尿性腹膜炎有关。

### （九）护理目标

（1）休克得到预防或纠正。

（2）患者的血尿减轻，直至消失。

（3）患者的排尿异常得到控制。

（4）感染得到预防或控制。

### （十）护理措施

1.全身护理

合并骨盆骨折者，伤后2日内，严密观察生命体征，每1～2小时1次；发生休克者，积极抗休克治疗。

2.症状护理

（1）膀胱挫伤：休息、抗炎、镇静等，短期内可痊愈。

（2）膀胱破裂：观察腹部表现，判断有无再出血。做好术前准备，向患者解释手术的重要性。给予营养丰富、易消化的食物，补液，保证抗生素输入，预防感染。观察术后引流情况，记录24小时尿液的颜色、性状、量，每日擦拭2次尿道口，导尿管在术后8～10日拔除，置管时间长者，拔除管前夹管1～2日，以训练膀胱排尿功能。

### （十一）护理评价

（1）休克是否得到预防或纠正。

（2）患者的血尿是否减轻或消失。

（3）患者的排尿异常是否得到控制。

（4）感染是否得到预防或控制。

### （十二）健康指导

（1）多饮水，每日饮水量2000～3000mL。

（2）解释留置导尿管及其他引流管的意义，指导患者配合护理操作。

（3）解释训练膀胱排尿功能的意义。

## 四、尿道损伤

尿道损伤在泌尿系统损伤中最常见。几乎全部发生于男性，尤其是壶腹部和膜部。早期处理不当，可致狭窄、尿瘘。

### （一）病因分类

1.开放性损伤

开放性损伤多为锐器所致，形成阴茎、阴囊、会阴的贯通。

2.闭合性损伤

壶腹部损伤多因骑跨式下跌，会阴部撞击硬物所致；膜部损伤常由骨盆骨折断端刺破或撕裂尿生殖膈所致。

### （二）病理分类

1.尿道挫伤

尿道黏膜损伤，有出血和水肿症状。

2.尿道部分断裂

尿道壁部分发生断裂，尿道周围血肿和尿外渗。

3.尿道断裂

尿道全层完全断裂、分离，血肿和尿外渗显著，可发生尿潴留、尿道狭窄。

4.尿外渗

（1）壶腹部损伤：尿液、血液渗入会阴浅筋膜所包绕的会阴袋，会阴、阴茎、阴囊和下腹壁出现肿胀、淤血。

（2）膜部损伤：出血和尿液沿前列腺尖部外渗至耻骨后间隙和膀胱周围，如合并耻骨前列腺韧带撕裂，前列腺向后上方移位。

## （三）临床表现

1.休克

合并骨盆骨折时，因损伤、出血而休克。

2.尿道流血

壶腹部损伤可见尿道外口流血，膜部损伤仅有少量血液流出，但可有血尿。

3.腹部、会阴部疼痛

壶腹部损伤时会阴部肿胀、疼痛，排尿时加重。膜部损伤时下腹部疼痛，可伴压痛、肌紧张。

4.排尿困难

尿道挫伤、部分断裂，由于疼痛、水肿，可发生排尿困难。尿道完全断裂时，不能排尿，继发尿潴留。

## （四）辅助检查

1.试插导尿管

严格无菌条件下试插导尿管，尿道仍然连续者，可顺利进入膀胱，否则插入困难。不可多次试插导尿管，以免加重损伤或导致不必要的感染。

2.X线检查

怀疑骨盆骨折者，行骨盆前后位摄片。

## （五）诊断

1.临床表现

伤处疼痛、尿道流血、排尿困难、局部血肿、瘀斑及尿外渗，均应考虑尿道损伤。

2.辅助检查

试插导尿管及X线检查有助于进一步明确损伤的部位及程度。

## （六）治疗

1.紧急处理

骨盆骨折的患者应平卧，少搬动，合并休克时及时处理。暂不能手术者，可行耻骨上膀胱穿刺，引流尿液。

2.非手术治疗

尿道挫伤、轻度裂伤，排尿困难或不能排尿，试插导尿管成功者，留置尿管1周，并用抗生素预防感染，采取止血措施。

3.手术治疗

（1）壶腹部断裂治疗：行尿道修补或断端吻合术，术后留置尿管2～3周。病情严重、暂时不可手术者，行耻骨上膀胱穿刺造瘘，3个月后再行尿道修补术。

（2）膜部断裂治疗：若病情允许，骨折稳定，可行尿道会师复位术，留置尿管3～4周；若合并休克，骨折不稳定，暂行耻骨上膀胱穿刺造瘘，3个月后施行解除尿道狭窄的手术。

（3）并发症治疗：最常见的并发症是尿道狭窄，多见于后尿道，应定期施行尿道扩张术；后期狭窄者，切除瘢痕组织，行尿道端吻合术，严重者行尿道成形术。

## （七）护理评估

1.健康史

评估骑跨伤病史、骨盆外伤史以及膀胱镜、尿道扩张检查与治疗史。

2.目前身体状况

（1）全身表现：是否合并骨盆骨折，有无休克。

（2）局部表现：尿道损伤的原因，有无尿道流血、会阴部剧烈疼痛以及血肿、尿外渗，有无排尿困难或尿潴留。

（3）辅助检查：试插导尿管是否成功，X线检查结果。

3.心理和社会支持状况

评估患者对病情、手术效果是否产生恐惧或焦虑心理，对疾病严重性的认知情况，对术后的护理配合及有关康复知识的掌握程度，了解其家庭的支持程度。

### （八）常见的护理诊断/问题

1.组织灌注量不足

组织灌注量不足与伤后出血有关。

2.有尿道出血的可能

尿道出血与尿道损伤有关。

3.排尿形态异常

排尿形态异常与尿道断裂、移位、狭窄有关。

4.疼痛

疼痛与损伤、血肿、尿外渗有关。

5.潜在并发症

潜在并发症为感染的危险、尿道狭窄等。

### （九）护理目标

（1）患者组织灌注量恢复，休克得到预防或纠正。

（2）患者尿道流血症状减轻，直至消失。

（3）患者恢复正常排尿或尿液得到引流。

（4）患者的疼痛与不适减轻。

（5）感染得到预防或控制。

### （十）护理措施

1.全身护理

合并骨盆骨折者须卧硬板床，减少搬动，积极抗休克。

2.非手术治疗的护理

维持输液，保证抗生素、止血剂输入；加强营养，鼓励患者多饮水；镇静、止痛，保证休息。

3.手术护理

（1）切口的护理：保持敷料干燥，渗出多时及时换药，防止大小便污染切口和敷料。

（2）留置导尿管及膀胱造瘘管的护理：记录24小时尿量，观察引流液的颜色与性状。保持各种引流管通畅，一旦阻塞，可用生理盐水冲洗。留置尿管治疗的患者，选择合适时间进行尿道扩张。耻骨上膀胱穿刺造瘘患者，术后2周左右夹管观察，排尿顺利者拔管，瘘口覆盖无菌敷料，5～7日自行愈合。长期留管者，采取适时夹管、间歇引流方式，以训练膀胱功能，防止膀胱肌无力。

（3）预防感染的护理：观察体温及白细胞变化。膀胱穿刺造瘘者，每天冲洗膀胱1～2次。观察尿外渗引流物的量、性状、颜色、气味，及时更换敷料。

（4）尿道扩张的护理：选择大小合适的尿道探子，定期扩张，严格无菌操作，动作轻柔。

### （十一）护理评价

（1）患者组织灌注量是否恢复。

（2）患者尿道流血是否减轻，直至消失。

（3）患者是否恢复正常排尿。

（4）患者的疼痛与不适是否减轻。

（5）感染是否得到预防或控制。

### （十二）健康指导

（1）解释留置尿管及膀胱造瘘的意义。

（2）解释尿道扩张的意义，指导患者配合。

（3）指导饮食，鼓励多饮水。

# 第二节　泌尿系统结石

结石是最常见的泌尿外科疾病之一。男女发病比例约为3：1，好发于25～40岁，复发率高。发病有地区性，我国南方多于北方。近年来，上尿路结石发病率明显升高，下尿路结石日趋减少。

## 一、肾和输尿管结石

肾和输尿管结石，又称上尿路结石。肾结石多原发，位于肾盂和肾盏。输尿管结石绝大多数来源于肾，多为单侧发病。

### （一）病因

结石成因不完全清楚，研究认为，脱落细胞和坏死组织形成的核基质与高浓度的尿盐以及尿中抑制晶体形成物质不足是尿结石形成的主要原因。

1.流行病学因素

结石的形成与年龄、性别、职业、饮食成分和结构、摄水量、气候、代谢及遗传等因素有关。

2.全身因素

结石形成与长期卧床、甲亢患者，摄入过多的动物蛋白，维生素D维生素C以及维生素B摄入不足等有关。

3.尿液因素

尿量减少、尿液浓缩；尿液中抑制晶体形成物质不足；尿pH改变，盐类结晶；尿液中钙、草酸、尿酸物质排出过多。

4.局部因素

尿路狭窄、梗阻、感染及留置尿管常诱发结石形成。

## （二）病理生理

1.直接损伤

结石损伤肾盂、输尿管黏膜导致出血。

2.梗阻

结石位于输尿管三个狭窄处致尿路梗阻。

3.感染

在梗阻的基础上，细菌逆行蔓延，导致尿路感染。

4.癌变

肾盂内的结石长期慢性刺激诱发肾癌。

## （三）临床表现

该结石主要表现是与活动有关的疼痛和血尿，少数患者长期无症状。

1.疼痛

较大的结石引起腰腹部钝痛或隐痛，活动后加重；较小的结石梗阻后出现绞痛，肾绞痛常突然发生，如刀割样，沿输尿管向下腹部、外阴部和大腿内侧放射，伴有面色苍白、出冷汗、恶心、呕吐、血压下降，呈阵发性发作。输尿管末端结石常常引起尿路刺激症状。尿内排出结石，对诊断有重要意义。

2.血尿

血尿常在活动或剧痛后出现，为镜下血尿或肉眼血尿。

3.脓尿

脓尿并发感染时可有高热、腰痛的症状，易被误诊为肾盂肾炎。

4.其他

梗阻引起肾积水，可触到肿大的肾脏。上尿路完全梗阻可导致无尿，继发肾功能不全。

## （四）辅助检查

1.实验室检查

（1）尿常规：可有红细胞、白细胞或结晶。

（2）肾功能、血生化：有条件则化验尿石形成的相关因素。

2.影像学检查

（1）X线检查：95%以上的上尿路结石可在X线平片上显影。

（2）排泄性或逆行性尿路造影：排泄性或逆行性尿路造影对于确定结石的部位、有无梗阻及程度、对侧肾功能是否良好、鉴别钙化阴影等都有重要价值。

（3）B超：可探及密集光点或光团。

## （五）诊断

1.临床表现

典型的肾绞痛、血尿，首先考虑上尿路结石，合并肾区压痛、肾肿大，则可能性更大。

2.检查结果

根据尿常规、X线平片可初步诊断，根据泌尿系统造影可确定结石。

## （六）治疗

1.非手术治疗

非手术治疗适用于直径小于0.6cm的光滑圆形结石，无尿路梗阻、感染，肾功能良好者。

（1）充分饮水，根据结石成分调节饮食。

（2）根据结石性质选用影响代谢的药物。

（3）酌情选用抗生素，以预防或控制尿路感染。

（4）对症治疗：肾绞痛者，单独或联合应用解痉剂，酌情选用阿托品、哌替啶、黄体酮等药物。

2.体外冲击波碎石术

体外冲击波碎石术适用于直径小于2.5cm的单个结石。有效率达90%左右。

3.手术治疗

手术治疗对不适于上述治疗者选用。

（1）非开放手术：包括输尿管镜取石或碎石术、经皮肾镜取石或碎石术、腹腔镜输尿管取石。

（2）开放手术：包括输尿管、肾盂、肾窦切开取石和肾部分、全部切除术。

4.中医中药

清热利湿，排石通淋。

## （七）护理评估

1.健康史

评估年龄、性别、职业等个人生活史，泌尿系统感染、梗阻或异物病史。

2.目前身体状况

（1）症状体征：是否出现肾绞痛，疼痛性质、压痛部位，有无血尿、膀胱刺激征。

（2）辅助检查：尿常规、X线平片及造影。

3.心理和社会支持状况

了解患者和家属对结石的危害、手术、治疗配合、康复知识、并发症的认知程度和心理承受能力。

## （八）常见的护理诊断/问题

1.疼痛

疼痛与结石导致的损伤、炎症及平滑肌痉挛有关。

2.血尿

血尿与结石损伤肾及输尿管黏膜有关。

3.有感染的危险

感染与结石梗阻、尿液潴留有关。

4.知识缺乏

对有关疾病的病因、预防复发的相关知识缺乏了解。

## （九）护理目标

（1）患者的疼痛减轻。

（2）患者恢复正常排尿。

（3）感染得到预防或控制。

（4）患者能说出结石形成的原因及预防结石复发的方法。

## （十）护理措施

1.非手术治疗的护理

（1）病情观察：注意排尿时是否有结石排出，观察排出尿液的颜色。

（2）促进排石：鼓励患者多饮水，指导患者适当运动，如跳跃、跑步等。

（3）指导饮食、用药：根据结石成分指导饮食和用药，鼓励多食高纤维食物，少食高动物蛋白、高脂肪、高糖食物。

（4）肾绞痛的护理：卧床休息，选用恰当的物理疗法，遵医嘱应用止痛药。

2.体外冲击波碎石术护理

（1）术前护理：包括心理护理和术前准备。

心理护理：解释治疗的原理、方法。

术前准备：术前3日忌食产气食物，术前1日服用缓泻剂，术晨禁饮食，术前排空膀胱。

（2）术后护理：包括体位指导、饮食指导、疗效护理。

体位指导：术后患者无不适，可变换体位，适当活动，以促进排石，巨大结石碎石后，采用患侧卧位。

饮食指导：术后大量饮水，无药物反应即可进食，硬膜外麻醉者术后6小时进食。

疗效护理：术后绞痛者，解痉镇痛；观察并记录排石情况，定时拍摄腹平片以了解排石效果。

3.手术取石的护理

（1）术前护理：包括心理护理、术前准备。

心理护理：解释手术相关知识，安慰患者。

术前准备：皮肤准备，女性患者行会阴冲洗，输尿管结石术前X线平片定位，以供手术参考。

（2）术后护理：包括病情观察、体位指导、输液与饮食指导、换药及引流管护理。

病情观察：观察并记录尿液颜色、性状、量，术后12小时尿中有鲜血且较浓，提示出血严重。

体位指导：术后48小时内，麻醉平稳后取半卧位，以利于呼吸及引流，肾实质切开者，卧床2周。

输液与饮食指导：输液利尿，以达到冲洗尿路和改善肾功能的目的；肠蠕动恢复、肛门排气后即可进食。

换药及引流管护理：保持伤口敷料的清洁干燥，防止尿液浸湿；观察引流液的颜色、性状与量；正确安置引流袋，防止逆流；严格无菌条件下换管或冲洗；按时更换引流管，导尿管每周更换1次。

### （十一）护理评价

（1）患者的疼痛是否减轻或消失。

（2）患者能否正常排尿。

（3）感染是否得到预防或控制。

（4）患者是否了解结石形成的原因及预防结石复发的方法。

### （十二）健康指导

（1）宣传预防结石的知识。

（2）讲解术后饮水、适当活动、放置引流管的重要性。

（3）熟悉食物理化特性，根据结石成分指导饮食。

（4）熟悉药物特性，正确指导患者用药。

## 二、膀胱结石

膀胱结石常在膀胱内形成，也可来自肾脏。发病有地区性，多见于儿童及老年男性。

### （一）病因分类

1.原发性结石

原发性结石与气候、饮水、营养不良和长期低蛋白饮食有关。

2.继发性结石

继发性结石与膀胱憩室、异物、出口梗阻有关，也可从肾、输尿管移行而来。

### （二）病理生理

结石、梗阻、感染三者互为因果关系。与肾结石相同，膀胱结石可直接刺激黏膜引起损伤，也可阻塞尿道内口引起梗阻和感染，结石长期刺激可诱发癌变。

### （三）临床表现

1.症状

典型表现是排尿突然中断，合并耻骨上剧烈疼痛，向阴茎头部、尿道远端放射。小儿常于牵拉阴茎或变换体位后疼痛缓解并继续排尿，伴随出现尿频、尿急和排尿终末疼痛及终末血尿。

2.体征

直肠指诊或双合诊可触及较大结石。

## （四）辅助检查

1.X线检查

X线可显示绝大多数膀胱内结石。

2.B超检查

B超可探及膀胱内结石声影，确定结石大小、形状、数目。

3.膀胱镜检查

当X线、B超不能确诊时，膀胱镜检查是首选。

## （五）诊断

根据典型病史、症状、体征、双合诊检查、X线及B超检查结果，一般确诊不难。膀胱镜不仅可以诊断，还可镜下取石。

## （六）治疗

小的膀胱结石可经尿道自行排出。较大结石可行膀胱内碎石术，包括体外冲击波、液电冲击波、超声波碎石及碎石钳碎石、气压弹道碎石。无条件碎石者行膀胱切开取石术。

## （七）护理评估

1.健康史

评估是否有上尿路结石病史，饮水、饮食习惯。

2.目前的身体状况

（1）症状体征：是否有排尿突然中断的表现，是否伴随膀胱刺激征、血尿。

（2）辅助检查：X线、B超、膀胱镜检查。

3.心理和社会支持状况

评估患者和家属对结石、手术的危害及并发症的认知程度和心理承受能力。评估家庭和社会支持情况。

## （八）常见的护理诊断/问题

1.疼痛

疼痛与结石导致的损伤、炎症及括约肌痉挛有关。

2.血尿

血尿与结石损伤膀胱黏膜有关。

3.排尿异常

排尿异常与结石导致梗阻、尿潴留有关。

### （九）护理目标

（1）患者的疼痛减轻。

（2）患者尿液正常。

（3）患者恢复正常排尿。

### （十）护理措施

（1）鼓励患者多饮水，观察结石排出情况。

（2）酌情应用抗生素，予以有效解痉止痛措施。

（3）经尿道碎石、取石后，观察出血的颜色、性状与量。

（4）耻骨上膀胱切开取石术后，保持切口清洁干燥，按时换药。术后留置尿管7～10日，保持通畅，一旦堵塞，可用生理盐水冲洗。

### （十一）护理评价

（1）患者疼痛是否减轻。

（2）患者尿液是否正常。

（3）患者能否正常排尿。

### （十二）健康指导

（1）指导儿童多饮水、多食纤维含量高的食物。

（2）指导前列腺增生症患者尽早治疗。

## 三、尿道结石

尿道结石多由肾、输尿管或膀胱结石移行而来，常因阻塞尿道就诊。多发生于1～10岁的儿童，90%为男性。

### （一）临床表现

1.症状

排尿时疼痛，前尿道结石疼痛局限在结石停留处，后尿道结石疼痛放射至阴茎头部或会阴部。结石阻塞尿道引起排尿困难，尿线变细、滴沥，甚至急性尿潴留。

2.体征

后尿道结石经直肠指检触及，前尿道结石直接沿尿道体表处扪及。

### （二）辅助检查

1.尿道探子检查

尿道探子经尿道探查时可有摩擦音及碰击感。

2.X线检查

X线可明确结石部位、大小及数目。

3.尿道造影

尿道造影可明确结石与尿道的关系。

### （三）诊断

根据肾、输尿管或膀胱结石病史及尿痛和排尿困难算典型表现，辅助以尿道探子、X线检查结果，不难确诊。

### （四）治疗

1.舟状窝结石

舟状窝结石直接用镊子取出或钳碎后取出，直径较大者，麻醉后切开尿道外口取出。

2.前尿道结石

前尿道结石经尿道直接取出，若失败，可用金属探子将结石推回到尿道壶腹部后行尿道切开取石。

3.后尿道结石

后尿道结石用金属探子将结石推回膀胱，再按膀胱结石处理。

### （五）护理评估

1.健康史

评估是否有肾、输尿管、膀胱结石的病史。

2.目前身体状况

（1）症状体征：是否有尿痛和排尿困难的典型表现，是否合并急性尿潴留。

（2）辅助检查：尿道探子、X线及造影检查。

3.心理和社会支持状况

评估患者和家属对结石、手术的危害、并发症的认知程度。

### （六）常见的护理诊断/问题

1.疼痛

疼痛与结石梗阻及尿道括约肌痉挛有关。

2.排尿异常

排尿异常与结石梗阻、尿潴留及感染有关。

3.潜在并发症

潜在并发症为急性尿潴留。

### （七）护理目标

（1）患者疼痛减轻。

（2）患者恢复正常排尿。

（3）患者没有发生并发症或及时解除症状。

### （八）护理措施

（1）尿道取石后，观察尿道出血的颜色、性状与量。

（2）尿道切开取石后，保持切口清洁干燥，按时换药。术后留置尿管2周左右，防止粘连、狭窄。

（3）术后尿道狭窄者，配合医师进行尿道扩张。

### （九）护理评价

（1）患者的疼痛是否减轻或消失。

（2）患者能否正常排尿。

（3）患者是否发生并发症或是否及时解除症状。

### （十）健康指导

（1）及时有效治疗肾、输尿管、膀胱结石。

（2）指导患者定时复查和治疗。

# 第三节　泌尿系统感染

泌尿系统感染一般又称为泌尿道感染（urinary tract infections，UTI）。泌尿生殖系统感染主要是由病原微生物侵入泌尿、男生殖系统内繁殖而引起的炎症。尿路感染是最常见的感染性疾病之一，目前已是仅次于呼吸道感染的第二大感染性疾病。病原微生物大多为革兰阴性杆菌。由于解剖学上的特点，泌尿道与生殖道关系密切，且尿道外口与外界相通，两者易同时引起感染或相互传播。

## 一、病因

尿路感染的病原微生物主要是细菌，极少数为厌氧菌、真菌、支原体、病毒和滴虫等。诱发感染的因素主要有以下四个方面：

### （一）机体防御下降

局部抗感染能力及免疫功能下降均易诱发泌尿系统感染，如糖尿病、营养不良、肿瘤、妊娠及先天性免疫缺陷或长期应用免疫抑制剂治疗等。

### （二）尿路结石及梗阻因素

结石、梗阻、感染三者常相互促发，互为因果，如先天性泌尿生殖系统异常、结石导致尿液引流不畅，引起尿潴留，降低尿路及生殖道上皮防御细菌的能力。

### （三）医源性因素

如留置导尿管、造瘘管、尿道扩张、前列腺穿刺活检、膀胱镜检查等操作，都可能不同程度损害尿路上皮的完整性，易引入致病菌而诱发或扩散感染。

### （四）女性易感因素

由于女性尿道较短，容易招致上行感染，特别是经期、更年期、性交时更易发生。

## 二、发病机制

正常人的尿道口皮肤和黏膜有一些正常菌群停留。在致病菌未达到一定数量及毒力时，正常菌群对于致病菌起到抑制平衡的作用，而膀胱的排尿活动又可以将细菌冲刷出去，所以正常人对感染具有防御功能。尿路感染主要是尿路病原体和宿主之间相互作用的结果，尿路感染在一定程度上是由细菌的毒力、接种量和宿主的防御机制不完全造成的，这些因素在最终决定细菌定植水平以及尿路损伤程度方面也会起到一定作用。

## 三、感染途径

感染途径主要有以下四种，最常见的为上行感染和血行感染。

### （一）上行感染

致病菌经尿道进入膀胱，还可沿输尿管腔内播散至肾。上行感染占尿路感染的95%，大约50%的下尿路感染病例会导致上尿路感染。病原菌也可沿男性生殖管道逆行感染引起细菌性前列腺炎、附睾睾丸炎。

### （二）血行感染

较为少见，在机体免疫功能低下或某些因素促发下，某些感染病灶，如皮肤疖、痈、扁桃体炎、龋齿等细菌直接由血行传播至泌尿生殖系统器官，常见为肾皮质感染。病原菌多为金黄色葡萄球菌、溶血性链球菌等革兰阳性菌。

### （三）淋巴感染

致病菌从邻近器官的血行感染，较少见，致病菌多为金黄色葡萄球菌。

### （四）直接感染

由于邻近器官的感染直接蔓延所致或外来的感染，致病菌经肾区瘘管和异物的感染等。

## 四、临床表现

临床表现以尿路及受累的器官为基础，重者出现全身感染表现。膀胱刺激症状是最常见的表现。

### （一）症状

细菌性膀胱炎。

### （二）急性肾盂肾炎

可有高热、寒战等全身症状。甚至双侧腰痛，多呈胀痛。有尿频、尿急、尿痛等膀胱刺激症状，多伴有急性期患侧肾区压痛，疼痛往往较为明显，可出现肌紧张。为病原菌入侵膀胱后引起，常伴尿道炎症。

### （三）慢性肾盂肾炎

临床表现复杂，易反复发作。与急性肾盂肾炎相似，症状相对较轻，有时可表现为无症状性菌尿和脓尿。

## 五、辅助检查

### （一）实验室检查

1.尿常规检查

尿常规检查包括尿生化检查和尿沉渣检查。尿中白细胞显著增加，出现白细胞管型提示肾盂肾炎。

2.尿培养

临床根据标本采集方式不同而应用不同的“有意义的细菌”计数来表示尿路感染。同时治疗前的中段尿标本培养是诊断尿路感染最可靠的指标。

3.血液检查

上尿路感染多出现白细胞计数和中性粒细胞比值升高。

### （二）影像学检查

影像学检查包括超声、尿路平片、静脉尿路造影、膀胱或尿道造影、CT、放射性核素和磁共振水成像（MRU）等。其中超声检查无创、简单，可作为首选，CT有助于确定感染诱因，尿路平片有助于发现结石。影像学检查在慢性泌尿系统感染和久治不愈的患者中有重要意义。

## 六、诊断

泌尿系统非特异性感染需与泌尿系统结核相鉴别，尤其是反复出现尿路感染症状者。另外，如果有尿路感染症状同时伴有阴道炎症应考虑妇科疾病等。

## 七、治疗

### （一）一般治疗

急性治疗期间，注意休息、营养，避免性生活。给予饮食指导，多饮水，保持每日尿量在2000mL以上，有助于细菌的排出。

### （二）抗感染治疗

选用适当抗生素。单纯性尿路感染者应持续使用敏感抗生素至症状消失、尿常规检查恢复正常、尿细菌培养转阴。

### （三）对症治疗

使用解热镇痛药缓解高热、疼痛，使用碱性药物，如碳酸氢钠降低尿液酸性，以缓解膀胱刺激症状。

### （四）纠正基础疾病

需积极纠正引起局部和全身免疫功能下降的疾病，如糖尿病、营养不良等。

### （五）去除诱发因素

非单纯性尿路感染需针对合并的危险因素采取相应治疗措施。

## 八、护理

### （一）护理评估

1.健康史

了解患者基本情况，包括年龄、职业、生活环境、饮食饮水习惯等。

2.相关因素

了解患者的既往史和家族史，包括每天排尿的次数、尿量，询问尿频、尿急、尿痛的起始时间，有无发热、腰痛等伴随症状，有无导尿、尿路器械检查等明显诱因，有无泌尿系统畸形、前列腺增生、妇科炎症等相关疾病病史；询问患病以来的治疗经过、药物使用情况，包括药物名称、剂量、用法、疗程及其疗效、有无发生不良反应。

3.心理和社会支持状况

本病起病急，易反复发作，伴有尿路刺激征、血尿、乏力等不适症状，应评估患者有无紧张、焦虑等不良心理反应。

## （二）常见的护理诊断/问题

1.排尿异常

排尿异常与尿频、尿急、尿痛有关。

2.体温过高

体温过高与疾病炎症有关。

3.焦虑/恐惧

焦虑/恐惧与患者疾病迁延不愈，担心预后有关。

4.舒适的改变

舒适的改变与疼痛有关。

5.睡眠形态紊乱

睡眠形态紊乱与焦虑/恐惧、疼痛不适、排尿异常等有关。

6.潜在并发症

潜在并发症为精索静脉曲张、精索炎、前列腺炎、肾炎等肾脏疾病。

## （三）护理目标

（1）患者自述尿频、尿急、尿痛减轻。

（2）患者恢复正常的体温。

（3）患者了解相关疾病知识及预防知识。

（4）患者痛苦减轻、舒适度增加。

（5）患者睡眠情况得到改善。

（6）积极预防潜在并发症的发生。

## （四）护理措施

1.疼痛护理

向患者解释疼痛的原因、机制，讲解有关疾病发展及预后的相关知识，缓解其负面情绪及疼痛带来的心理压力。遵医嘱使用止痛药物或进行封闭治疗。合理运用冷、热疗法以减轻局部疼痛。分散患者注意力。尽可能满足患者对舒适的需求，如变换体位、减少压迫等。用物放于患者易取用处。

2.发热护理

遵医嘱应用药物进行降温，可采用温水擦浴、冰袋降温及乙醇擦浴等方式。维持水、电解质平衡，必要时静脉补充液体、电解质等。增进舒适，预防并发症，高热时绝对卧床休息，做好基础护理。

3.用药护理

联合用药时，注意药物配伍禁忌。遵医嘱正确选择抗生素，同时指导患者不可擅自停药。

4.心理护理

了解患者感受，给予患者心理上的安慰和支持，针对患者个体情况进行针对性心理护理。鼓励患者积极参与感兴趣的活动，学会自我放松，保持乐观情绪。同时做好家属工作，争取家属的支持和配合，鼓励家属及朋友给予患者心理上的支持。

### （五）健康指导

1.疾病预防指导

多饮水、勤排尿是预防尿路感染最简便而有效的措施。另外，保持规律生活，避免劳累，注意个人卫生，尤其是女性在月经期、妊娠期、产褥期这三个时期更应注意个人卫生。学会正确清洁外阴部。与性生活有关的反复发作者，应注意性生活后立即排尿。

2.疾病知识指导

告知患者疾病的病因、疾病特点和治愈标准，使其理解多饮水、保持个人卫生的重要性，确保其出院后仍能严格遵从。教会患者识别尿路感染的临床表现，一旦发生，尽快到医院诊治。

3.用药指导

嘱咐患者按时、按量、按疗程服药，勿擅自停药并遵医嘱定期随访。

# 第四节　泌尿系统梗阻

尿路上任何部位发生梗阻都可导致肾积水、肾功能损害，重则肾衰竭。泌尿系统梗阻最基本的病理变化是尿路扩张，从代偿到失代偿，诱发肾积水、尿潴留、肾脏滤过率和浓缩能力受损，最终导致肾功能障碍。

## 一、前列腺增生症

良性前列腺增生症主要是前列腺组织及上皮增生，简称前列腺增生。这是老年男性常见病，50岁以后发病，随着年龄增长发病率不断升高。

### （一）病因

目前病因不十分清楚，研究认为前列腺增生与体内雄激素及雌激素的平衡失调关系密切，睾酮对细胞的分化、生长产生作用，雌激素对前列腺增生也有一定影响。

### （二）病理

前列腺分两组，外为前列腺组，内为尿道腺组。前列腺增生有两类结节，包括由增生的纤维和平滑肌细胞组成的基质型和由增生的腺组织组成的腺泡型。增生的最初部位多在尿道腺组，增生的结节挤压腺体形成外科包膜，是前列腺摘除术的标志。前列腺增生使尿道弯曲、受压、伸长、狭窄，出现尿道梗阻。

### （三）临床表现

1.尿频

尿频是最常见的症状，夜间明显，逐渐加重。早期是由膀胱颈部充血引起。晚期是由增生的前列腺引起，膀胱内残余尿增多，膀胱有效容量减少。

2.进行性排尿困难

进行性排尿困难是最重要症状，表现为起尿缓慢，排尿费力，射尿无力，尿线细小，尿流滴沥，分段排尿及排尿不尽等。

3.尿潴留、尿失禁

前列腺增生晚期，膀胱残余尿增加，收缩无力，发生尿潴留。当膀胱内压力增高超过尿道阻力后，发生充盈性尿失禁。前列腺增生常因受凉、劳累、饮酒等诱发急性尿潴留。

4.其他表现

常因局部充血、出血发生血尿。合并感染或结石，可有膀胱刺激症状。

### （四）辅助检查

1.尿流动力学检查

尿道梗阻时，最大尿流率小于每秒15mL；当尿流率小于每秒10mL时，表示梗阻严重。

2.残余尿测定

膀胱残余尿量反映膀胱代偿衰竭的严重程度，不仅是重要的诊断步骤之一，也是决定手术治疗的因素。

3.膀胱镜检查

膀胱镜检查直接观察前列腺各叶增生情况。

4.B超检查

B超测定前列腺的大小和结构，测量残余尿量。

## （五）诊断

1.临床表现

老年男性出现夜尿频、进行性排尿困难表现时就应考虑前列腺增生，排尿后直肠指检可触及增大的腺体，光滑、质韧、中央沟变浅或消失。

2.辅助检查

尿动力学、膀胱镜、B超等检查有助于确定前列腺增生程度及膀胱功能。

## （六）治疗

1.急性尿潴留的治疗

急性尿潴留是前列腺增生常见急症，需紧急治疗。选用肾上腺素受体阻滞剂、留置导尿管或耻骨上膀胱穿刺造瘘术等，以解除潴留。

2.药物治疗

药物治疗适用于尿道梗阻较轻或年老体弱、心肺功能不全等而不能耐受手术的患者。常用药物有特拉唑嗪、哌唑嗪等。

3.手术治疗

前列腺摘除术是理想的根治方法，手术方式有经尿道、经耻骨上、经耻骨后及经会阴四种，目前临床常用前两种。

4.其他治疗

尿道梗阻严重而不宜手术者，采用冷冻治疗、微波和射频治疗、激光治疗、体外超声、金属耐压气囊扩张术等都能产生一定疗效。

## （七）护理评估

1.健康史

评估患者的年龄、诱因、既往病史。

2.目前身体状况

（1）症状体征：是否有夜尿频、进行性排尿困难的表现，是否合并尿潴留、尿失禁。

（2）辅助检查：尿流动力学、膀胱镜、B超检查。

3.心理和社会支持状况

评估患者对疾病和手术的心理反应及对并发症的认知程度，患者及家属对术后护理配合及有关康复知识的掌握程度。

### （八）常见的护理诊断/问题

1.恐惧/焦虑

恐惧/焦虑与认识不足、角色改变、对手术和预后的担忧有关。

2.排尿形态异常

排尿形态异常与尿道梗阻、残余尿量增多、留置导管等有关。

3.有感染的危险

有感染的危险与尿路梗阻、导尿、免疫力低下、伤口引流有关。

4.潜在并发症

潜在并发症为出血。

### （九）护理目标

（1）患者的恐惧/焦虑减轻。

（2）患者能够正常排尿。

（3）患者感染的危险性下降或未感染。

（4）患者术后未发生出血。

### （十）护理措施

1.非手术治疗的护理

（1）饮食护理：为防止尿潴留，不可在短期内大量饮水。忌酒、辛辣食物。有尿意勤排尿，适当运动，预防便秘。

（2）观察疗效：药物治疗3个月后前列腺缩小、排尿功能改善。

（3）适应环境：前列腺增生患者多为老年人，行动不便，对医院环境不熟悉，加之夜尿频，入院后需帮助患者适应环境，确保舒适和安全。

2.手术治疗的护理

（1）术前护理：观察生命体征，测量各项生理指标。做好重要脏器功能检查，了解患者能否耐受手术。术前已有造瘘管或留置导尿管的患者，保证引流通畅。

（2）术后护理：具体如下。

病情观察：观察并记录24小时出入量，判断血容量有无不足。观察患者意识状态和生命体征。

体位指导：平卧2日后改为半卧位，固定各种导管的肢体不得随意移动。

饮食与输液指导：术后6小时无不适即可进流质饮食，鼓励多饮水，1～2日后无腹胀即可恢复饮食，以易消化、营养丰富、富含纤维素的食物为主，必要时静脉补液，但要注意输液速度。

预防感染：早期预防性应用抗生素。保持切口敷料的清洁与干燥。置管引流者常规护理尿道外口。

膀胱冲洗：术后用生理盐水持续冲洗膀胱3～7日。保持引流通畅，必要时高压冲洗抽吸血块。根据尿液颜色控制冲洗速度，色深则快、色浅则慢。

不同手术方式的护理如下：

①经尿道切除术（TUR）：观察有无TUR综合征的发生，即术后几小时内出现恶心、呕吐、烦躁、抽搐、昏迷或严重的脑水肿、肺水肿、心力衰竭等，这可能是因冲洗液被吸收，血容量剧增，稀释性低钠血症所致，护理时应减慢输液速度，遵医嘱应用利尿剂、脱水剂，对症处理。

②开放手术：固定各种引流管，观察并记录引流液量、颜色，保持引流通畅。及时拔除引流管，如耻骨后引流管，术后3～4日拔除；耻骨上引流管，术后5～7日拔除；膀胱造瘘管多在术后10～14日排尿通畅后拔除，瘘口无菌堵塞或压迫，以防止漏尿，一般2～3日愈合。

③预防并发症：出血是常见并发症。术后1周，患者可逐渐离床活动，禁止灌肠、肛管排气，同时避免腹压增高的诱因。

### （十一）护理评价

（1）患者的恐惧/焦虑是否减轻。

（2）患者能否正常排尿。

（3）患者未发生感染或感染后得到及时治疗。

（4）患者术后是否出血，或出血后是否得到有效处理。

### （十二）健康指导

（1）讲解手术、术式及手术前后护理的注意事项。

（2）术后1～2个月避免剧烈活动，忌烟酒，防感冒。

（3）指导患者学会提肛肌锻炼，以尽快恢复尿道括约肌的功能。

（4）指导患者定期复查尿流率及残余尿量。

## 二、肾积水

结石、肿瘤、结核等原因导致尿液排出受阻、肾内压力增高、肾盂肾盏扩张、肾实质萎缩、肾功能减退，称为肾积水。成人积水超过1000mL，小儿超过24小时的正常尿量，为巨大肾积水。

## （一）临床表现

1.腰痛

腰痛是重要症状。慢性梗阻仅为钝痛；急性梗阻出现明显腰痛或肾绞痛。

2.腰部肿块

慢性梗阻形成肾脏肿大，长期梗阻者在腹部可扪及囊性肿块。

3.多尿和无尿

慢性梗阻致肾功能损害表现为多尿，而双侧完全梗阻、孤立肾完全梗阻可发生无尿。

4.其他表现

因结石、肿瘤、结核等造成继发肾积水时，原发病表现掩盖了肾积水征象。肾积水并发感染或肾积脓时，出现全身中毒症状。

## （二）辅助检查

1.实验室检查

血、尿常规检查，必要时做尿细菌检查，化验血生化、电解质等，以了解肾功能情况。

2.影像学检查

（1）B超检查：是鉴别肾积水和腹部肿块的首选方法。

（2）X线造影：排泄性尿路造影可了解肾积水程度和对侧肾功能。

（3）CT、MRI检查：明确腰部肿块的性质，对确诊肾积水有重要价值。

## （三）诊断

根据原发病史、典型症状、腰腹部肿块以及B超等辅助检查结果可明确诊断，确定原发病对诊断有重要意义。

## （四）治疗

1.病因治疗

最理想的治疗是根除肾积水的病因，保留患肾。

2.肾造瘘术

原发病严重或肾积水病因暂不能去除者，先行肾引流术，病情好转或稳定后行去除病因的手术。

3.肾切除术

肾积水后功能丧失或并发肾积脓，对侧肾功能良好者，可切除患肾。

## （五）护理评估

1.健康史

评估患者是否有肾结石、肿瘤、结核等原发病史。

2.目前身体状况

（1）症状体征：原发病基础上是否出现腰痛、腰腹部肿块，是否有肾功能减退表现。

（2）辅助检查：血、尿常规检查，B超、X线等影像学检查。

3.心理和社会支持状况

评估患者对肾积水及治疗的认知程度，对术后康复知识的掌握程度。家人及社会对患者的心理和经济支持程度。

## （六）常见的护理诊断/问题

1.排尿形态异常

排尿形态异常与尿路急慢性梗阻有关。

2.有感染的危险

感染与尿路梗阻、免疫力低下、肾造瘘引流有关。

3.潜在并发症

潜在并发症为尿漏。

## （七）护理目标

（1）患者排尿形态正常。

（2）患者感染危险性下降或未感染。

（3）患者未发生尿漏。

## （八）护理措施

1.饮食

多食含纤维较高的食物，多饮水。

2.活动

鼓励患者加强床上活动，定时按序协助患者变换体位。

3.感染的护理

遵医嘱使用抗生素；用0.1%新苯扎氯铵清洗尿道口，每日2次；每天更换引流袋；及时更换浸湿的切口敷料。

4.引流管的护理

妥善固定，引流通畅，观察并记录引流量与颜色，冲洗肾盂引流管，每日2次。若无尿漏，肾周围引流物一般术后3～4日拔除；肾盂输尿管支架引流管一般于术后3周拔除；肾造瘘管在吻合口通畅后拔除。

### （九）护理评价

（1）患者排尿形态是否正常。

（2）患者感染是否得到治疗或术后有无感染发生。

（3）患者有无发生尿漏。

### （十）健康指导

（1）向患者讲解手术及术后引流的重要性。

（2）指导患者养成良好的排便习惯。

（3）指导患者正确进行摄水、饮食搭配。

## 三、尿道狭窄

尿道因损伤、炎症使尿道壁形成瘢痕，瘢痕萎缩导致尿道扭曲、狭窄。

### （一）病因分类

1.先天性尿道狭窄

先天性尿道狭窄如尿道外口狭窄、尿道瓣膜狭窄等。

2.炎症性尿道狭窄

炎症性尿道狭窄如淋病性尿道狭窄、留置导尿管引起的尿道狭窄。

3.外伤性尿道狭窄

外伤性尿道狭窄最常见，尿道损伤严重，由初期处理不当或不及时所致。

### （二）病理生理

其与狭窄的程度、深度及长度有关。淋病性狭窄为多处狭窄，狭窄易继发感染，形成尿道憩室、周围炎、前列腺炎、附睾睾丸炎。尿道梗阻如长期不能解除，易导致肾积水。肾功能损害者，出现尿毒症。

## （三）临床表现

1.排尿异常

最常见的是排尿困难，重者出现尿潴留。

2.继发疾病表现

尿道长期狭窄继发膀胱炎、睾丸附睾炎等，出现膀胱刺激征、血尿症状。

3.并发症表现

由于排尿困难而使腹内压长期增高，并发疝、痔、直肠脱垂等，并出现相应症状。

## （四）辅助检查

1.尿道探子检查

尿道探子检查可确定狭窄部位、程度。

2.B超检查

B超检查能明确尿道狭窄长度、程度及周围瘢痕组织的厚度。

3.膀胱尿道造影

膀胱尿道造影能确定尿道狭窄的部位、程度、长度。

## （五）诊断

根据尿道外伤史、感染史及典型的排尿困难、尿潴留表现，结合尿道探子检查、B超检查、膀胱尿道造影结果，诊断尿道狭窄一般不难。

## （六）治疗

1.尿道扩张术

尿道扩张术是防止和治疗尿道狭窄的有效措施。尿道狭窄的原因不同，其扩张时间也不同。

2.耻骨上膀胱造瘘术

耻骨上膀胱造瘘术适用于慢性尿潴留或已有肾功能损害的患者。

3.尿道内切开术

尿道内切开术是目前临床治疗的主要术式，术后放置网状合金支架管于狭窄部位扩张，一般放置4～8周，术后不需尿道扩张。

4.开放手术

切除尿道狭窄部位及周围瘢痕后，行尿道端端吻合术。

## （七）护理评估

1.健康史

儿童尿道狭窄多为先天性，成人有外伤、感染病史者，多为继发性狭窄。

2.目前身体状况

（1）症状体征：原发病基础上是否出现排尿困难、尿潴留，是否继发感染、结石。

（2）辅助检查：尿道探子检查、B超、膀胱尿道造影检查。

3.心理和社会支持状况

评估患者对尿道狭窄的严重性及手术治疗的认知程度，对术后康复知识的掌握程度。

## （八）常见的护理诊断/问题

1.排尿形态异常

排尿形态异常与尿道狭窄、梗阻有关。

2.有感染的危险

感染与尿道梗阻、免疫力低下、膀胱造瘘引流、手术等有关。

3.潜在并发症

潜在并发症为尿失禁。

## （九）护理目标

（1）患者排尿形态正常。

（2）患者感染危险性下降或未感染。

（3）患者未发生尿失禁。

## （十）护理措施

1.尿道扩张术的护理

指导患者定时进行尿道扩张。术后观察尿量、颜色及有无尿道出血。患者疼痛明显时给予止痛处理。

2.尿道内切开术的护理

严密观察血尿转清情况。留置导尿管1个月左右，保持通畅，遵医嘱行尿道冲洗，及时拔除尿管，防止狭窄复发。

3.开放手术的护理

遵医嘱应用抗生素。及时更换切口浸湿的敷料，确保各种引流导管通畅。

4.并发症护理

术后尿失禁常为暂时性的，用较细导尿管引流数日后可恢复。如不能恢复，指导患者进行肛门括约肌收缩练习。

### （十一）护理评价

（1）患者排尿形态是否正常。

（2）患者是否发生感染或感染后是否得到控制。

（3）患者是否发生尿失禁。

### （十二）健康指导

（1）指导患者定时进行尿道扩张练习。

（2）讲解尿道扩张的意义及护理配合注意事项。

（3）鼓励患者多饮水。适当运动，进食高纤维素的食物，防止便秘。

# 第五节　尿潴留

尿潴留是指尿液潴留在膀胱内不能排出，常常由排尿困难发展到一定程度引起。尿潴留分为急性与慢性两种。急性尿潴留发病突然，十分痛苦，是一种常见急症，需及时处理；慢性尿潴留起病缓慢，病程较长，下腹部可触及充满尿液的膀胱，但患者却无明显痛苦。

## 一、病因

引起尿潴留的病因很多，可分为机械性梗阻和动力性梗阻两类，其中以机械性梗阻病变最多见。

### （一）机械性梗阻

任何导致膀胱颈部及尿路梗阻的病变均可引起尿潴留，例如，良性前列腺增生、前列腺肿瘤、膀胱颈挛缩、膀胱颈部肿瘤；先天性后尿道瓣膜及各种原因引起的尿道损伤、尿道狭窄、异物、肿瘤和尿道结石也可引起尿潴留；此外，处女膜闭锁的阴道积血、盆腔肿瘤、妊娠的子宫等也可引起尿潴留。

### （二）动力性梗阻

动力性梗阻是指膀胱、尿道无器质性梗阻病变，由尿潴留系排尿动力障碍所致。中枢和周围神经系统病变是最常见的病因，如脊髓或马尾损伤、肿瘤、糖尿病等造成神经源性膀胱功能障碍，继而引起尿潴留。妇科盆腔根治性手术损伤副交感神经分支、肛管直肠手术及腰椎麻醉术后均可能出现排尿困难，引起尿潴留。此外，各种松弛平滑肌的药物，如阿托品、山莨菪碱等，偶尔也可导致排尿困难，引起尿潴留；高热、昏迷、低血钾后不习惯卧床排尿者也会出现尿潴留。

## 二、临床表现

尿潴留患者体检时耻骨上区常可见到半球形膨隆，用手按压有明显尿意，叩诊为浊音。

### （一）急性尿潴留

发病突然，膀胱胀满但滴不出尿，胀痛难忍，辗转不安，有时从尿道溢出部分尿液，但仍不能减轻下腹疼痛。

### （二）慢性尿潴留

起病缓慢，膀胱内尿液长期不能完全排空，有残余尿存留，多表现为排尿不畅、尿频，常有排尿不尽感，有时出现尿失禁现象，因此慢性尿潴留患者多以充盈性尿失禁就诊。

## 三、诊断

根据病史及典型的临床表现，尿潴留诊断并不困难。超声检查可以明确鉴别尿潴留与无尿，无尿是指肾衰竭或上尿路完全梗阻，膀胱内空虚无尿，两者含义不同，不能混淆。

## 四、治疗

### （一）急性尿潴留

1.非手术治疗

（1）病因处理：及时解除病因，对症处理，恢复排尿。

（2）诱导、用药或导尿：对术后动力性梗阻引起的尿潴留可采用诱导排尿、针灸、穴位注射新斯的明或在病情允许下改变排尿姿势。如病因不明或梗阻一时难以解除，急诊处理可行导尿术，然后进行进一步检查，明确病因并进行治疗。

2.手术治疗

梗阻病因不能解除时，可行膀胱造瘘术，长期引流尿液。

急性尿潴留放置导尿管或膀胱穿刺造瘘引流尿液时，应间歇、缓慢地放出尿液，避免快速排空膀胱，一次放尿量不可超过1000mL，以免内压骤然降低而引起膀胱内大量出血。

### （二）慢性尿潴留

若为机械性梗阻引起的尿潴留，有上尿路扩张、肾积水、肾功能损害者，应先引出膀胱内尿液，待肾积水缓解、肾功能改善后，针对病因择期手术或采取其他方法治疗。若为动力性梗阻引起的尿潴留，多数患者需间歇清洁自我导尿，如自我导尿困难或上尿路积水严重，可做耻骨上膀胱造瘘术或其他尿路改道术。

## 五、护理

### （一）常见的护理诊断/问题

1.焦虑

焦虑与患者对手术的惧怕、担心预后及住院费用高有关。

2.睡眠形态紊乱

睡眠形态紊乱与尿潴留、尿路梗阻有关。

3.排尿形态改变

排尿形态改变与留置尿管有关。

4.舒适的改变

舒适的改变与手术后卧床、留置尿管及手术创伤有关。

5.活动无耐力

活动无耐力与手术创伤所致乏力有关。

6.疼痛

疼痛与尿路梗阻、手术创伤有关。

7.营养失调：低于机体需要量

营养失调：低于机体需要量，与术后食欲下降、机体摄入不足或丢失过多有关。

8.有皮肤完整性受损的危险

皮肤完整性受损与年龄及卧床有关。

9.部分自理能力缺陷

部分自理能力缺陷与留置尿管有关。

10.知识缺乏

缺乏疾病、手术及麻醉相关知识。

11.潜在并发症

潜在并发症为膀胱出血。

## （二）护理目标

（1）患者情绪平稳、心理状态稳定、焦虑程度减轻，能配合各项检查、治疗及护理。

（2）患者安静入睡，保证有充足的睡眠时间。

（3）患者可以适应留置尿管，并且留置尿管能保持有效引流。

（4）患者主诉不适感减轻或消失，得到较好休息。

（5）患者能改善自身的活动状况，活动耐力增加，可以逐步增加活动量并达到特定的活动水平。

（6）患者主诉疼痛症状减轻或消失。

（7）患者食欲恢复，无明显体重下降，营养摄入量能满足日常活动和机体代谢所需。

（8）患者受压部位皮肤完整，无压红及压疮，四肢末梢温暖。

（9）患者合理的生活需要得到协助或可自行完成。

（10）患者对疾病和治疗的认识提高，充分了解疾病的相关知识及相关治疗配合的要点。

（11）术后未发生相关并发症，或并发症发生后能得到及时治疗与处理，术后恢复顺利。

## （三）护理措施

1.术前护理措施

（1）心理护理：充分了解患者的心理及身体情况，针对产生焦虑、恐惧及情绪不稳等心理反应的原因，给予正确的引导，向患者及家属详细讲解手术的必要性，消除其恐惧情绪，并积极配合治疗。选用盐酸坦索罗辛、非那雄胺等药物治疗时，向患者说明药物的用法、用量及注意事项。

（2）观察患者排尿情况：有尿潴留时，及时留置尿管或耻骨上膀胱造瘘。观察患者尿液颜色、性状及排尿量，有血尿者必要时可行持续膀胱冲洗，并及时通知医师。

2.术前常规准备

（1）协助完善相关术前检查：如心电图、X线摄片、B超、CT、MRI、出凝血试验等。

（2）预防尿潴留：忌辛辣刺激性饮食，如烟酒及咖啡，预防感冒和便秘。

（3）抗生素的选择：术前行抗生素皮试，术晨遵医嘱带入术中用药。

（4）饮食指导：术前进食易消化、高营养的食物，维持体液平衡和内环境稳定，有效改善患者的营养状况，提高对手术的耐受力。术前禁食8小时，禁饮4小时。

（5）术前健康教育：指导患者提前练习床上排尿、排便，自行调整卧位和床上翻身的方法。督促患者活动与休息相结合，减少明显的体力消耗，术前睡眠不佳者，可遵医嘱适当给予催眠药物，术晨需取下活动义齿、金属饰品及其他贵重物品。

（6）术前协助患者沐浴或清洁会阴部，做好手术区域皮肤准备，术晨更换清洁病员服。

（7）术晨与手术室人员进行患者相关信息的核对后，做好交接，将患者送入手术室。

3.术后护理措施

（1）外科术后护理常规

全麻术后护理常规：了解手术和麻醉方式、术中情况，了解切口部位及敷料包扎情况，了解皮肤及末梢循环情况，了解感知觉的恢复情况和四肢活动度，判断手术创伤对机体的影响，予以持续低流量吸氧，严密监测生命体征，采用床挡保护以防坠床。

管道观察及护理：留置针妥善固定且输液通畅，注意观察穿刺部位皮肤情况，常规留置尿管护理，如拔管，应注意观察患者排尿情况。

基础护理：做好口腔护理、会阴护理、皮肤护理，定时翻身，协助患者清洁，取舒适卧位等。

（2）饮食护理：术后6小时内禁食水；6小时排气后可开始饮水，饮水后无恶心、呕吐等不适症状，则可改为普食。

（3）体位与活动：全麻清醒前，去枕平卧位，头偏向一侧。全麻清醒后手术当日，低半卧位，可床上轻微活动。术后第1日，床上自由体位，半卧位为主。

（4）缓解疼痛：了解患者疼痛的部位、程度、诱因等，遵医嘱给予止痛药。

（5）并发症预防：避免膀胱出血，注意一次放尿量不可超过1000mL，以免引起膀胱出血。

## （四）健康指导

（1）患者应注意不可一次摄入过多水分，以防止诱发尿潴留；但也不可摄入水分过少，否则可能加重尿路结石、尿路感染等并发症。

（2）教会患者明确并注意避免尿潴留的诱因，对于药物引起的尿潴留，告知患者今后应禁用或慎用这类药物；对于前列腺增生引起的尿潴留者，告知其戒烟、戒酒，不可久坐，不可过劳，防止便秘和憋尿等。

（3）教会患者及家属诱导排尿的方法，如听流水声、热敷下腹部，但嘱患者诱导排尿无效时应立即导尿，不可憋尿过久。

（4）长期留置尿管者应定期更换尿管，更换时注意避免污染。教会患者观察尿液的颜色及性质，如发现尿液浑浊、有异味或发热等全身症状时应及时就诊。

（5）定期随访，积极治疗引起尿潴留的原发病，避免疾病进展引起的肾功能损害等严重后果。

# 第六节　肾积水

尿液由肾排出受阻，蓄积后肾内压力增高，造成肾盂肾盏扩张和肾实质压迫性萎缩，功能减退，致尿液积聚在肾内称为肾积水。肾积水容量超过1000mL或小儿超过24小时尿液总量时，称为巨大肾积水。各种原因所导致的尿路任何部位的梗阻最终都可引起肾积水，上至肾盂，下至尿道外口。正常妊娠所导致的肾积水是一种可复性生理改变。

## 一、病因和发病机制

由于泌尿系统发生梗阻的部位及程度不同，尿路中各个器官的病理改变亦各有异，但基本的病理改变是发生梗阻的部位以上压力增高，尿路扩张积水，长时间未能解除梗阻，将导致肾积水和肾功能损害。

上尿路慢性梗阻时，梗阻部位以上压力增高，输尿管收缩力增加，蠕动增强，管壁因平滑肌增生而增厚。当尿路内压力增高到一定程度时，可使肾小球滤过压降低，滤过率减少，但肾内的血液循环仍可保持正常，肾的泌尿功能仍能持续一段时间，此时肾内尿液可通过肾盂静脉、集合管、淋巴逆流，使肾盂和肾小管的压力有所下降，肾小球泌尿功能得以维持，起到暂时平衡作用。如果尿路梗阻不能及时解除，尿液的回流无法缓冲不断分泌的尿液时，梗阻进一步加重，肾盂内压力持续升高，压迫肾小球、肾小管及附近的血管，造成肾脏缺血缺氧，尿路平滑肌逐渐萎缩，张力减退，管壁变薄，蠕动减弱乃至消失，失去代偿能力，导致肾内积水逐渐增多，肾功能受损，最后肾脏成为一个无功能的巨大水囊。

## 二、临床表现

肾积水由于原发病因、梗阻部位、程度、时间长短及病情发展快慢不同，肾积水的临床表现各不相同，甚至可全无症状。

### （一）导致梗阻的原发病

泌尿系统肿瘤多为肉眼血尿，泌尿系统结石引起的梗阻常表现为镜下血尿，前列腺增生或尿道狭窄导致膀胱出口梗阻时可有排尿困难、炎症或结核所引起的继发性肾积水，多以原发病因的症状和体征为主要表现，很少显现出肾积水的征象。

### （二）肿块

因肾下极异位血管或纤维束压迫输尿管、先天性肾盂输尿管连接处狭窄等所引起的肾积水，由于病情发展常较缓慢，临床症状常不明显或仅有腰部隐痛不适，但当肾积水达较严重程度时，可出现腹部肿块，有些患者特别是小儿以腹部肿块就诊时，体检时腹部可触及肿大的肾脏，表面光滑且多有囊性感，也是大多数此类患者就诊的最初原因。

### （三）疼痛

疼痛是肾积水较常见的症状，多表现为间歇性腰部和（或）腹部胀痛。引起疼痛的主要原因是大量饮水，积水的肾脏增大，肾包膜受牵拉。

### （四）感染

肾积水易引发感染，合并感染时可出现尿频、尿急、尿痛及脓尿，严重时可出现全身中毒症状，但老年、免疫功能下降、营养不良患者的临床表现可不明显，甚至不出现任何症状。

### （五）肾衰竭

尿路梗阻引起的肾积水，如梗阻长时间不能解除，可导致肾功能损害严重，出现不同程度的食欲缺乏、恶心呕吐、乏力、水肿等肾衰竭征象。双侧或孤立肾发生急性梗阻时，可出现少尿或无尿等急性肾衰竭征象。

## 三、辅助检查

根据临床表现和相关检查结果判断肾积水的存在及程度，还应同时明确引起肾积水的病因、梗阻的部位及有无感染，评估患侧肾脏的损害程度以及对侧肾脏的功能状况。

## （一）实验室检查

1.血液检查

了解有无感染、氮质血症、酸中毒、电解质紊乱及总肾功能。

2.尿液检查

除尿常规检查和尿细菌培养外，必要时需进行结核分枝杆菌和脱落细胞检查。发生慢性梗阻时，尿液检查可发现尿钠浓度升高、尿液渗透压降低、尿/血浆肌酐比率降低。

## （二）影像学检查

1.X线平片

对肾积水的诊断有重要价值。如肾积水是结石所致，尿路平片可见到尿路结石影及积水增大的肾轮廓。

2.B超检查

超声可以明确判定增大的肾是实性肿块还是肾积水，清晰地显示肾实质、肾盂及输尿管扩张情况，并可确定肾积水的程度和肾皮质萎缩情况，也可显示梗阻的部位及病因，简便易行，无创伤，尤其是对造影剂过敏者、妊娠妇女、婴儿及胎儿更为适宜，是诊断肾积水的首选检查方法。

3.静脉尿路造影

早期可见肾盏、肾盂扩张，肾盏杯口消失或呈囊状显影，可了解肾积水的梗阻部位、原因、程度以及患肾的功能状况，也可反映对侧肾功能以及整个尿路状况。

4.肾图

尤其是利尿性肾图检查，对判定上尿路有无机械性梗阻及判定梗阻的程度有一定帮助，利尿性肾图还可检查肾功能损害程度，对判定肾积水的治疗是否需要手术也有帮助，还可作为肾盂成形术后肾功能恢复的监测手段。

5.CT检查

CT尿路成像可清晰显示肾、输尿管、膀胱的形态，也可清晰显示肾积水程度和肾实质萎缩情况，判断肾积水的原因和程度，有助于腹腔、腹膜后和盆腔病变的鉴别诊断。

6.MRI检查

主要了解肾积水的尿路形态学改变，对肾积水的诊断有独到之处。肾积水导致肾功能损害严重时，排泄性尿路造影患肾多不显影。MRI水成像则可以清晰地显示梗阻部位及其以上的尿路形态，可代替逆行性尿路造影。

7.内镜和尿动力学检查

膀胱尿道镜检查可了解下尿路梗阻情况，经膀胱镜将输尿管导管插至梗阻部位以上时，可见尿液快速滴出。输尿管镜检查则可了解上尿路梗阻的原因和部位。输尿管镜及膀胱镜可用于部分尿路梗阻患者的检查，对腔内病变引起的梗阻可明确诊断，而且还可以同时进行治疗。

尿动力学检查可用来鉴别下尿路梗阻的原因，区别膀胱逼尿肌收缩功能障碍或膀胱出口梗阻。

## 四、治疗

尿路发生急性完全性梗阻24小时就可以导致肾单位损害，如梗阻未能及时解除，持续10日，则肾功能下降30%，持续30～40日造成的肾功能损害则难以恢复。慢性尿路梗阻病因解除后肾功能则可得到改善。因此，为尽早解除梗阻，去除病因、控制感染、最大限度地保护肾功能、预防并发症的发生是治疗肾积水的主要原则。

### （一）非手术治疗

非手术治疗适用于可自行缓解的梗阻病变，如炎症、水肿、输尿管小结石、早期的肾盂输尿管连接部梗阻、间歇性发生肾积水的肾下垂等，但对于此类患者必须进行严密随访观察。如果患者病情较危重，不能承受较大的手术或梗阻暂时不能解除时，可先在超声引导下进行造瘘，引流出尿液，有利于感染的控制和肾功能的改善。对于肾积水合并继发感染的患者，应定期检查尿常规和行尿培养，及时应用敏感抗生素控制感染，避免感染加重。

### （二）手术治疗

对于全身情况许可，并且能够通过手术治疗解除梗阻的患者，均应尽早施行手术，去除病因，恢复肾功能。如遇输尿管周围严重病变导致梗阻需长期引流者，可经膀胱镜放置输尿管双J管。如患侧肾已无功能或严重受损，预测及时解除梗阻也无恢复的可能，则考虑肾切除术。

1.肾造瘘术

若肾功能损害较为严重，病情危重者，病因暂不能处理时，应先在梗阻以上部位进行引流，待感染得到控制、肾功能改善后，再针对病因治疗。如梗阻病因不能去除，肾造瘘则作为永久性治疗措施。

2.肾切除术

严重肾积水导致肾实质显著破坏、萎缩，剩余的肾实质过少且功能受损严重，引起肾性高血压，或伴有严重感染致肾积脓时，在确保健侧肾功能良好的情况下，可根据情况切除患肾。

## 五、护理

### （一）常见的护理诊断/问题

1.焦虑

焦虑与患者对手术的惧怕、担心预后及住院费用高有关。

2.排尿型态改变

排尿型态改变与留置尿管有关。

3.舒适的改变

舒适的改变与手术后卧床、留置尿管及手术创伤有关。

4.活动无耐力

活动无耐力与手术创伤所致乏力有关。

5.疼痛

疼痛与尿路梗阻、手术创伤有关。

6.营养失调

营养失调与术后食欲下降、机体摄入营养不足或营养丢失过多有关。

7.有皮肤完整性受损的危险

皮肤完整性受损与年龄及卧床有关。

8.部分自理能力缺陷

部分自理能力缺陷与留置尿管有关。

9.知识缺乏

缺乏与疾病、手术及麻醉相关的知识。

10.潜在并发症

潜在并发症为肾脓肿、肾衰竭。

### （二）护理目标

（1）患者情绪平稳、心理状态稳定、焦虑程度减轻，能配合各项检查、治疗及护理。

（2）患者可以适应留置尿管，并且留置尿管能保持有效引流。

（3）患者主诉不适感减轻或消失，得到较好休息。

（4）患者能改善自身的活动状况，活动耐力增加，可以逐步增加活动量并达到特定的活动水平。

（5）患者主诉疼痛症状减轻或消失。

（6）患者食欲恢复，无明显体重下降，营养摄入量能满足日常活动和机体代谢的需要。

（7）患者受压部位皮肤完整，无压红及压疮，四肢末梢温暖。

（8）患者合理的生活需要得到协助或可自行完成。

（9）患者对疾病和治疗的认识提高，充分了解疾病的相关知识及相关治疗配合要点。

（10）术后未发生相关并发症，或并发症发生后能得到及时治疗与处理，术后恢复顺利。

## （三）护理措施

1.术前护理措施

（1）心理护理：充分了解患者的心理及身体情况，针对产生焦虑、恐惧及情绪不稳定等心理反应的原因，给予正确的引导，向患者及家属详细讲解手术的必要性，消除其恐惧情绪，并积极配合治疗。

（2）用药指导：向患者说明药物的用法、用量及注意事项。

（3）观察患者排尿情况：观察患者尿液颜色、性状及排尿量，并及时通知医师。

2.术前常规准备

（1）协助完善相关术前检查：如心电图、X线摄片、B超、CT、MRI、出凝血试验等。

（2）预防尿潴留：忌辛辣刺激性饮食，如烟酒及咖啡，预防感冒和便秘。

（3）抗生素的选择：术前行抗生素皮试，术晨遵医嘱带入术中用药。

（4）饮食指导：术前进食易消化、高营养的食物，维持体液平衡和内环境稳定，有效改善患者的营养状况，提高对手术的耐受力。术前禁食8小时，禁饮4小时。

（5）术前健康教育：指导患者提前练习床上排尿、排便，自行调整卧位和床上翻身的方法。督促患者活动与休息相结合，减少明显的体力消耗，术前睡眠不佳者可遵医嘱适当给予催眠药物，术晨需取下活动义齿、金属饰品及其他贵重物品。

（6）术前协助患者沐浴或清洁会阴部，做好手术区域皮肤准备，术晨更换清洁病员服。

（7）术晨与手术室人员进行患者相关信息的核对后，做好交接，将患者送入手术室。

3.术后护理措施

（1）外科术后护理常规

全麻术后护理常规：了解手术和麻醉方式、术中情况，了解切口部位及敷料包扎情况，了解皮肤及末梢循环情况，了解感知觉的恢复情况和四肢活动度，判断手术创伤对机体的影响，予以持续低流量吸氧，严密监测生命体征，采用床挡保护以防坠床。

管道观察及护理：留置针妥善固定且输液通畅，注意观察穿刺部位皮肤情况，常规留置尿管护理，如拔管应注意观察患者排尿情况。

基础护理：做好口腔护理、会阴护理、皮肤护理，定时翻身，协助患者清洁，取舒适卧位等。

（2）饮食护理：术后6小时内禁食水；6小时排气后可开始饮水，饮水后无恶心、呕吐等不适症状，则可改为普食。

（3）体位与活动：全麻清醒前，去枕平卧位，头偏向一侧。全麻清醒后手术当日，低半卧位，可床上轻微活动。术后第1日，床上自由体位，半卧位为主。活动能力应当根据患者个体化情况，循序渐进，对于年老体弱患者应减慢活动进度。术后适度活动对于预防肺不张、肺感染、静脉血栓，促进疾病康复等有重要意义，但不能过度活动，否则容易造成创面出血。

（4）缓解疼痛：了解患者疼痛的部位、程度、诱因等，遵医嘱给予止痛药物。

（5）并发症的观察、预防和护理。

观察和预防感染：注意患者排尿情况、腹部肿块大小和体温变化。肾盂成形术后保持各引流管通畅及切口清洁，若无漏尿，肾周引流管可于术后3～4日拔除。若切口处或肾周引流管内流出较多的淡黄色液体，常提示有吻合口漏的发生，应及时与医师联系，予以相应处理。体温过高的患者应给予物理降温，注意末梢保暖，必要时遵医嘱用药，对并发感染者合理使用抗菌药。

观察和预防肾衰竭：给予低盐、低蛋白质、高热量饮食，严格限制入量，记录24小时出入量。如发生肾衰竭，应及时通知医师并协助处理，以尽早恢复肾功能。

## （四）健康指导

（1）多饮水以冲洗尿路，防止尿路感染。

（2）保持造瘘口周围皮肤清洁、干燥，防止感染。

（3）放置双J管的患者，告知其双J管将于术后1～3个月经膀胱镜拔除。

（4）长期留置尿管者应定期更换尿管，更换时注意避免污染。教会患者观察尿液的颜色及性质，如发现尿液浑浊、有异味或发热等全身症状时应及时就诊。

（5）恢复期患者应均衡饮食、合理摄入营养，注意休息，劳逸结合，活动量由小到大。

（6）定期复诊，了解肾积水程度是否减轻及肾功能恢复情况。

# 第七节　肾肿瘤

肾肿瘤是泌尿系统常见的肿瘤之一，多为恶性，且发病率正逐年上升。在临床上常见的恶性肿瘤肾细胞癌（renal cell carcinoma，RCC）是源于肾实质泌尿小管上皮系统的恶性肿瘤，又称肾腺癌，简称为肾癌。肾细胞癌在成人恶性肿瘤中占2%～3%，占肾恶性肿瘤的85%左右，各国或各地区发病率不同，发达国家高于发展中国家，城市地区高于农村地区。男性肾细胞癌发病率是女性的两倍。任何年龄都可能发病，但高峰期在60岁左右。肾盂癌较少见。肾母细胞瘤是小儿最常见的恶性实体肿瘤。

## 一、病因

引起肾癌的病因至今尚未明确，其病因可能与以下因素有关：

### （一）职业因素

有报道长期接触金属铬和铅的工人，从事石棉、皮革相关工作的人群等患病危险性会增加。

### （二）吸烟

吸烟导致肾癌的发病机制并不十分明确，但国外已经有前瞻性的研究证明，吸烟人群的肾癌发病率会有所上升，升高50%左右。亚硝基复合物可能起到一定作用。

### （三）肥胖

越来越多的流行病学研究的证据都趋向肥胖是肾癌的危险因素，机制可能与某些激素水平升高有关。

### （四）其他危险因素

与高血压、饮食、遗传因素、免疫功能障碍有关。有文献报道，在饮食方面，多食蔬菜可降低肾癌发病风险。

## 二、病理生理

大多数肾癌多发于一侧肾，常为单个肿瘤，10%～20%为多发病灶。双侧先后或同时发病者占2%左右。瘤体多数为类似圆形的实性肿瘤，肿瘤的大小不等，平均以7cm多见，与周围肾组织相隔。肾癌的组织病理多种多样，透明细胞癌是其主要构成部分，占肾癌的89%，主要由肾小管上皮细胞发生。

## 三、分类

2010年，美国癌症联合委员会（American Joint Committee on Cancer，AJCC）依据手术前影像学和（或）手术后病理学将T（tumor）、N（lymph nodes）、M（metastasis）三个方面的评价结果对恶性肿瘤进行TNM分期（表9–1）。

表9–1　2010年AJCC肾癌的TNM分期

| 分　期 | 标　准 |
|---|---|
| 原发性（T） | |
| Tx | 原发肿瘤无法评估 |
| T0 | 未发现原发肿瘤的证据 |
| T1 | 肿瘤局限于肾内，最大径≤7cm |
| | T1a肿瘤局限于肾内，肿瘤最大径≤4cm |
| | T1b肿瘤局限于肾内，肿瘤最大径＞4cm但＜7cm |
| T2 | 肿瘤局限于肾内，肿瘤最大径＞7cm |
| | T2a肿瘤最大径＞7cm但≤10cm |
| | T2b肿瘤局限于肾内，肿瘤最大径＞10cm |
| T3 | 肿瘤侵及主要静脉、肾上腺、肾周围组织，但未超过肾周筋膜 |
| | T3a肿瘤侵及肾上腺、肾周围组织和（或）肾窦脂肪组织，但未超过肾周筋膜 |
| | T3b肉眼见肿瘤侵入肾静脉或肾静脉段分支（含肌层）或膈下下腔静脉 |
| | T3c肉眼见肿瘤侵入膈上下腔静脉或侵犯腔静脉壁 |
| T4 | 肿瘤浸润超过肾周筋膜 |
| 区域淋巴结（N） | |
| Nx | 区域淋巴结转移无法成功 |

续表

| 分　期 | 标　准 |
| --- | --- |
| N0 | 无区域淋巴结转移 |
| N1 | 单个区域淋巴结转移 |
| 远处转移（M） | |
| M0 | 无远处转移 |
| M1 | 有远处转移 |

## 四、临床表现

有30%～50%的肾癌患者缺乏早期临床表现，大多在健康体检或其他疾病检查时被发现。常见的临床表现如下。

### （一）肾癌三联症

典型的临床症状是腹部肿块、腰痛和血尿，由于早期肾癌检出增多，临床这些症状只在少数患者中出现，为6%～10%。间歇无痛、肉眼血尿为常见症状，大约50%的患者都会发生。血尿通常为肉眼血尿，偶尔为镜下血尿。出现血尿表明肿瘤已侵入肾盏、肾盂。疼痛常为腰部钝痛或隐痛，多由于肿瘤生长，牵张肾包膜或侵犯腰肌、邻近器官所致，血块通过输尿管时可发生肾绞痛。肿瘤较大时，在腹部或腰部易被触及。

### （二）副瘤综合征

10%～40%有症状肾癌患者出现副瘤综合征，其表现有发热、高血压、红细胞沉降率增快等。发热可能因肿瘤坏死、出血、毒性物质吸收引起，高血压可能因瘤体内动-静脉瘘或肿瘤压迫动脉及其分支，肾素分泌过多所致。约20%的肾癌患者可出现副瘤综合征，容易与其他全身性疾病症状相混淆，应注意鉴别。

### （三）转移症状

约30%的患者因转移症状，如病理性骨折、咳嗽、咯血、神经麻痹及转移部位出现疼痛等初次就诊，40%～50%的患者在初次诊断后出现远处转移。

## 五、辅助检查

肾癌的临床诊断主要依靠影像学检查，胸部X线摄片和腹部CT平扫加增强扫描、MRI

扫描检查是治疗前临床分期的主要依据。

### （一）实验室检查

实验室检查包括血、尿、便常规检查以及病毒指标、血生化以及血液肿瘤标志物检查，目前尚无公认的、可用于肾癌诊断、鉴别诊断及预后判断的肿瘤标志物。

### （二）影像学检查

1.X线检查

X线检查为肾癌患者的常规检查项目，泌尿系统平片（KUB）可见肾外形增大，偶然可见肿瘤散在钙化。胸部X线摄片是术前临床分期的主要依据之一。

2.B超检查

超声检查经济、简便、普及率高，是首选的筛查方法，也是诊断肾肿瘤最常用的检查方法。

B超也可判断恶性的指征，但部分RCC需借助CT和MRI进行鉴别诊断。

3.MRI检查

灵敏度与CT相似，MRI检查对肾肿瘤分期的准确性略优于CT，特别在静脉瘤栓大小、范围以及脑转移的判定方面，MRI优于CT，在压脂序列中可以观察到少血供肿瘤。

4.CT检查

CT检查具有密度及空间分辨率高的特点，对肾脏肿块的检出率近100%，肿瘤诊断正确率达95%以上。

### （三）组织学检查

在非肿瘤性肾病中，肾穿刺活检已成为常规检测手段。但CT和MRI诊断肾肿瘤的准确性高达95%以上，而肾穿刺活检有15%假阴性率及2.5%假阳性率，且可能出现并发症。对影像学诊断难以判定性质的小肾肿瘤患者，可以选择行保留肾单位手术或定期（1～3个月）随诊检查，不推荐对能够进行保留肾单位手术的肾肿瘤患者行术前穿刺检查。同时，对具有较高的特异性和敏感性，但准备进行手术的患者一般也不推荐穿刺活检。对不能手术治疗，需系统治疗或其他治疗的晚期肾肿瘤患者，治疗前为明确诊断，可选择肾穿刺活检，以获取病理诊断。

## 六、治疗

### （一）局限性肾癌

外科手术是局限性肾癌治疗的首选方法。

1.根治性肾切除

根治性肾切除是肾癌最主要的治疗方法。根治性切除范围包括肾周筋膜、肾周脂肪、患肾、区域淋巴结及髂血管分叉以上的输尿管。

2.保留肾单位手术

肾癌发生于解剖性或功能性的孤立肾，根治性肾切除术将会导致肾功能不全或尿毒症的患者，也可以选择保留肾单位手术。

### （二）局部进展性肾癌

首选治疗方法为根治性肾切除术。对转移的淋巴结或血管瘤栓应根据病变程度、患者身体状况等选择是否切除。术后尚无标准辅助治疗方案。

### （三）转移性肾癌

一般采用综合治疗。应用生物制剂、白细胞介素等免疫治疗对预防和治疗转移癌有一定疗效。肾癌具有多药物耐药基因，对放射治疗及化学治疗不敏感。

## 七、护理

### （一）护理评估

1.术前评估

健康史及相关因素：包括家族相关疾病遗传史，了解肾癌的发生时间，有无对生活质量的影响，发病特点。

（1）一般情况：年龄、性别、婚姻和职业等。

（2）发病特点：患者血尿程度，有无排尿形态改变和经常性腰部疼痛。本次病情发现情况，如发病是体检时无意发现、自己扪及包块还是因持续性腰痛而就医。

（3）相关因素：患者是否吸烟，吸烟的频率及数量。患者是否有饮咖啡的习惯，患者以前长期服用哪些药物等。

2.术后评估

是否有尿瘘、腹腔内脏器损伤、继发出血、感染等并发症发生。

## （二）常见的护理诊断/问题

1.营养失调：低于机体需要量

营养失调：低于机体需要量，与长期血尿、癌肿消耗、手术创伤有关。

2.恐惧与焦虑

恐惧与焦虑与对癌症和手术的恐惧有关。

3.疼痛

疼痛与疾病本身、手术创伤有关。

4.知识缺乏

缺乏疾病相关知识。

5.潜在并发症

潜在并发症为出血、感染。

## （三）护理目标

（1）患者营养失调得到纠正或改善。

（2）患者恐惧与焦虑程度减轻或消失。

（3）患者疼痛缓解或消失。

（4）患者了解疾病相关知识。

（5）并发症得到有效预防或发生后得到及时发现和处理。

## （四）护理措施

1.改善患者的营养状况

（1）饮食：指导胃肠道功能健全的患者尽量选择高蛋白、高热量、高纤维素、低脂、易消化、少渣的食物，改善就餐环境，以增加患者食欲。

（2）营养支持：对胃肠功能障碍者，可以通过静脉途径给予营养。

2.心理护理

（1）疏导患者情绪以减轻其内在压力：对担心得不到及时有效诊治的患者，护理人员要主动关心患者，倾听患者诉说，告知手术治疗的必要性和可行性，稳定患者情绪，鼓励患者表达自身感受。

（2）担心术后恢复的患者：应加强术前各项护理措施的落实，让患者体会到手术前的充分准备，树立战胜疾病的信心。可通过已手术患者的现身说法，消除其恐惧心理。争取患者的积极配合。

3.并发症的预防和护理

（1）预防术后出血：密切观察病情，定时监测生命体征。观察引流管引流物状况，若患者术后引流量较多，色鲜红且很快凝固，同时伴血压下降、脉搏增快，常提示有出血，应立即通知医师处理。

（2）预防感染：监测体温变化情况，保持伤口干燥，严格无菌操作。若体温升高或伤口出现红、肿、热、痛，有脓性分泌物，应及时告知医师。遵医嘱应用抗菌类药物，防止感染的发生。

### （五）健康指导

1.康复指导

保证充分的休息，适度身体锻炼，循序渐进运动，加强营养，饮食以清淡优质蛋白为主，增强体质。

2.用药指导

定时规律用药。由于肾癌对放、化疗均不敏感，生物素治疗可能是此类患者康复期的主要方法。在用药期间，患者若有出现不良反应，如低热、乏力等，应及时就医，在医师指导下用药。

3.定期复查

本病的近期、远期复发率均较高，患者需定期复查，术后1个月门诊随访，以后每3个月复查一次，遵医嘱行后续治疗。

# 第八节　膀胱肿瘤

## 一、概述

膀胱肿瘤是泌尿系统中最常见的肿瘤。在我国，膀胱肿瘤的发病率在男性泌尿生殖器肿瘤中居第一位。男性发病率为女性的3～4倍，年龄以50～70岁为多，以表浅的乳头状肿瘤最为常见。膀胱肿瘤以上皮性肿瘤为主，占95%以上，其中超过90%为移行上皮细胞癌，本病恶性度低，复发率高，一旦复发，恶性度增高。

膀胱肿瘤病因尚不完全清楚，研究发现在染料、橡胶塑料、油漆等工业或生活中长期接触苯胺类化学物质，容易诱发膀胱肿瘤。色氨酸和烟酸代谢异常可引起膀胱肿瘤。吸烟也是膀胱肿瘤的致癌因素之一。其他如膀胱白斑、腺性膀胱炎、尿石等也可能是膀胱肿瘤的诱因。

## 二、临床表现

### （一）症状和体征

1.血尿

血尿为膀胱肿瘤最常见和最早出现的症状，多数为全程无痛肉眼血尿，偶见终末或镜下血尿，血尿间歇出现，量多少不一。出血量与肿瘤大小、数目、恶性程度并不一致。

2.尿频、尿痛

膀胱刺激症状常因肿瘤瘤体较大或侵入肌层较深所致，肿瘤坏死、溃疡和合并感染时更明显，属晚期症状。

3.排尿困难和尿潴留

排尿困难和尿潴留发生于肿瘤较大或堵塞膀胱出口时。

4.其他

肿瘤浸润输尿管口可引起肾积水。晚期有贫血、水肿、腹部肿块等表现。

### （二）辅助检查

1.B型超声检查

B型超声检查可发现直径0.5cm以上的膀胱肿瘤，经尿道超声扫描可了解肿瘤浸润范围及深度。

2.尿脱落细胞检查

尿脱落细胞检查可找到肿瘤细胞，但分化良好者不易检出。

3.膀胱镜检查

膀胱镜检查最重要的检查手段，能直接观察肿瘤位置、大小、数目、形态、浸润范围等，并可取活组织检查，进行病理分级和分期，有助于确定诊断和治疗方案。

4.静脉肾盂造影检查

可了解肾盂、输尿管有无肿瘤，膀胱是否充盈缺损，肾积水或显影差提示肿瘤浸润输尿管口。

5.CT、MRI

可了解肿瘤浸润深度及局部转移病灶。

## 三、治疗原则

### （一）以手术治疗为主

根据肿瘤的病理检查并结合患者全身状况，选择合适的手术方法。体积较小或浅表的非浸润性肿瘤多采用经尿道膀胱肿瘤电切或激光切除术；体积较大、浸润较深但较局限的肿瘤可行膀胱部分切除术；较大、多发、反复发作及分化不良、浸润较深的肿瘤应行膀胱全切术。

### （二）膀胱内灌注

常用卡介苗、丝裂霉素、多柔比星、吡柔比星、表柔比星膀胱内灌注治疗，可以预防或推迟肿瘤复发。

### （三）晚期浸润性癌

采用姑息性放射治疗或化疗可减轻症状，延长生存时间。膀胱肿瘤复发率较高，可达80%。

## 四、护理评估

### （一）健康史及相关因素

了解患者一般情况，包括家族中有无膀胱肿瘤或泌尿系统发病者，了解患者有无血尿及血尿程度，有无排尿形态改变，有无对生活质量的影响及发病特点。

### （二）身体状况

了解肿块位置、大小、数量，肿块有无触痛、活动度情况。全身重要脏器功能状况，有无转移灶的表现及恶病质。

## 五、护理要点及措施

### （一）术前护理要点及措施

（1）按泌尿外科疾病术前护理常规护理。

（2）全面评估患者：包括健康史及其相关因素、身体状况、生命体征，以及神志、精神状态、行动能力等。

（3）心理护理：对患者给予充分的理解、关心、帮助，血尿程度严重的患者，避免过度紧张焦虑。解除患者的紧张情绪，积极地配合治疗和护理。告知患者不良的心理状态会降低身体的抵抗力，不利于疾病的康复。根据患者的社会背景、个性及不同手术方式，为患者提供个体化心理支持，以增强战胜疾病的信心。

（4）膀胱镜检查指导：说明膀胱镜检查的意义、操作程序、注意事项及配合要点。鼓励患者配合检查。检查后告知卧床休息，多饮水，遵医嘱给予抗生素治疗，防止感染。

（5）饮食护理：告知患者宜进食高热量、高蛋白、高纤维素、易消化的饮食，多饮水保持尿路通畅。纠正贫血，改善一般状态，必要时遵医嘱给予输血、补液治疗。

（6）手术适应行为训练：指导患者练习床上排便、咳嗽、咳痰，教会膀胱全切患者有规律地收缩肛提肌及腹肌，以便术后有规律排尿。

（7）做好术前护理：遵医嘱术前1天下午13：00给予口服50%硫酸镁粉25g，做好肠道清洁准备。需行膀胱全切手术的患者，术前3天开始给予流质饮食，遵医嘱口服肠道消炎药物，如庆大霉素、甲硝唑等，每日分4次口服。术前1天进清流饮食，遵医嘱给予静脉补充营养。术前晚19：00加服硫酸镁粉25g。术晨清洁灌肠，留置胃管。

### （二）术后护理要点及措施

（1）按泌尿外科一般护理常规及全麻手术后护理常规护理。

（2）观察生命体征：观察患者血压、脉搏、呼吸、体温及意识的变化，给予持续心电监护，每30分钟测量1次，平稳后每小时测量1次并记录。保证各输液管路的通畅，并按时巡视，观察有无不良反应。

（3）患者麻醉清醒后可给予半卧位或侧卧位，以利于引流。定时协助翻身，叩背，按摩下肢，防止肺部并发症、压疮及下肢静脉血栓形成。术后患者如出现疼痛、恶心、呕吐、腹胀等不适，应及时通知医师，对症处理，减少患者的不适感。

（4）饮食：行TURBT者，术后6小时即可进食流质饮食。行膀胱全切者，应严格禁食、水，保证胃管通畅，防止腹胀，肠蠕动恢复前给予静脉补充营养和水分，排气后可逐渐由清流、流质、半流质至普食过渡，嘱患者多饮水，每日3000mL，起到尿道内冲洗的作用。

（5）行TURBT术后患者，要妥善固定导尿管，保持通畅，并给予生理盐水持续膀胱冲洗，根据冲洗液的颜色调节膀胱冲洗的速度，定时挤压导尿管，防止血块阻塞尿管。如膀胱痉挛频繁时，可遵医嘱给予解痉镇痛药。

（6）行膀胱部分切除术，如术后尿液颜色较深或为血性，可遵医嘱给予生理盐水间断或持续膀胱冲洗，稀释尿液颜色，保持尿管通畅，防止凝结的血块堵塞尿管造成膀胱充盈出血。

（7）行膀胱全切手术的患者，术后引流管道较多，应标志清楚，妥善固定，保持通畅，防止管子脱出、打折、扭曲，并分别记录其引流量。严密观察引流管的引流量及性质，定时腹部触诊，倾听患者主诉，判断患者是否有腹胀、尿漏及腹膜炎症状。

（8）观察胃肠功能恢复情况，保持胃肠减压通畅，防止腹胀，并观察胃液的性质及量，每日给予生理盐水冲洗胃管，确保胃管的通畅。

（9）基础护理：每日做好晨晚间护理。有胃管不能进食者，应给予口腔护理2次/天，保持口腔清洁，预防口腔感染。男患者给予消毒尿道口1～2次/天，女患者给予会阴冲洗次1/天，确保会阴部清洁，预防泌尿系统感染。给予雾化吸入2次/天，鼓励咳痰，预防肺部并发症。

（10）心理护理：给予患者心理疏导和安慰，讲解术后注意事项及疾病相关知识，以增强患者战胜疾病的信心。

## 六、健康教育

### （一）活动与休息指导

回肠代膀胱的患者告知其注意休息，保证充足睡眠。3个月之内避免重体力劳动或剧烈的活动，防止发生继发出血，3个月后可从事正常的工作和生活。

### （二）饮食指导

鼓励患者多饮水，饮水量每日3000mL以上。应给予高蛋白、高热量、高维生素、粗纤维、易消化的饮食，保持大便通畅，防止因用力排便增加盆腔压力而致出血，同时劝服患者术后坚持戒烟。

### （三）用药指导

膀胱肿瘤手术后易复发，因此要向患者告知按时接受膀胱灌注化疗药物的重要性。膀胱灌注化疗方法是每周1次，8次为1个疗程，以后改为每月1次，灌注化疗的药物应在膀胱内停留20～50min，每10min更换一次体位，即平卧、俯卧、左侧卧、右侧卧，保证药物与组织有最充分接触。化疗期间定期检查白细胞和血小板，并配合免疫治疗等综合治疗，延缓肿瘤复发时间。

### （四）尿路改道术后对患者的指导

告知正确使用尿袋和自我护理的方法，嘱咐经常更换内衣裤。鼓励患者倾诉内心的烦恼与痛苦，积极参与社会活动，逐渐恢复正常的生活。

### （五）复诊指导

告知膀胱肿瘤患者定期做尿常规和尿细胞学检查，如发现肉眼血尿，及时就医。定期做膀胱镜、B超、CT、核素骨扫描等检查，尽早发现复发和转移病灶。

# 第九节　前列腺肿瘤

## 一、定义

前列腺癌是男性生殖系统常见的疾病，在欧美发病率已经超过肺癌而成为男性发病率最高的恶性肿瘤。前列腺癌主要集中在老年男性。我国的前列腺癌发病也呈增长趋势，其发病率和死亡率明显增加，严重地影响了男性患者的生活质量。

## 二、病因

病因尚不明确，可能与以下因素有关：

（1）年龄因素：随着年龄增长，前列腺癌发病率也明显升高。

（2）遗传因素：有前列腺癌家族史的人群有较高的前列腺癌患病危险性。家族性前列腺癌患者的发病年龄也是其家庭成员患前列腺癌的危险因素。

（3）种族因素。

（4）饮食与环境因素：重要的危险因素包括高动物脂肪饮食、红色肉类的消耗、吸烟、饮酒等。

（5）性生活因素：首次遗精年龄越小，危险越大。

（6）其他危险因素：与体内维生素D、维生素E、胡萝卜素等水平低下关系密切。

## 三、病理生理

前列腺癌可以分为三种类型。

第一型，潜伏型。由于患者病症比较轻，隐藏在身体内部的隐藏型的肿瘤形状比较小，并且不会出现症状，也没有出现转移的现象。常见于尸检，在人体内潜伏并不出现患病的症状。

第二型，临床型。患者的肿瘤部位已经开始出现局部的症状，肿瘤对人体的侵犯开始变得明显，但转移比较晚。这时患者的其他症状也相继会出现，会出现排尿困难、尿频、血尿和尿不尽等症状。

第三型，隐蔽型。这种病理分型患者很难被发现。由于前列腺癌的原发病灶比较小，不容易被发现，但这种分型常会有早期的转移，所以患者发现时可能已经转移到了其他部位，如会出现骨转移、神经转移等。

## 四、临床表现

### （一）症状

早期前列腺癌通常没有症状，但肿瘤阻塞尿道或侵犯膀胱颈时则会发生下尿路症状，严重者可能出现急性尿潴留、血尿、尿失禁。骨转移时会引起骨骼疼痛、病理性骨折、贫血、脊髓压迫等症状，甚至导致下肢瘫痪。

### （二）体征

早期没有明显的体征。随着疾病的发展，直肠指检可触及前列腺结节。淋巴转移时，患者可出现下肢水肿。脊髓受压可出现下肢痛、乏力。

## 五、辅助检查

### （一）直肠指检

大多数前列腺癌源于前列腺的外周带，直肠指检对前列腺癌的早期诊断和分期都有重要价值。考虑到直肠指检可能影响前列腺特异性抗原（PSA）值，应在抽血检查PSA后进行直肠指检。

### （二）实验室检查

PSA作为前列腺癌的标志物在临床上有很重要的作用，可作为前列腺癌的筛选检查方法。正常男性的血清PSA浓度应＜4ng/mL。

### （三）影像学检查

经直肠超声检查（TRUS）能够对前列腺癌进行较可靠的分期，并且有重要的诊断意义，另外还可为前列腺穿刺活检进行精确定位，同时能观察到前列腺周围的肿瘤浸润情况。

### （四）前列腺穿刺活检

六针法穿刺活检在临床的应用比较广泛。其具体方法是在前列腺的两叶，从前列腺尖部、中部、基底部各穿1针，共6针。穿刺一般是在TRUS引导下进行。

## 六、治疗原则

（1）观察等待和主动监测。

①观察等待。观察等待是对于已明确前列腺癌诊断的患者，通过密切观察随诊，直到出现局部或系统症状（下尿路梗阻、疼痛、骨相关事件等）才对其采取一些姑息性治疗，如下尿路梗阻的微创手术、内分泌治疗、放疗等，来缓解转移病灶症状的一种保守治疗前列腺癌的方法。适用于不愿意或体弱不适合接受主动治疗的前列腺癌患者。

②主动监测。主动监测是对于已明确前列腺癌诊断，有治愈性治疗适应证的患者，因担心生活质量、手术风险等因素，不即刻进行主动治疗而选择严密随访，积极监测疾病发展进程，在出现肿瘤进展达到预先设定的疾病进展阈值时再给予治疗。

（2）前列腺癌根治切除术（简称“根治术”）是治愈局限性前列腺癌最有效的方法之一。其主要方式有开放经会阴、经耻骨后前列腺癌根治术；腹腔镜前列腺癌根治术；机器人辅助前列腺癌根治术。

（3）外放射治疗。

（4）近距离照射治疗。

（5）新辅助激素治疗。

（6）内分泌治疗。

（7）化疗。

## 七、护理

### （一）护理评估

1.术前护理评估

（1）健康史：患者基本情况，包括从事的工作，评估患者的发病情况及出现的症状。

（2）既往史：了解患者及其家族是否有肿瘤原发病史。

（3）辅助检查：包括实验室检查和影像学检查结果。

（4）心理和社会支持状况：患者和家属对前列腺癌的恐惧、治疗方法、康复知识的认知程度，家庭经济状况及性生理的认知程度。

2.术后护理评估

（1）严密观察生命体征变化、饮食、睡眠、伤口情况。

（2）引流管引流情况。

（3）评估肢体感觉、活动情况。

## （二）护理诊断

1.术前护理诊断

（1）知识缺乏：缺乏疾病相关知识及术后康复知识。

（2）焦虑、恐惧：与对癌症的恐惧、害怕手术、担心预后有关。

2.术后护理诊断

（1）疼痛：与疾病有关。

（2）营养失调/低于机体需要量：与癌症消耗、手术创伤、早期骨转移有关。

（3）排尿形态异常：与留置尿管、尿失禁有关。

（4）潜在并发症：出血、感染、尿瘘、尿道狭窄等。

## （三）护理措施

1.术前护理措施

（1）心理护理：了解并鼓励患者说出自己的思想顾虑，鼓励患者学会调养情志，解除思想顾虑，帮助患者树立战胜疾病的信心。鼓励患者家属和朋友给予患者关心与支持。

（2）加强术前健康宣教：应根据患者的特点，以通俗易懂的语言向患者介绍前列腺癌的基本医学知识，并详细讲解手术目的、过程、麻醉、术前术后注意事项、术后可能出现的并发症，对各种并发症的预防方法等进行讲解，解除患者的恐惧心理，增强对手术的信心，更好地配合治疗和护理，建立良好的护患关系。同时，耐心对患者担心的问题进行解答。训练床上大小便。

（3）其他护理措施。

①活动与休息：术前2周戒烟、戒酒，协助做好术前检查，了解身体状态。

②饮食护理：适当饮水，忌辛辣刺激性饮食。不宜饮酒，嘱患者多食富含粗纤维的食物，防止便秘。术前晚进易消化饮食，如稀饭、面条等。术前禁食12小时，禁饮6～8小时。

2.术后护理措施

（1）严密观察生命体征及预防出血：术后24小时应常规给予心电监测、持续低流量氧气吸入，监测意识、心率、呼吸、血压、血氧饱和度等的变化，发现异常及时报告医生处理。

（2）体位与活动：术后去枕平卧6小时，头偏向一侧，保持呼吸道通畅。术后第一天半卧位为主，适当床上活动；术后第2天增加床上活动；术后第3天鼓励适当下床活动。活动能力应根据个体情况，循序渐进。

（3）饮食护理：术后肠道排气后进食流食，第2天可进食半流质饮食，根据个人具体情况逐步恢复普食。饮食主要以清淡食物为主，避免进食刺激性食物。建议多食新鲜蔬果，养成良好的饮食习惯，尽量坚持低盐、低脂、高维生素、高蛋白饮食。

（4）加强基础护理：患者卧床期间，协助其定时翻身，按摩骨突处，防止皮肤发生压疮，做好晨晚间护理，增进患者的舒适度。术后出现疼痛、恶心、呕吐等不适，及时通知医生，对症处理，减轻患者不适症状。

（5）管道护理。

①妥善固定引流管，确保引流通畅，防止牵拉、打折、受压、脱落及引流液反流。如有引流不畅，应及时调整引流管的位置，冲洗引流管或重新留置。

②观察引流液的颜色、性质和量，观察患者切口周围体征，有无胀痛、局部丰满，发现异常应报告医生进行处理。

③预防感染：留置尿管患者每日会阴护理2次。所有引流袋每日更换，更换时严格无菌操作。放置引流袋平卧时应低于患者耻骨联合处，站立位时应低于尿道口。普通导尿管每周更换1次，气囊导尿管可适当延长更换时间，但不宜超过1个月。

④拔管：一般术后视情况2～3周可拔除尿管，拔尿管后注意观察患者自行排尿情况。引流管一般术后2～3天即可拔除，拔除后密切观察伤口有无渗出，以及渗出液的性状、颜色及量，敷料潮湿及时更换。

（6）疼痛护理：对于术后主诉疼痛的患者应详细询问疼痛部位，对其疼痛情况进行分析，若疼痛较轻则向患者解释是术后正常情况，无须过分担心，并指导患者以转移注意力等方法缓解疼痛；对于疼痛难忍者，必要时在医生指导下采用镇痛药物以缓解疼痛。使用镇痛泵的患者，注意检查管道是否通畅，评价镇痛效果；提供舒适、安静的环境。

### （四）健康教育

（1）出院前向患者及其家属详细介绍出院后有关事项，告知患者出院后应定期来院复诊：包括PSA、直肠指检等检测，2年内每1～3个月一次，2年后每3～6个月一次，5年后每年一次。

（2）生活要有规律，保持积极乐观的心态，注意休息，根据体力，适当锻炼。做提肛运动，每个动作持续3～10秒，每次10～20分钟，每天3～6次，以增强盆底肌肉张力，促进尿道括约肌功能的恢复。

（3）避免高脂饮食，尤其是动物脂肪、红色肉类。多食豆类、新鲜蔬菜和水果及富含纤维素的饮食。适当补充钙和维生素D、维生素E、胡萝卜素。控制食物摄入总热量和脂肪量。

（4）遵医嘱完成放疗、化疗、内分泌治疗等后续治疗。

# 第十章　泌尿外科围术期管理

## 第一节　泌尿外科腹腔镜围术期常规护理

### 一、定义

#### （一）腹腔镜手术

随着腹腔镜技术的日益完善和腹腔镜医生操作水平的提高，几乎所有的外科手术都能采用这种手术。方法是在患者腰部做3个1cm的小切口，各插入一个称为“trocar”的管道状工作通道，以后一切操作均通过这3个管道进行；再用特制的加长手术器械在电视监视下完成与开放手术同样的步骤，达到同样的手术效果。

腹腔镜手术的优点是腹部切口瘢痕小、痛苦小、恢复快，有的只要2～3天即可出院，7天即可完全恢复健康并投入工作，患者负担费用大大减少，同时医院病床周转率加快。

#### （二）围术期

围术期是围绕手术的一个全过程，从患者决定接受手术治疗开始，到手术治疗直至基本康复，包含手术前、手术中及手术后的一段时间，具体是指从确定手术治疗时起，直到与这次手术有关的治疗基本结束为止，时间在术前5～7天至术后7～12天。

### 二、手术前期的护理及准备

从患者准备手术至进入手术室，这一时期称为手术前期。完善的手术前准备是手术成功的重要步骤。手术前护理的重点：评估和矫正可能增加手术危险性的生理与心理问题，给予患者相关的健康教育，指导适应术后变化的锻炼。

## （一）护理评估

1.健康史

包括一般资料、主要的医疗诊断、自理程度、既往疾病史、手术史、药物过敏史、本次发病的诱因、诊治经过等。

2.辅助检查

包括实验室检查和影像学检查结果。

3.心理和社会状况评估

患者术前紧张、恐惧的原因，患者及家属对疾病的认知情况和家庭经济承受能力。

4.身体状况

包括营养状况、生命体征和重要系统功能。

（1）循环系统：患者是否患有高血压、心绞痛、心肌梗死。

（2）呼吸系统：吸烟史、呼吸道疾病史、呼吸功能状况。

（3）泌尿系统：尿液性状、泌尿系疾病史。

（4）血液系统：出/凝血时间、出血病史、是否使用抗凝血药物、肝肾功能。

## （二）护理诊断

1.焦虑、恐惧

与不熟悉医院情况，对麻醉、手术预后的担忧有关。

2.营养失调：低于机体需要量

与营养物质摄入不足或消耗过多有关。

3.体液不足

与术前液体摄入不足或丢失过多有关。

## （三）护理措施

1.心理护理

（1）充分尊重患者自主权的选择，在患者“知情同意”的前提下采取手术治疗措施，在患者没有知情同意前不宜做任何手术治疗。

（2）增进与患者及家属的交流，解释手术对疾病治疗的重要性和手术后在恢复过程中可能发生的并发症及预防措施，向患者及家属交代清楚，消除其恐惧、紧张、焦虑等情绪，以取得信任和配合；同时，鼓励家属多关心、支持患者，增加患者战胜疾病的信心。

2.营养管理

（1）运用营养风险筛查表对患者进行营养筛查，根据筛查结果，医护一体制订营养治疗方案。鼓励患者进食高蛋白质、富含维生素、易消化食物，提高机体抗感染和组织修复能力。

（2）严重营养不良患者首选肠内营养支持治疗。

（3）营养支持目标：白蛋白＞35g/L。

（4）严重营养不良的患者行营养支持治疗后，根据情况再纳入手术。

3.健康教育

（1）告知术前戒烟、皮肤准备及禁食禁饮等行为的目的。

（2）讲解术后早期活动、深呼吸及咳嗽排痰的意义。

（3）讲解术后可能留置的各种引流管、氧气管、导尿管、胃肠减压管等的目的和意义。

（4）指导术后必须进行的活动锻炼。

4.呼吸道准备

术前戒烟2周以上，以免呼吸道黏膜受刺激，分泌物增多。教会患者有效呼吸及咳嗽排痰。

（1）深呼吸：患者术前应学会深呼吸，这有助于肺泡扩张，促进气体交换，预防术后肺炎和肺不张。深呼吸运动应先从鼻慢慢深吸气，使腹部隆起，呼气时腹肌收缩，由口慢慢呼出。

（2）有效咳嗽：手术后患者因伤口疼痛不愿咳嗽排痰或咳嗽排痰无效，故术前应指导有效的咳嗽排痰方法。患者可取坐位或半坐卧位，上身微向前倾，咳嗽时必须双手放在切口两侧，向切口方向按压，以减轻切口张力和振动，使疼痛减轻。在排痰之前，先轻轻咳嗽几次，使痰液松动，再深吸气后，用力咳嗽使痰液顺利排出。

5.胃肠道准备

（1）饮食：根据手术方式、部位和范围不同，术前给予不同的饮食。普通手术患者饮食不受限制，但从手术前12小时开始都应禁食，4～6小时开始禁饮水，以防因麻醉或手术过程中的呕吐而引起窒息或吸入性肺炎。与胃肠道手术相关的患者，如原位膀胱术、前列腺癌根治术等，术前1～3天开始进流质饮食，并行肠道清洁。

（2）肠道清洁：若做与胃肠道相关的手术的患者，如原位膀胱术、前列腺癌根治术等，术前1天开始服用缓泻剂，术前晚及术晨行清洁灌肠，并观察灌肠效果，应灌洗至流出液中无粪便为止。直肠、结肠手术患者术前须口服肠道抑菌药，以减少术后感染。

6.皮肤准备

重点是清洁手术区域皮肤，如切口周围毛发不影响手术操作，可不必剃除，因剃毛发可造成肉眼看不到的皮肤损伤，而成为细菌生长繁殖的基础和感染源。如毛发影响手术操作，则应全部剃除。备皮范围：上起乳头平线、下至耻骨联合，两侧到腋后线，剃净阴毛，清洁脐孔。

7.活动练习

向患者解释手术后身体活动有助于血液循环，预防静脉血栓，促进肺换气及胃肠蠕动，减少肺部并发症。指导患者利用床头栏杆向两侧翻身和由床上坐起的方法。对术后需要较长时间卧床的患者，应指导训练肌肉的舒缩运动和关节的全范围活动。

8.排便练习

指导患者练习床上大小便。绝大多数患者不习惯在床上排便，特别是受因手术和麻醉的影响，术后容易发生便秘，因此术前必须练习床上排便。

9.术前常规准备

（1）根据用药方案做药物过敏试验，根据手术大小备血，术前晚酌情服用镇静安眠药。

（2）督促或协助患者完成个人卫生清洁，保证“三短六洁”（三短：头发、胡须、指（趾）甲短，六洁：头发、口腔、皮肤、指（趾）甲、会阴及床单位清洁），女患者清除指甲油，术晨更换清洁病衣裤。

（3）检查手术前准备工作是否完善，如手术标识、皮肤准备情况，是否确实做到禁食、禁水等。

## 三、手术中期的护理（手术室完成）

从患者进入手术室到手术结束，麻醉恢复的一段时期称为手术中期。这段时期的护理就是要保障手术的顺利进行，确保患者安全。

## 四、手术后期的护理

术后护理是指患者手术后返回病室直至出院这一阶段的护理。其目的是尽快恢复患者正常的生理功能，减少生理和心理的痛苦与不适，预防并发症的发生。

### （一）护理评估

1.身体状况

包括生命体征，各引流管是否通畅，引流液的颜色、性质是否正常，是否发生出血，以及疼痛、睡眠、饮食情况。

2.心理状况

患者的心理反应及对手术的认知情况。

## （二）护理诊断

1.疼痛

与手术有关。

2.焦虑

与患者因疼痛而产生恐惧，对手术方式不了解，担心预后有关。

3.部分自理能力缺陷

与术后卧床及管道限制有关。

4.潜在并发症

感染、出血、腹胀、皮下气肿、下肢静脉血栓等。

## （三）护理措施

1.病情观察

了解患者麻醉及手术方式，持续心电监护、吸氧，严密监测生命体征、氧饱和度，密切观察伤口及敷料情况，保持伤口敷料清洁、干燥。

（1）全身麻醉未清醒者，应去枕平卧，头偏向一侧，使口腔内分泌物或呕吐物易于流出，避免吸入气管。

（2）严密观察生命体征：手术创伤及麻醉对呼吸、循环功能影响较大，患者可能发生呼吸、循环功能不稳定。因此，应定时监测血压、脉搏、呼吸。手术当天，全身麻醉大手术、老年人或合并心血管疾病等患者应每15～30分钟监测一次，病情稳定后改为1～2小时监测一次，有条件者最好送入监护室；中小型手术可每4小时测量一次，并做好记录。

（3）吸氧：患者术后持续低流量或中等流量给氧，以提高动脉血氧分压。

（4）伤口护理：保持敷料清洁干燥，切口渗血、渗液应及时更换敷料；若出血量较多，立即通知医生，查明原因及时处理。

2.疼痛护理

（1）心理护理：给予心理安慰，向患者解释产生疼痛的原因，向患者介绍对抗疼痛的方法，如听音乐、深呼吸等，帮助其战胜疼痛。

（2）积极寻找引起疼痛的原因，解除疼痛的刺激源；为患者提供安静、舒适的睡眠环境；根据疼痛评分，必要时遵医嘱应用镇痛药并观察用药后反应。

3.恶心、呕吐护理

术后恶心，呕吐常为麻醉反应，待麻醉消失后可自行停止。若持续不止应根据病情综合分析是否存在水、电解质代谢紊乱，颅内压增高或肠梗阻等。

（1）呕吐时将患者头偏向一侧，以防误吸。

（2）观察并记录呕吐次数、呕吐物量、颜色及性状。

（3）清洁呕吐物，加强口腔护理。

（4）无明显诱因的呕吐，遵医嘱给予镇静剂或止吐药。

4.引流管的护理

手术后为了达到排除渗出物、观察有无出血、防止消化液积聚、减少吻合口张力等目的，常需要放置各种引流管。

（1）必须熟知各种引流管的作用和通向，贴好标识，切勿接错。

（2）保持各引流管通畅，妥善固定，防滑脱，避免折叠、受压导致引流不畅，必要时负压吸引。

（3）观察记录引流液的颜色、性状及量。

（4）维持引流管装置的无菌状态，防止污染，每天更换引流袋。

（5）了解各类引流管的拔管指征、拔管时间及拔管方法。

（6）向患者及家属交代注意事项。

5.体位与活动

（1）体位：麻醉清醒后，采取半坐卧位，有利于血液循环和患者呼吸，增加肺通气量；使腹肌松弛，减轻腹壁切口张力；可使炎性渗出物流至盆腔，避免形成膈下脓肿；利于引流，也可使患者逐渐向站立过渡。

（2）活动：待麻醉作用消失后，鼓励患者翻身、床上运动。

术后早期下床活动，以促进肠蠕动，早期活动有增加肺活量、减少肺部并发症、改善全身血液循环、促进切口愈合、防止压疮和减少下肢静脉血栓形成等优点。但有休克、心力衰竭、严重感染、出血、极度衰弱等情况，需要限制活动的患者，则不强调早期活动，应鼓励并协助其进行翻身、拍背、深呼吸、咳嗽排痰及肢体活动等。

6.饮食护理

（1）常规手术后禁食、禁饮，待肠蠕动恢复后第1日，进食流质饮食；第2～3日，由半流质饮食过渡到普食，以少量多餐为原则，注意进食营养丰富、易消化的粗纤维食物，保持大便通畅，避免便秘。

（2）术后患者留置胃管行胃肠减压，如回肠膀胱术等，应遵医嘱禁食禁饮，保持胃管通畅，禁食期间遵医嘱应用肠外营养。待肠蠕动恢复，行腹部平片排除肠梗阻后遵医嘱进食，一般从少量无渣饮食开始过渡到普食。

7.输液护理

输液管保持通畅，留置针妥善固定，注意穿刺部位皮肤情况。

8.基础护理

做好口腔护理、尿管护理、定时翻身并协助完成生活护理。

9.用药护理

合理使用抗生素，避免感染。

10.常见并发症的预防及护理

（1）感染：密切监测生命体征及伤口情况，出现体温升高、白细胞计数增高、血压降低等情况时，及时通知医生，合理使用抗生素，多饮水，达到冲洗泌尿系统器官的目的，做好管道、伤口护理。

（2）出血：密切观察生命体征、伤口及引流液颜色、量的变化。当患者血压下降，伤口及引流液量由少变多，颜色鲜红时，及时通知医生查找出血原因，并进行伤口局部加压包扎，及时应用止血药物。

（3）腹胀：术后腹胀为胃肠功能受抑制，肠腔内积气过多所致。随着手术损伤反应消失，胃肠蠕动恢复，肛门排气后，可自行缓解。如手术数日持续腹胀、肛门未排气、无肠鸣音，可能是腹膜炎或低钾所致的肠麻痹。术后应根据患者情况，鼓励早期下床活动，促进胃肠功能恢复；酌情禁食，持续胃肠减压、肛管排气；由低钾血症或腹膜炎所引起者，遵医嘱做相应处理。

（4）皮下气肿：多发于胸部、腹部、阴囊等处，局部有捻发感，患者有背痛、腹胀感。主要因二氧化碳残留于人体疏松组织所致，一般无须处理，可自行消失，如腹胀明显，可顺时针按揉腹部。

（5）下肢静脉血栓：术前根据患者条件及情况可指导穿抗血栓梯度压力袜，术后6~8小时协助患者交替活动双下肢，次日行踝关节伸屈运动，病情允许的情况下尽早下床活动。当出现一侧或双侧肢体肿胀、疼痛、活动障碍、温度异常的情况，应及时通知医生，行B超或CT检查，及时给予溶栓、抗凝治疗；给患者穿抗血栓梯度压力袜并进行足底泵按摩治疗。如患者下肢血栓已形成，则禁止穿抗血栓梯度压力袜和进行足底泵按摩治疗。

11.出院指导

出院指导的内容因患者和手术种类的不同而有差异。

（1）指导出院后饮食、日常生活及身体活动应注意的事项。

（2）需要继续治疗者，说明治疗方法、注意事项及副作用，以便配合治疗。

（3）根据不同手术、不同的功能恢复要求，指导患者掌握康复锻炼的方法，提高患者的生活自理能力。

（4）告诉患者出院后可能仍存在哪些症状，遇到哪些情况，应怎样处理。

（5）对带管出院的患者，教会患者及家属自我护理的方法，并做好延续护理。

（6）告知患者复诊时间，遇到哪些情况须立即返院检查。

（7）定时随访，并做好记录。

# 第二节　加速康复外科在泌尿外科的应用与管理

## 一、定义

加速康复外科（enhanced recovery after surgery，ERAS）是指通过对一系列医疗行为的改进，最大限度地减少患者围术期的应激，减少患者痛苦，促进器官功能的早期恢复，从而促使患者机体尽快恢复到术前状态，达到快速康复的目的。

## 二、目的

降低术后并发症发生率及死亡率，促进患者康复，缩短住院时间，节省医疗费用，提高患者满意度。

## 三、加速康复外科在泌尿外科的应用

加速康复外科是以患者术后康复为中心，通过精准微创技术、多学科协作，具备流程化、规范化的围术期治疗。它适用于泌尿外科所有微创手术，如腹腔镜前列腺癌根治性切除术、经尿道前列腺电切术、经输尿管镜碎石取石术、经皮肾镜碎石取石术等。

## 四、加速康复外科术前管理

### （一）术前宣教

多数患者在术前存在不同程度的恐慌与焦虑情绪，担心手术的成功与安全，害怕术中术后的疼痛及并发症，个别患者还会产生严重的紧张、恐惧、悲观等负面情绪，均会造成不良的应激反应，妨碍手术的顺利进行与术后的康复。个体化的宣教是ERAS成功与否的独立预后因素，术前通过口头或书面形式向患者及家属详细介绍围术期治疗的相关知识及促进康复的各种建议，使患者及家属充分认识加速康复与常规治疗的不同之处、注意事项及优势，缓解患者紧张焦虑情绪，以使患者理解与配合，让患者共同参与到治疗中来，促进术后快速康复。其具体方法有以下几种：

（1）术前由手术医生、麻醉医生、康复师、护士组成的多学科交叉小组从各自专业角度出发向患者提供疾病病情、手术麻醉方式及术中麻醉配合、术后康复护理等知识，以达到缓解患者紧张、恐惧、焦虑情绪的目的。

（2）在术前给患者发放泌尿外科加速康复外科教育手册。

（3）播放手术相关知识及术后康复方法的教育视频。

（4）责任护士针对视频、手册向患者进行口头解释。

### （二）术前评估

术前全面完成营养筛查、心功能及基础疾病评估，并经相关科室会诊予以纠正，将机体调整至最佳状态，以降低围术期严重并发症的发生。

### （三）营养支持

筛查与治疗营养不良是术前评估的重要内容，在促进加速康复方面具有重要意义。运用营养风险筛查工具《NRS2002营养风险筛查表》进行筛查，当总分值≥3分时，患者处于营养风险阶段，需要营养支持，请营养师结合临床，再根据患者个体情况设定每日营养目标并制订营养计划。术前营养支持的方式首选肠内营养，肠内不能满足可以结合肠外营养支持，改善营养状况，降低术后并发症的发生。当总分值<3分时，应每周进行营养风险筛查。

### （四）术前肠道准备

1.禁食及口服碳水化合物

长时间禁食使患者处于代谢的应激状态，可致胰岛素抵抗，不利于降低术后并发症发生率。对无胃肠道动力障碍患者术前6小时禁食固体饮食；对无糖尿病患者，手术2小时前饮用400mL含12.5%碳水化合物的饮料，减缓饥饿、口渴、焦虑情绪，降低术后胰岛素抵抗，减少术后氮和蛋白质损失，维持肌力，加速患者康复。

2.术前机械性肠道准备

对于患者是应激因素，特别是老年患者，可致脱水及电解质失衡，仅用于需要使用肠道完成手术及严重便秘的患者。

### （五）呼吸系统管理

呼吸系统管理是ERAS的重要环节且贯穿围术期全程。积极进行干预有助于提高肺功能及对手术的耐受性，明显降低术后肺部并发症发生率，缩短住院时间。

1.术前肺功能评估

评估方法包括患者气道炎症、吸烟指数、肺功能检查等。术前肺功能评估可预测手术效果及术后并发症，有助于选择手术类型和手术范围。

2.呼吸功能锻炼

术前戒烟（至少2周），戒烟4周可降低围术期并发症发生率。通过呼吸训练器，了解患者术前呼吸情况，制订术后呼吸锻炼计划；通过指导患者进行呼吸训练、有效咳嗽、胸背部拍击等行为，帮助患者改善肺的呼吸功能，保持呼吸道通畅，减少和预防术后并发症。

3.药物治疗

对于存在气道高反应性和肺功能下降的高危患者，如年龄>65岁、肥胖、有吸烟史、支气管哮喘和慢性阻塞性肺疾病等，术前1周至术后3个月行雾化吸入糖皮质激素治疗。

### （六）疼痛宣教

疼痛是患者术后主要的应激因素之一，可导致患者术后早期下床活动或出院时间延迟，阻碍患者术后康复，影响患者术后生活质量。因此，疼痛治疗是ERAS非常重要的一个环节，术前评估和了解患者对疼痛的认识及需求，告知患者疼痛的新理念，非药物镇痛的方法，如听音乐、分散注意力等，让患者学会疼痛评分，以备术后及时采取镇痛措施减少疼痛。常用的疼痛评分工具有以下几种：

1.视觉模拟评分法

是使用一条长约10cm的游动标尺，一面标有10个刻度，两端分别为“0”分端和“10”分端，0分代表无痛，10分代表难以忍受的最剧烈的疼痛。

2.数字等级评分量表

由患者在10分制的标尺上根据疼痛自评：0级为无痛，1～3级为轻度疼痛，4～6级为中度疼痛，7～10级为重度疼痛。

3.语言等级评分量表

让患者根据自身感受说出疼痛程度，即语言描述评分法。这种方法患者容易理解，但不够精确。

4.Wong-Baker面部表情量表

通过观察患者的行为改变，用6种不同的面部表情（从微笑至悲伤至哭泣）来表达疼痛的程度。从左到右被标为0～5分，分别表示无痛、极轻微疼痛、稍显著疼痛、重度疼痛和剧痛。因其直观理解，较适用于病情较重、语言表达困难的患者。

### （七）血栓预防

（1）常规教会患者踝泵运动、腓肠肌挤捏、股四头肌的锻炼，防止术后深静脉血栓形成。

（2）根据VTE风险评估量表（Caprini评估量表）对患者进行评估，中、高危患者手术前2～12小时开始进行预防性抗血栓治疗。静脉血栓栓塞症高危患者除进行药物治疗，如低分子肝素钠皮下注射外，还可以联合机械措施，如用使用间歇性充气压缩泵或弹力袜等进行预防。

## 五、加速康复外科术中管理

### （一）优化麻醉方案

术前麻醉医生根据手术方法、部位及患者身体情况，选择合适的麻醉方式，术中做好麻醉监测，预防窒息的发生，避免麻醉过深，促进全身麻醉恢复。根据患者及手术需要增加相应的特殊监测。应注意的是，在保障患者生命安全的前提下，术中应尽量使用对患者影响小的无创或微创监测措施。

### （二）术中保温

低体温可导致凝血功能异常、心血管事件增加、免疫功能抑制及药物代谢异常等。术中每30分钟监测一次体温，采用预加温、提高手术室室温、加温毯、暖风机、液体及冲洗液的加温、肢体的保温等措施，以维持中心体温不低于36℃。

### （三）控制液体输入

液体治疗的目的是通过优化循环容量以改善组织灌注，应使患者的血容量和心血管功能相匹配，避免容量不足及容量过负荷。优先选择平衡液进行液体治疗。低血容量可导致重要脏器低灌注，引起相关并发症；但补液过多会导致肠道水肿、增加肺间质体液量，导致并发症。因此，麻醉医生应根据患者血压、心率、禁食时间、手术失血量、失液量和尿量，必要时联合容量监测，如每搏量变异度（SVV）、动脉脉压变异度（PPV）等进行目标导向容量治疗，尽量避免术中、术后过多的液体输入。

### （四）手术质量

创伤是患者最主要的应激因素，而术后并发症直接影响到术后康复的进程，要求在精准、微创下完成手术，以减少创伤应激。术者尤应注意保障手术质量并通过术中出血、缩短手术时间、避免术后并发症等环节促进术后康复。

### （五）不常规留置胃管

术后不常规留置胃管，可降低术后肺不张及肺炎的发生率。如果在气管插管时有气体进入胃中，术中可留置胃管以排出气体，但应在患者麻醉清醒前拔除。

## 六、加速康复外科术后管理

### （一）疼痛管理

手术结束，由麻醉医生、主管医生、药师和护士组成的术后急性疼痛管理小组（APS）对患者实施镇痛计划，根据镇痛计划，选择是否放置镇痛装置，以提高术后疼痛治疗质量，提高患者的舒适度和满意度，减少术后并发症。泌尿外科手术患者一般术后无须安装阵痛装置，多采用预防性镇痛。当患者术后出现疼痛时，应及时采用合适的疼痛评分法对患者的疼痛强度进行评估，对疼痛评分低的患者采取非药物镇痛方法，如听音乐、聊天等分散其注意力的方法缓解疼痛。高评分患者，及时通知医生，遵医嘱应用非阿片类镇痛药，并观察用药后疗效。

### （二）营养管理

术后6小时即进流质饮食，术后1天改为半流质，术后2天恢复普通饮食，但应提醒患者不宜进食过饱，以免诱发脑血管疾病；进食后如有胃部不适者，如胃酸、胃胀等，可延缓正常饮食。术后早期进食有助于维护肠黏膜功能，防止菌群失调和异位，促进肠道功能恢复及伤口的愈合，降低手术后并发症的发生率，有利于术后康复。

### （三）术后引流

选择性应用各类导管，尽量减少使用或尽早拔除，有助于减少感染等并发症，减少对术后活动的影响及患者术后康复的心理障碍，加速康复过程。

### （四）早期活动

长期卧床不仅会增加下肢静脉血栓形成的风险，还会产生其他不良影响，如胰岛素抵抗、肌蛋白丢失、肺功能损害及组织氧合不全等。研究结果显示，术后1～3天早期下床活动与ERAS成功与否明显相关。术后第1天开始在康复师指导下下床活动并完成每天制定的活动目标，逐日增加活动量，可促进呼吸、胃肠、肌肉骨骼等功能恢复，有利于预防肺部感染、压疮和下肢深静脉血栓形成。

## 七、出院标准及指导

（1）无并发症，器官功能状态良好。

（2）无须液体治疗。

（3）可进食固体食物。

（4）可自由活动。

（5）伤口愈合佳，无感染迹象。

（6）经口服镇痛药物可良好控制疼痛。

（7）患者同意出院。

（8）出院指导：包括活动与康复、营养与饮食、药物的安全与有效使用、伤口的护理、疼痛管理，以及何时、如何寻求进一步治疗及复诊时间。强调联系医生的方法，在有任何不适时可以及时联系到主管医生。

## 八、随访

加强患者出院后随访，建立明确的再入院“绿色通道”。在患者出院后24～48小时内应做常规电话随访及指导，术后7～10天应至门诊进行回访，进行伤口拆线、告知病理学检查结果、讨论进一步治疗等。一般情况下，ERAS的随访持续到术后20天。

# 第三节　泌尿外科日间手术管理

## 一、定义

日间手术管理是指患者在24小时内入、出院完成的手术或操作。日间手术不含门诊手术；对于由于病情需要延期住院的患者，住院最长时间不超过48小时。

## 二、目的

缩短患者诊治时间、降低医疗费用、减少院内交叉感染机会，加快医院床位周转，高效利用医疗资源。

## 三、泌尿外科日间手术管理制度

### （一）制定日间手术临床路径

拟定符合科室情况的日间手术临床路径，包括病种的适应对象、诊断依据、手术治疗方式、术前检查项目、术前评估、术中和术后用药、出院评估标准、临床路径变异情况规定及出院后随访内容等，报相关部门审批通过后执行。

### （二）手术准入制度

泌尿外科日间手术项目准入原则为风险小、恢复快、安全性高的项目。其具体标准包含九项：临床诊断明确、为本医疗机构已开展成熟的术式、手术时间预计不超过2小时、围术期出血风险小、气道受损风险小、术后疼痛可用口服药缓解、能快速恢复饮食、不需要特殊术后护理和术后经短暂恢复能够达到出院标准。

### （三）患者准入制度

患者病情不复杂，无明显心、肺疾病，服务半径小的患者。其具体标准包含以下五个分项。

（1）意识清醒，无精神疾病史，围术期有成人陪伴。

（2）愿意接受日间手术，对手术方式、麻醉方式理解并认可；患者和家属理解围术期护理内容，愿意并有能力完成出院后照护。

（3）非全身麻醉手术：ASA分级Ⅰ～Ⅱ级，ASA分级Ⅲ级但全身状况稳定3个月以上；全身麻醉手术：ASA分级Ⅰ～Ⅱ级，年龄65岁以下。

（4）符合各病种手术的相关要求。

（5）有联系电话并保持通畅，建议术后72小时内居住场所距离医院不超过1小时车程，便于随访和应急事件的处理。

### （四）日间手术评估制度

1.入院前评估制度

患者根据日间手术临床路径完成各项检查后，由专科医生和麻醉医生根据检查结果进行评估，符合日间手术纳入标准的方可进行日间手术治疗。

2.术后评估制度

患者术后即安排在麻醉复苏室苏醒，麻醉医生和复苏室护士根据标准对患者进行评估，符合标准者转各专科病房恢复。

3.出院评估制度

（1）医生和责任护士依据PADS评分量表（表10–1）对患者完成打分；满分10分，评分≥9分的患者结合实际情况完成出院评估（表10–2），符合出院条件者方可办理出院手续。

表10-1 PADS评分量表

| 出院评估 | 评分 |
| --- | --- |
| 1.生命体征：生命体征（完全恢复至基础水平）平稳，并且考虑患者的年龄和术前的基线（必须是2分） | |
| 呼吸及意识状况恢复至基础水平，血压和脉搏与术前基线比较变化＜20% | 2 |
| 呼吸及意识状况未恢复至基础水平或血压和脉搏与术前基线比＞20% | 0 |
| 2.活动能力：患者恢复到术前生理水平 | |
| 步态平稳，无头晕或接近术前水平 | 2 |
| 活动需要帮助 | 1 |
| 不能走动 | 0 |
| 3.恶心呕吐：患者出院前仅有轻微症状 | |
| 轻度：口服药物可以控制 | 2 |
| 中度：需要使用肌内注射药物 | 1 |
| 重度：需要反复用药 | 0 |
| 4.疼痛：患者出院前应当无痛或轻微疼痛，疼痛程度为患者可以接受的水平 | |
| 疼痛可以通过口服镇痛药物控制，疼痛的部位、类型与术后不适的预期具有一致性等 | 2 |
| 可以耐受 | 1 |
| 不能耐受 | 0 |
| 5.外科性出血：术后出血应和预期的失血具有一致性 | |
| 轻度：不需要更换敷料 | 2 |
| 中度：需要换药≤2次 | 1 |
| 重度：需要换药＞2次 | 0 |

注：满分 10 分，评分≥9 分的患者可以出院

表10-2　日间手术患者出院评估表

| |
|---|
| 患者姓名：________性别：□男□女　　年龄：____岁　　住院号： |
| 患者生命体征平稳，且血压、脉搏与术前基线比较变化<20%：□是□否 |
| 患者PADS评分：□≥9分□<9分 |
| 是否存在需要延长住院时间的情况：□否 |
| □是，具体原因： |
| 患者是否符合出院标准： |
| □否，于20　年　月　日　时　分转为常规住院（以下项目忽略） |
| □是（继续完成以下内容） |
| 出院后是否需要继续治疗：□是□否 |
| 随诊要求：□无特殊 |
| □天内当地医院随诊 |
| □天内本院随诊 |
| □天后本院查询病理结果 |
| 随诊电话： |
| 医生签名：　　　　　　时间：20　年　月　日　时　分 |
| 患方声明： |
| 患者及家属对以上内容无异议： |
| □自愿出院，理解并配合出院后的治疗方案及随诊要求 |
| □理解，患者需继续住院治疗 |
| 患者/家属签名：　　　　　时间：20　年　月　日　时　分 |

（2）出院前须对患者进行出院指导及宣教。对出院后尚须治疗者，医生应开具治疗方案，以出院医嘱形式明确告知患者，患者理解并签字确认。

### （五）院前、院内宣教制度

日间手术责任医生和责任护士对预约手术之后的患者及家属进行相关知识的宣教，包括日间手术治疗的方式、术前准备及注意事项等，打消患者疑虑，保证手术能顺利进行。患者出院时，给每个患者发放日间手术出院指南，详细告知术后基本护理知识和注意事项，出院指南上有医院的详细联系方式。

### （六）出院后随访、随诊制度

日间手术患者出院后第一天医护人员务必随访。根据各病种的具体规定，第一周至少对每个出院患者进行2次随访，第二周随访次数不少于1次，2周后根据患者实际情况确定。随访分为电话随访、QQ随访、微信随访、短信随访等，需要做好随访记录工作，查找工作中可能存在的问题和漏洞，并及时解决。

## 四、泌尿外科日间手术类型

日间手术包括经输尿管镜取石术、经输尿管镜支架置入/取出术、经尿道膀胱碎石取石术、经输尿管镜活检术、膀胱镜检术、尿道肉阜切除术、阴囊脓肿切开引流术等。

## 五、泌尿外科日间手术流程管理

### （一）入院前管理流程

（1）患者在门诊就诊后，由泌尿外科专科医生进行病种筛选，开具相应检查项目。

（2）根据患者相关检查的基本情况完成手术、麻醉术前评估，符合条件的患者如同意进行日间手术治疗，由专科医生开具住院证。

（3）患者携住院证及检查资料到泌尿外科日间手术预约处进行登记预约，护士对患者进行入院前宣教，包括相关知识教育、健康教育、心理疏导、饮食指导、用药指导及手术注意事项的强化。

（4）确认手术日期，通知患者入院。

### （二）住院管理流程

（1）患者根据手术预约时间早上8：00～9：00空腹入院，责任医生和责任护士核对患者身份。

（2）入院后完成常规诊疗护理，签署知情同意书等相关医疗文书，如遇特殊情况患者不能如期进行手术治疗的，病房责任医生和护士应及时通知相关科室，保证日间手术有序、高效地完成。

（3）患者在病房完成术前准备，术后由麻醉医生决定是否送麻醉恢复室，达到麻醉恢复标准后送回病房。

（4）做好术后病情观察与护理。

### （三）出院管理流程

由责任医生及责任护士对患者进行评估后，达到出院标准的患者，责任医生开具出院医嘱，由责任护士发放日间手术出院指南并对患者进行出院指导及宣教。对于因病情需要延期住院的患者，住院最长时间不超过48小时。对评估不达标的患者进行特殊转归处理。

### （四）特殊转归流程

患者在入院前评估确认不能进行日间手术治疗的、在日间手术治疗中或术后恢复期间出现日间手术临床路径变异的、出院后出现严重并发症的、需要转普通住院治疗或延长出院的，由责任医生评估病程并详细记录后，转普通住院治疗。

### （五）随访管理流程

出院后由日间手术随访小组进行电话随访，时间为出院当日、出院后第3天、出院后第1周、出院后第2周，2周后根据患者实际情况确定。随访内容包括沟通、了解、掌握病情，指导治疗，对日间手术住院模式的满意度等。

## 六、泌尿外科日间手术护理管理

### （一）日间手术院前护理模式

在门诊医生确定患者后护理工作即开始介入，指导患者初步完成术前检查及麻醉风险评估，完善个体化的术前宣教与心理护理，将收集的相关信息反馈给责任医生，确定手术日期，交代手术注意事项及物品准备。

### （二）日间手术院中护理模式

（1）根据工作流程协助患者办理入院。责任护士给予个体化术前健康宣教，快速建立良好的护患关系。

（2）完成术前准备，如抗生素皮试、皮肤准备等。

（3）及时与手术室沟通，保证手术良好衔接。

（4）患者术毕，返回病房进一步接受治疗及护理。护士严密观察病情变化，及时执行医嘱，鼓励患者尽早下床活动，早期进饮进食，同时培训家属的陪护知识，保障患者在相对较短的时间里得到高质量的护理服务。

### （三）日间手术延续性护理

成立微信延续护理小组，利用微信实施出院视频宣教、跟踪随访、解答共性问题等延续性护理措施，有效预防术后不适症状，提高患者自我效能和满意度，减轻焦虑状况。

# 第十一章　泌尿外科腹腔镜手术护理配合

## 第一节　腹腔镜肾上腺肿物切除术

### 一、术前准备

#### （一）器械、敷料

大器械包、剖腹包、手术衣包、泌外腔镜器械、腔镜镜头。

#### （二）一次性物品

大牛角针、11#刀片、板线（1#、4#、7#）、长吸引器管、小抽纱2包、50mL注射器、负极板、16#脑室引流管、引流袋、（6cm×7cm）敷贴2片、（9cm×10cm）手术敷贴1片、W1913T止血纱布、一次性组织闭合夹（备用）、超声刀（线）、双极（线）、电钩（线）、组织闭合夹钳、钛夹钳、纱条。

#### （三）仪器

腹腔镜显示系统、超声刀主机、高频电刀主机。

### 二、麻醉方法

静脉复合全身麻醉。

### 三、手术体位

取健侧卧位，患侧向上，腰部顶高位，显露患侧肾。

### 四、手术步骤

第一，消毒铺单，连接各导线。

第二，在第12肋下缘与腋后线交界处1～2cm切开皮肤2cm，用食指和弯钳钝性分离各层肌肉至腰背筋膜，用弯钳分开腰背筋膜，用食指紧贴腰大肌将腹膜向前推开，扩开一小腔隙。

第三，放入扩张球囊，向其充气500～800mL，保留3min后，放气取出。放入10mm Trocar，用大牛角针、7#线缝合操作孔防止漏气，冲入$CO_2$，维持腹压12～15mmHg，放入镜头。

第四，在腋中线与髂嵴交界处上2cm做第2个操作孔，在腋前线与第10肋交界处下2cm做第3个操作孔。

第五，在第2个、第3个操作孔分别放入双极钳、分离钳。用分离钳沿腰大肌向上分离，直至膈肌脚，找到肾上极，自膈肌脚向肾上极方向分离。打开肾周脂肪囊，第一分离层位于肾脏内口方的肾周脂肪囊与前层肾筋膜之间的无血管区，第二分离层位于患肾外口方的肾周脂肪囊与后层肾筋膜之间的相对的无血管区，第三分离层位于肾上腺底部脂肪囊与肾上腺的肾实质之间的无血管区。

第六，将标本取出，妥善保管，及时送检。

第七，检查创面并彻底止血后，在肾上腺窝外方放置引流管，经腋后线Trocar引出。

第八，退出各Trocar，缝合各切口。

## 五、手术配合注意事项

第一，体位摆放时要注意患者安全，保证患者各部位舒适，不受压，患侧上肢用弹性绷带固定在高托手架上。

第二，连接各导线时保证光缆线不打折，整齐摆放在手术台上并加盖皮巾，防止锐器划破。

第三，术中使用双极钳会在腹腔产生大量的烟雾，影响视野，要另备一套吸引器并吸出。

第四，术中及时准确地传递器械。

第五，中转开腹时要沉着冷静，认真清点器械用物。

第六，手术开始前要把电刀脚踏板放在手术者便于操作的位置，术中单极、双极的使用要随时调节。

第七，用胶布固定体位，应分别在髂骨下缘1～2cm、乳头连线与腋中线交界处的皮肤贴上贴膜保护。

# 第二节　腹腔镜肾囊肿去顶术

## 一、术前准备

### （一）器械、敷料

大器械包、剖腹包、手术衣包、泌外腔镜器械、腔镜镜头。

### （二）一次性物品

大牛角针、11#刀片、板线（1#、4#、7#）、长吸引器管、吸引器袋、小抽纱2包、50mL注射器、负极板、16#脑室引流管、引流袋、（6cm×7cm）敷贴2片、（9cm×10cm）手术敷贴1片、止血纱布（备用）、双极（线）、电钩（线）、纱条。

### （三）仪器

腹腔镜显示系统、高频电刀主机。

## 二、麻醉方法

静脉复合全身麻醉。

## 三、手术体位

取健侧卧位，患侧向上，腰部顶高位，显露患侧肾。

## 四、手术步骤

第一，消毒，铺单，连接各导线。

第二，在腋中线髂嵴上2～3cm处用11#刀切开皮肤，皮下组织1.5～2.0cm处用食指和弯钳钝性分离各层肌肉至腰背筋膜，用弯钳分开腰背筋膜，用食指紧贴腰大肌将腹膜向前推开，扩开一小腔隙。

第三，放入扩张球囊，向其充气500～800mL，保留3 min后，放气取出。放入10mm Trocar，用大牛角针、7#线缝合操作孔防止漏气，冲入$CO_2$，维持腹压12～15mmHg，放入镜头。

第四，分别于腋前线、腋后线肋缘下置入5mm Trocar，置入双极钳和电钩。

第五，用双极钳夹持，电钩锐性分离肾筋膜和肾脂肪囊，游离血管，显露肾脏，找到囊肿，电钩穿刺囊壁，吸净囊液，距肾实质约5mm处环形切除囊壁，边切边止血。

第六，将标本取出，妥善保管，及时送检。

第七，检查无活动性出血，清点手术用物无误后，腹膜后放置引流管，排出腔隙内$CO_2$，直视下退出各Trocar，缝合各切口。

## 五、手术配合注意事项

第一，体位摆放时要注意患者安全，保证患者各部位舒适，不受压，患侧上肢用弹性绷带固定在高托手架上。

第二，连接各导线时保证光缆线不打折，整齐摆放在手术台上并加盖皮巾，防止锐器划破。

第三，术中使用双极钳、电钩会在腹腔产生大量的烟雾，影响视野，要及时放出烟雾。

第四，术中及时准确地传递器械。

第五，中转开腹时要沉着冷静，认真清点器械用物。

第六，手术开始前要把电刀脚踏板放在手术者便于操作的位置，术中单极、双极的使用要随时调节。

第七，用胶布固定体位，应分别在髂骨下缘1～2cm、乳头连线与腋中线交界处的皮肤贴上贴膜保护。

# 第三节　腹腔镜肾癌根治术

## 一、术前准备

### （一）器械、敷料

大器械包、剖腹包、手术衣包、泌外腔镜器械、腔镜镜头。

### （二）一次性物品

大牛角针、11#刀片、板线（1#、4#、7#）、长吸引器管、吸引器袋、小抽纱2包、50mL注射器、负极板、16#脑室引流管、引流袋、（6cm×7cm）敷贴2片、（9cm×10cm）手术敷贴1片、止血纱布、一次性组织闭合夹（备用）、超声刀（线）、双极（线）、电钩（线）、组织闭合夹钳、钛夹钳、纱条。

### （三）仪器

腹腔镜显示系统、超声刀主机、高频电刀主机。

## 二、麻醉方法

静脉复合全身麻醉。

## 三、手术体位

取健侧卧位，患侧向上，腰部顶高位，显露患侧肾。

## 四、手术步骤

第一，消毒，铺单，连接各导线。

第二，在第12肋下缘与腋后线交界处1～2cm切开皮肤2cm，用食指和弯钳钝性分离各层肌肉至腰背筋膜，用弯钳分开腰背筋膜，用食指紧贴腰大肌将腹膜向前推开，扩开一小腔隙。

第三，放入扩张球囊，向其充气500～800mL，保留3min后，放气取出。放入10mm

Trocar，用大牛角针、7#线缝合操作孔防止漏气，冲入$CO_2$，维持腹压12～15mmHg，放入镜头。

第四，在腋中线与髂嵴交界处上2cm做第2个操作孔，在腋前线与第10肋交界处下2cm做第3个操作孔。

第五，在第2个、第3个操作孔分别放入双极钳、电钩。观察后腹腔内侧腹膜、腰大肌、膈肌角及肾周围脂肪囊等解剖。

第六，游离结肠，电钩切开肾周筋膜，肾包膜外游离肾脏，于肾下极内侧找到输尿管，上钛夹后离断，沿其向上游离至肾盂，分离出肾动脉和肾静脉，打开血管鞘，动脉近端上一次性组织闭合夹2～3个，远端上钛夹1个，离断血管，肾静脉同法处理。

第七，将切除的肾脏置于标本袋内扩大腋后线切口取出，妥善保管，及时送检。

第八，检查创面并彻底止血后，放置引流管，排出腔隙内$CO_2$，经腋后线Trocar引出。

第九，退出各Trocar，缝合各切口。

## 五、手术配合注意事项

第一，体位摆放时注意安全，保证患者各部位舒适，不受压，患侧上肢用弹性绷带固定在高托手架上。

第二，连接各导线时保证光缆线不打折，整齐摆放在手术台并上加盖皮巾，防止锐器划破。

第三，术中使用双极钳会在腹腔产生大量的烟雾，影响视野，要及时放出烟雾。

第四，术中及时准确地传递器械。

第五，中转开腹时要沉着冷静，认真清点器械用物。

第六，手术开始前要把电刀脚踏板放在手术者便于操作的位置，术中单极、双极的使用要随时调节。

# 第四节　腹腔镜肾蒂淋巴管剥脱术

## 一、术前准备

### （一）器械、敷料

大器械包、剖腹包、手术衣包、泌外腔镜器械、腔镜镜头。

### （二）一次性物品

大牛角针、11#刀片、板线（1#、4#、7#）、长吸引器管、吸引器袋、小抽纱2包、50mL注射器、负极板、脑室引流管（12#、14#、16#）、引流袋、（6cm×7cm）敷贴2片、（9cm×10cm）手术敷贴1片、止血纱布、一次性组织闭合夹（备用）、双极（线）、电钩（线）、组织闭合夹钳、钛夹钳、纱条。

### （三）仪器

腹腔镜显示系统、高频电刀主机。

## 二、麻醉方法

静脉复合全身麻醉。

## 三、手术体位

取健侧卧位，患侧向上，抬高“腰桥”，使腰部扩充伸展，显露患侧肾。

## 四、手术步骤

淋巴管造影显示肾脏淋巴引流非常丰富，淋巴管与肾脏血管伴行，由肾柱出肾实质，在肾窦形成几支大的淋巴主干。肾脏包膜、肾周脂肪之间的交通支与肾窦淋巴管会合出肾门并与肾动脉、肾静脉伴行。来自肾盂上段输尿管的淋巴回流也汇入肾门的淋巴主干，夹闭或结扎切断肾门处与肾动脉、肾静脉伴行的淋巴主干及与之会合的交通支。

后腹腔镜肾脏松解术主要包括肾周淋巴管的松解剥离，肾门淋巴管的松解剥离及输尿管周围淋巴管的松解剥离。肾门处的淋巴管在肾门周围的结缔组织内与肾脏血管伴行，分离困难，用腔镜吸引器钝性分离加超声刀锐性分离可安全分离肾脏血管及淋巴管。另外，腹腔镜的放大作用，可清楚辨认肾门处的淋巴管，使淋巴管剥离更完全。

### （一）准备

消毒，铺单，连接各导线。

### （二）穿刺点选择

于腋后线第12肋缘下，如果第12肋较短时，可选择第12肋尖处切与脊柱平行1.5cm横指宽的切口，用血管钳钝性分离穿过腰背筋膜，用食指在肾周间隙稍做分离，放入扩张球囊，注入空气500～800mL以扩张肾周间隙。在食指引导下，于腋前线第1肋下，于腋后线8cm及腋中线髂嵴上缘约2cm处切开皮肤，分别置入5mm Trocar和10mm Trocar。腋后线第12肋下穿刺点置入10mm Trocar，缝合缩紧切口以防漏气。手术开始前经Trocar进气孔充入$CO_2$，使压力保持在12～15mmHg以充分扩张后腹腔间隙。

1.肾周淋巴管的松解剥离

用双极电凝或电钩分离肾脏背侧肾筋膜，沿肾包膜表面分别剥离切除肾脏上极、下极及肾脏前后侧的脂肪组织。

2.肾门淋巴管的剥离

在肾门处找到肾动脉，仔细分离肾动脉，用双极钳或电钩小心剪开动脉表面血管纤维鞘，若肾动脉Ⅱ级血管用双极钳分离时误切断，则用钛夹（组织闭合夹）夹闭止血，只有肾脏下极很小范围肾实质变黑。肾脏静脉与动脉不同，表面无明显的血管鞘，分离相对容易，仅用腔内吸引器在静脉表面做钝性分离即可，分别用钛夹（组织闭合夹）夹闭切断肾门背侧及腹侧扩张的淋巴管。

3.输尿管周围淋巴管的松解剥离

从肾门向下游离输尿管至髂血管分叉处。检查术野无出血，经髂嵴上缘的穿刺孔放置脑室引流管，缝合关闭穿刺孔切口。

### （三）后腹腔镜肾蒂淋巴管剥脱术中的注意事项

第一，后腹腔气腹制备时应有一定空间以便较好显露肾脏，自腰三角做一切口，钝性分开腰背筋膜，经该切口扩张后腹腔的方法较经髂嵴上途径具有操作简单、快速的特点。由于经此途径主要是扩张腹膜后的间隙而不是侧腹膜外的间隙，因此能更好地显露肾脏。

第二，肾周筋膜纵向切开，切口自膈下至肾下极，避免损伤腹侧腹膜，否则气体进入腹腔可减小后腹腔空间，影响手术视野。

第三，游离肾脏时用双极电凝或电刀紧靠肾脏表面分离，粘连组织采用双极电凝或电钩切割，可以减少术后淋巴液渗出。

第四，肾蒂周围淋巴管分离结扎是手术重点，难度大，技术要求高，首先应分离包含大量淋巴管的肾血管周围疏松组织，用钛夹钳夹后离断，如果发现较粗大淋巴管应单独用钛钳夹闭后离断，然后分离、夹闭、离断肾血管鞘。分离从肾动脉背侧开始，然后是肾静脉前淋巴管，最后分离结扎肾动脉、静脉之间的淋巴管。

## 五、手术配合注意事项

第一，体位摆放时要注意患者安全，保证患者各部位舒适，不受压，患侧上肢用弹性绷带固定在高托手架上。

第二，连接各导线时保证光缆线不打折，整齐摆放在手术台上并加盖皮巾，防止锐器划破。

第三，术中使用双极钳会在腹腔产生大量的烟雾，影响视野，要及时放出烟雾。

第四，术中及时准确地传递器械。

第五，中转开腹时要沉着冷静，认真清点器械用物。

第六，手术开始前要把电刀脚踏板放在手术者便于操作的位置，术中单极、双极的使用要随时调节。

第七，术中及时配合医师录像及拍照片。

# 第五节　腹腔镜输尿管切开取石术

## 一、术前准备

### （一）器械、敷料

大器械包、剖腹包、手术衣包、泌外腔镜器械、腔镜镜头。

### （二）一次性物品

大牛角针、11#刀片、板线（1#、4#、7#）、长吸引器管、吸引器袋、小抽纱2包、注射器（20mL、50mL）、负极板、脑室引流管（12#、14#、16#）、引流袋2个、

（6cm×7cm）敷贴2片、（9cm×10cm）手术敷贴1片、抗菌薇乔4/0线、硬膜外导管、石蜡油棉球、止血纱布、组织闭合夹（备用）、一次性组织闭合夹钳、双极（线）、电钩（线）、钛夹钳、取石钳、输尿管抓钳、纱条。

### （三）仪器

腹腔镜显示系统、高频电刀主机。

## 二、麻醉方法

静脉复合全身麻醉。

## 三、手术体位

先取截石位，后取健侧卧位，患侧向上，腰部顶高位，显露患侧肾。

## 四、手术步骤

第一，取健侧卧位，患侧向上，腰部顶高，消毒，铺单，连接各导线。

第二，在第12肋下缘与腋后线交界处1~2cm切开皮肤2cm，用食指或者弯钳钝性分离各层肌肉至腰背筋膜，用弯钳分开腰背筋膜，用食指紧贴腰大肌将腹膜向前推开，扩开一小腔隙。

第三，放入扩张球囊，向其充气500~800mL，保留3min后，放气取出。放入10mm Trocar，用大牛角针、7#线缝合操作孔防止漏气，冲入$CO_2$，维持腹压12~15mmHg，放入镜头。

第四，在腋中线与髂嵴交界处上2cm做第2个操作孔，在腋前线与第10肋交界处下2cm做第3个操作孔。在第2个、第3个操作孔分别放入双极钳、分离钳，分离脂肪组织，找到输尿管结石处，用输尿管抓钳夹住输尿管，用电钩烧开一小口，用取石钳取出结石。

第五，用斑马导丝、硬膜外管把双J管从输尿管切口处置入输尿管，用抗菌薇乔4/0线缝合输尿管。

第六，打开冲洗生理盐水开关，检查输尿管是否缝合好。

第七，检查创面并彻底止血后，放置引流管，经腋后线Trocar引出。

第八，退出各Trocar，缝合各切口。

## 五、手术配合注意事项

第一，体位摆放时注意患者安全，保证患者各部位舒适，不受压，患侧上肢用弹性绷带固定在高托手架上。

第二，连接各导线时保证光缆线不打折，整齐摆放在手术台上并加盖皮巾，防止锐器划破。

第三，术中使用双极钳会在腹腔产生大量的烟雾，影响视野，要及时放出烟雾。

第四，术中及时准确地传递器械。

第五，中转开腹时要沉着冷静，认真清点器械用物。

第六，手术开始前要把电刀脚踏板放在手术者便于操作的位置，术中单极、双极的使用要随时调节。

# 第六节　腹腔镜前列腺癌根治术

## 一、术前准备

### （一）器械、敷料

大器械包、剖腹包、手术衣包、泌外腔镜器械、腔镜镜头。

### （二）一次性物品

大牛角针、板线（1#、4#、7#、11#）、长吸引器管、吸引器袋、小抽纱2包、50mL注射器、负极板、16#脑室引流管、引流袋、（6cm×7cm）敷贴3片、（9cm×10cm）手术敷贴1片、止血纱布、一次性组织闭合夹（备用）、超声刀（线）、双极（线）、电钩（线）、组织闭合夹钳、钛夹钳、纱条。

### （三）仪器

腹腔镜显示系统、超声刀主机、高频电刀主机。

## 二、麻醉方法

静脉复合全身麻醉。

## 三、手术体位

截石位。

## 四、手术步骤

第一，消毒，铺单，连接各导线。

第二，气腹针经脐穿刺进入腹腔内，连接气腹机后低压充气。待整个腹壁隆起后，在脐部水平切开皮肤1cm，置入10mm Trocar。然后在30° 观察镜的引导下进入随后的Trocar，防止损伤腹腔内肠管和腹壁下的血管，用2个5mm Trocar分别在两侧髂前上棘内侧2cm处置入，用2个10mm Trocar分别在1、2、3、4穿刺点的连线的中点和腹直肌外缘处置入。

第三，游离输精管和精囊腺，切开腹膜会阴筋膜，扩大Retzius腔，切开盆侧筋膜和分离前列腺尖部，缝扎阴茎背深静脉丛，切断膀胱颈，处理前列腺的侧蒂，横断尿道，在膀胱颈的4个对角缝4针，使膀胱黏膜外翻。膀胱颈的直径应同横断的尿道基本相符，同尿道膀胱吻合。

第四，将切除的前列腺置于标本袋内取出，妥善保管，及时送检。

第五，检查创面并彻底止血后，放置引流管，经腋后线Trocar引出。

第六，退出各Trocar，缝合各切口。

## 五、手术配合注意事项

第一，体位摆放时要注意患者安全，保证患者各部位舒适，不受压，防止术中医师用力压患者膝部。

第二，连接各导线时保证光缆线不打折，整齐摆放在手术台上并加盖皮巾，防止锐器划破。

第三，术中使用双极钳会在腹腔产生大量的烟雾，影响视野，要及时放出烟雾。

第四，术中及时准确地传递器械。

第五，手术开始前要把电刀脚踏板放在手术者便于操作的位置，术中单极、双极的使用要随时调节。

# 第七节　经皮肾镜弹道超声碎石取石术

## 一、术前准备

### （一）器械、敷料

膀胱镜检包、手术衣包、腹包。

### （二）一次性物品

11#刀片、4#线团、脑外科贴膜、石蜡油棉球、20mL注射器、显微镜套、尿袋。

### （三）手术物品及器械的准备

EMSⅢ代连接好各种插头，检查负压吸引是否良好，腔镜系统1套、输尿管镜、经皮肾镜、光纤、灌注泵、等渗盐水、气压弹道碎石手柄、气压弹道碎石探针、超声探针、肾穿刺套装1套、5#输尿管导管、金属扩张器1套、异物钳、超声吸引胶管、B超机、手术敷贴、COOK输尿管支架管、术前X线光学片等。此外，还需准备好开腹手术器械，以备中转开腹之用。

## 二、麻醉方法

椎管内麻醉或静脉复合全身麻醉。

## 三、手术体位

先取截石位，后改俯卧位。

## 四、手术步骤

第一，麻醉后应摆截石位，注意支腿架不宜过高或过低，两腿分开不宜过宽，腘窝部用加厚的海绵垫垫好，约束带固定，防止腓总神经受损、骶骨与髂嵴关节及周围的韧带和肌肉受损。协助医师将4F或5F输尿管置入手术侧的输尿管上端内，以免结石下移或顶住结石不利于碎石，之后插入透明三腔气囊尿管留置导尿。为了防止输尿管导管移动或脱出，将它固定在三腔气囊尿管上。经输尿管导管注入等渗盐水造成人工肾盂积水，便于术中穿刺。

第二，将患者改为俯卧位，分别于头面部、腋下、肋缘下、两髂骨间各垫1个软垫，在腹部垫上特制的长方形加厚海绵垫，使患者肾区凸起便于手术，同时应注意胸部、腹部的受压情况，以免影响呼吸、循环系统。保证患者安全、舒适、固定牢靠、暴露充分、操作方便。

第三，常规术野消毒铺巾，贴手术薄膜，妥善固定各管道，连接摄像镜头、光纤、灌注泵、气压弹道碎石装置、吸引器等。在穿刺处贴上脑外科贴膜以收集外流的冲洗液入桶，这样既保证了手术台面及地面的干燥、清洁，又有利于收集冲出的碎石。

第四，协助医师做B超检查并定位穿刺点。在B超引导下以穿刺针进入肾集合系统，抽出针芯，如果有尿液流出，证明穿刺成功；如果无尿液流出，可适当调整进针角度。证实穿刺针进入肾集合系统后，沿穿刺针置入穿刺导丝，再以穿刺针为中心，用手术刀切开皮肤，切口长约0.5cm。拔出穿刺针，沿导丝以筋膜扩张器F8～F18逐渐扩张，留置F18 peel-away套鞘，输尿管镜进入检查穿刺部位及深度是否准确，有无出血及穿透、损伤等。若位置准确且无特殊异常，则沿导丝置入金属扩张器，逐渐扩张通道至F20，后置入经皮肾镜短镜鞘。穿刺完毕。

第五，置入经皮肾镜，寻找结石，较小及比较松软的结石用EMS超声碎石并将结石吸出。若结石较大且质硬，则先以气压弹道击碎结石，再以超声碎石吸出结石或用碎石钳取出结石。最后检查各肾盏内有无残留结石，或用B超等检查有无残留结石。

第六，手术结束，于患侧输尿管内置1个输尿管支架管，引流尿液，预防狭窄。此外，如果有残留结石，还可以用体外震波碎石排石。肾穿刺通道内置1个硅胶肾造瘘管，如果有2个或3个通道，其余通道可用20#T管作为造瘘管。肾造瘘管一般术后3～5天拔除，输尿管支架管一般在检查无残留结石后，于术后4～6周拔除。

## 五、手术配合注意事项

第一，术中需协助医师观察患者生命体征变化，如膀胱截石位两腿应自然下垂，如果过高，腘窝神经就会受压。放平两腿时动作要轻柔，扶住双腿做几次屈伸运动后放平，防止肢体突然平放时大量血液移向下肢造成有效循环血量锐减而出现急性循环虚脱。因为俯卧位会使患者的腹部受压，体位改变和腹部受压可致下腔静脉回流受阻，心排出量下降，导致血压下降，反射性心动过速，甚至发生低血容量性休克，所以术中必须严密观察出血情况，监测血压，调整输液速度以保持血压平稳。另外，还应密切观察患者的呼吸情况，因为穿刺的位置是在第11～12肋下线，有可能会损伤胸膜。俯卧位对患者的呼吸也有一定的影响，在手术过程中要不时观察患者有无腹胀情况及腹部压力情况，以防手术时肾脏或输尿管损伤以致灌注液外渗。若手术时间长，外渗液体量大，会造成水中毒及稀释性低钠血症，严重时可危及患者生命。

第二，器械清洁与护理。若为感染手术，手术器械应用高效化学消毒液浸泡30min后再清洗。清洗输尿管镜和取石钳时，不要碰硬物。输尿管镜内腔用小软刷刷净黏着物并用高压水枪冲洗，清洗时轻拿轻放。清洗后，用柔软的吸水布擦干净取石钳、输尿管镜体，腔镜器械各关节、接头、灌注泵的管道用虹吸机彻底吸干。套上专用保护套，置于专柜内保存，光导纤维束和各种导线用75%酒精纱布擦去血迹和污迹，无角度盘旋放置，避免扭曲折叠。腔内弹道碎石机和灌注泵使用后将余气排尽，使压力为0，碎石杆与碎石手柄用75%酒精纱布擦干净备用。用清洁布擦干净碎石机和灌注泵，套上专用保护套放置于阴凉干燥处。

# 第八节　经尿道前列腺等离子切除术

## 一、术前准备

### （一）器械、敷料

膀胱镜检包、手术衣包、电切套管常规器械。

### （二）一次性物品

脑外科薄膜、石蜡油棉球、20mL注射器、引流袋、冲洗连接管、等渗盐水、三腔导尿管。

### （三）仪器

腹腔镜显示系统、电工作站。

## 二、麻醉方法

椎管内麻醉。

## 三、手术体位

膀胱截石位。

## 四、手术步骤

第一，应用等离子电切镜、电切环、柱状电极。设定峰值电压。插入电切镜，观察精阜、膀胱、前列腺、尿道。

第二，采用电极环电凝精阜，水平切出一条标志沟。然后转向两侧叶，于右侧叶7点—8点处、左侧叶4点—5点处切除倾塌后前列腺组织。

第三，采用推剥法在前列腺被膜下推剥，距膀胱颈1～2cm处停止，换用电切环将浮起的前列腺完整切除。顺序一般是中叶—左叶—右叶。修平膀胱颈后唇，使之与三角区在一个平面。切除尖部和精阜两侧前列腺组织，使膀胱颈至精阜形成一条“通道”。

第四，充分止血后，用艾力克将切割下的前列腺组织碎片从膀胱中吸出。

第五，插入三腔导尿管，连接冲洗和集尿袋，持续膀胱引流。

## 五、手术配合注意事项

第一，截石位使下腹周围受支架压迫，时间过长可造成下肢及全腹深静脉血栓的形成，预防方法是选择适当的支架位置并垫软枕。

第二，冲洗速度要适宜，以便保证术野清晰，及时发现出血点，同时要保证避免冲洗过程中空气进入膀胱内。

第三，保证手术室温度合适（23℃～25℃），冲洗液的温度以35℃～37℃为宜。温度过高，可使膀胱壁静脉扩张，静脉壁变薄，易出血；温度过低，可使体温降低。手术时间长，患者可能出现发冷寒战，体温不升，故术中注意保暖。

# 第九节　经尿道膀胱肿瘤电切术

膀胱肿瘤是泌尿系统中最常见的肿瘤，绝大多数来自上皮组织，其中90%为移行上皮肿瘤。发病年龄大多数为50～70岁，男性发病率显著高于女性，约为4：1。

## 一、术前访视

为了减轻或消除手术患者的紧张恐惧心理，减轻应激反应可能对患者造成的危害，手术室护士术前对手术患者进行访视非常必要。

方法：查看病历资料，了解患者的基本情况、常规化验指标等，跟患者及家属交谈，介绍手术的优点、方法、术中注意事项等，使患者了解手术的麻醉及手术的基本过程，减轻患者的恐惧心理。告知患者术前常规注意事项，如禁食水、去首饰及义齿等，注意沟通时的语气态度，和蔼可亲，使患者及家属容易接受并感到亲切。

## 二、术中护理

1.体位摆放

手术间条件符合要求，手术物品准备充分，协助麻醉后正确摆放截石位。床面干燥平整，身下垫软垫，双臂适度固定于身体两侧，手臂过长可外展但不超过90°；臀部垫高15°，臀沿超出床沿8～10cm；支腿架高度适宜，角度适宜，使大腿与躯干呈90°，小腿与大腿呈90°，大腿之间的夹角为90°～110°。摆截石位时注意遵循连线原则（T–K–O），即患者的足尖、膝关节、对侧的肩在一条直线上。在麻醉状态下患者的关节韧带、肌肉呈松弛状态，非麻醉状态下做不到的关节活动都会成为可能，应特别注意维持肢体正常的生理状态和功能位，避免过度牵拉，如果腿部外展程度超过T–K–O连线就有可能造成股骨颈骨折。同时应该注意双腿外展时避免外旋。托腿板应垫软垫，支撑面应为小腿肌肉丰厚部，使腘窝处于悬空状态，适度固定，防止滑脱及损伤血管和神经。

2.仪器连接

将多层仪器推车（上有显示器、摄像机、冷光源、等离子电切刀主机）置于患者一侧，检查好仪器性能。常规皮肤消毒、铺巾后将光导纤维连接于冷光源，摄像头套无菌保护套连接于摄像系统，切割器导体连接于等离子体能量控制器，将脚踏板套上塑料套置于术者脚旁。打开等离子发生器后面电源旁的开关，发生器进行自检，仪表板显示ConnectPK Cable，连接PK连线，当PK连接到等离子发生器上时，仪表板显示3 way Cable attached In Sere Device，最后连接电切环，医生踩脚踏开关，即可操作。一般功率为120/80W。连接冲洗装置，冲洗液悬挂于高于膀胱60～70cm处。冲洗液的温度为30～34℃，防止温度过低引起患者低体温发生。

3.病情观察

多为老年患者，基础疾病较多，术中必须协助麻醉师严密观察病情，包括意识状态、口唇颜色、体温、脉搏、呼吸、血压、心电图、出血量、输液情况等，尤其注意保暖，防止低体温带来心血管疾病的发生。还应该特别注意观察有无闭孔神经损伤，表现为同侧大腿突然内收。

膀胱侧壁浅表肿瘤行TURBT常诱发闭孔神经反射，有学者统计TURBT闭孔神经反射发生率高达20%，一旦发生轻则影响手术进程，给患者带来不适，重则造成膀胱穿孔，甚至损伤盆腔血管引起大出血或导致盆腔脏器的严重副损伤，而且穿孔或因穿孔导致其他并发症需要经开放手术修补，增加膀胱外肿瘤种植和复发的危险，影响患者预后。因此及时观察症状提醒术者，对避免闭孔神经损伤很重要，必要时提前做好开腹准备。

4.术后处理

手术结束后依次撤除与器械相关的连接，用冲洗器吸满生理盐水加压冲洗，吸尽膀胱内组织及血凝块，关闭电源，切下的组织可用不锈钢网收集，留取病理标本，备送检。留置硅胶三腔气囊导尿管，撤除无菌铺单，上腿板，放平肢体时动作要轻柔，可先放下一侧下肢，并给予按摩，待3min后再放下另一侧肢体，按摩后放平，使血容量有一个代偿过程，防止突然改变体位，造成大量血液涌入下肢，避免直立性低血压的发生导致血压骤降和心功能障碍。遵医嘱用冲洗液持续膀胱冲洗。准确记录护理记录单。同麻醉师及手术医生一同将患者送回病房交由病房护士并签字交接。术后器械按感染管理要求清洗消毒备用。

## 第十节　腹腔镜下膀胱癌根治性全切+尿流改道术的护理配合

### 一、麻醉方式

静脉、吸入复合麻醉。

### 二、手术体位

仰卧位，双下肢分开，臀部垫高 10 ~ 15cm，术中调床：头低臀高位约15°。

## 三、手术配合流程

### （一）物品准备

1.物品准备

洗手护士配合的操作内容：腹包、盆包、手术衣，腔镜基础器械，泌尿外科腹腔镜器械，无菌保护套，三腔尿管、超声刀，7cm×5cm小敷贴5片。

巡回护士配合内容：准备腹腔镜设备、电刀、超声刀，调节手术间温湿度（22～24℃，40%～60%），准备液体，接患者入手术室。

2.核对患者

询问患者科室、姓名、查看腕带、病例确认、化验检查。

3.麻醉、消毒、铺单

洗手护士配合的操作内容：打开无菌敷料包、器械包，一次性物品。刷手，组装腔镜器械，清点用物，配合手术医生铺置手术区。

巡回护士配合内容：开放静脉，抽药、配合麻醉，摆放体位，固定患者，调节腔镜设备、超声刀位置，与洗手护士共同点物，清理消毒用物。

4.术前暂停（Time out）

与麻醉医生、术者核对患者身份、疾病诊断及拟行手术。

5.建立气腹，进镜头

洗手护士配合的操作内容：递11#刀于术者在患者脐上沿切10mm小口，递两把布巾钳提起腹壁，递气腹针接5mL盐水，测试，进入腹腔，开气腹机进气（压力达12～14mmHg），换递10mm穿刺锥，30°镜头进腹腔。

巡回护士配合内容：连接并打开视屏系统、气腹机，连接超声刀、电钩，冲、吸建立气腹，管。调整手术床：头低脚高约15°。

6.建立操作孔

洗手护士配合的操作内容：递11#刀分别在脐下左、右侧腹直肌旁切5mm切口置入穿刺锥各1个；髂前上棘内上方左、右各分别切12mm、10mm切口置入12mm、10mm穿刺锥作操作孔。

巡回护士配合内容：调节视屏亮度。观察病情，配合麻醉追加给药，关注手术进程。

7.盆腔淋巴结清扫

洗手护士配合的操作内容：递分离钳、抓钳、剪刀、超声刀，分别置入术者、助手习惯的操作孔。术者经髂血管表面打开盆底腹膜，沿髂外动、静脉及闭孔神经周围进行盆腔淋巴结清扫。范围：髂总血管分叉处或平肠系膜下动脉，旋髂静脉和Cloquet淋巴结，股神经、闭孔神经淋巴结。

巡回护士配合内容：协助标示清扫的每一处淋巴结，根据医嘱要求送冰冻检查。

8.膀胱癌根治性全切

洗手护士配合的操作内容：超声刀头超洗后继续递术者，在髂血管内侧游离双侧输尿管，近膀胱处切断、切开侧腹膜，游离输尿管；切开腹膜反折和盆内筋膜，游离膀胱两侧壁和前列腺尖部，递2/0可吸收线缝扎阴茎背血管复合体。超声刀继续分离精囊腺，凝切狄氏筋膜，游离前列腺背部，切断膀胱韧带，切开前列腺侧韧带，剪断前列腺尖部后，将膀胱和前列腺一并完整切除。（女性：切开膀胱子宫腹膜反折后，紧贴膀胱后壁分离，推开子宫颈和阴道前壁，分离到膀胱颈后尿道，断开后尿道。）递0#可吸收线缝残端。

巡回护士配合内容：保证超声刀功能。关注手术进程，提供台上所需。

9.尿流改道

洗手护士配合的操作内容。

（1）回肠膀胱术：递弯血管钳距回盲部15cm处截取10cm～15cm的回肠段做输出道，递直线吻合器、切割闭合器来截取，截取后恢复回肠连续性做肠管侧侧吻合。理顺输尿管，在远侧端纵行切开左、右输尿管，间距2cm，递5/0可吸收缝线连续缝合后部切缘，使两侧输尿管开口并联。递双J管分别置入双侧输尿管，在回肠输出道近端腹侧面切1cm小口，递5/0可吸收线行输尿管回肠吻合。双侧输尿管支架经吻合口进入回肠输出道。递23#刀在右下腹壁切3cm大小切口，依次切开腹壁脂肪、肌层、腹膜，将回肠输出段远端提出体外完成皮肤造口。截取回肠及肠段吻合方法同上。对游离的肠袢取最低点切2cm小口，递3/0可吸收线锁边缝合一周，再递2/0可吸收线连续吻合后尿道和肠袢切口。在肠袢系膜全层切开肠壁，保留肠管10cm做输入袢。碘伏液清洗切开肠腔，递4/0可吸收线连续缝合肠壁内侧切缘，形成新膀胱的后壁，将双侧输尿管末端切开1cm，在输入袢肠壁左、右分别切开1cm，将左、右输尿管分别植入输入袢，递5/0可吸收线缝合。双侧输尿管分别置入1根单J管，新膀胱留置20F三腔尿管，递3/0可吸收线连续缝合新膀胱外侧切缘，新膀胱成型。冲洗腹腔，左、右侧单J管经右下腹穿刺切口引出体外。女性经尿道引出。

（2）原位回肠新膀胱术：递弯血管钳距回盲部20cm处截取50cm回肠段做新膀胱。

巡回护士配合内容：关注手术进程，提供台上所需。配合术中麻醉给药，观察患者生命体征，提供手术台上追加物品，配制冲洗碘伏液。填写手术护理记录单，记录手术账单，与洗手护士共同清点物品。

10.放引流，出标本

洗手护士配合的操作内容：从一侧髂前上棘穿刺孔放置盆腔引流管，从12mm穿刺孔取出标本，再次观察腹腔，收取穿刺锥，缝合各切口。

巡回护士配合内容：提供冲洗水，引流管。与洗手护士共同清点物品。

11.确认手术患者

再次确认核对患者姓名，住院号，疾病诊断。

12.术毕整理

洗手护士配合的操作内容：撤离腹腔镜器械，预洗，清点，交供应室。更换吸引袋清理垃圾，分类封装存放。

巡回护士配合内容：撤离腹腔镜设备、电刀，恢复体位，抽药催醒患者。收整物品，送患者。整理手术间，补充无菌物品柜。

注意事项如下：

（1）手术时间长，尽量做好受压部位的压疮预防；静脉输液的上肢须勤按摩并注意保暖。

（2）术者站在患者外展两腿中间操作，要固定好外展腿架的卡座，以免腿架滑脱或被挤靠，使其过度外展，造成患者不适或肢体损伤。

（3）术中超声刀激发频率较高，每次间歇，洗手护士必须及时超洗刀头，以便降温和清除血痂，保证使用功能。

（4）手术使用的物品相对较多，洗手护士对器械的换递准确和无菌台面管理是手术进程的关键，尽量避免换岗。

（5）术中清扫的各部位淋巴结标本要及时递下台做标记，以免术毕混淆。

# 第十二章　眼科疾病一般护理

## 第一节　眼科疾病一般护理常规

### 一、一般护理

#### （一）入院护理

新患者入院后护士应热情接待，及时通知管床医生，协助医生完成眼科特殊检查和特殊治疗，如需急诊手术则按医嘱做好各项术前准备。

#### （二）饮食护理

给予营养丰富、易消化的饮食，保持排尿、排便通畅。

#### （三）病情观察

1.全身情况

密切观察患者的全身情况，如有咳嗽、发热、女患者月经来潮、颜面部有急性炎症，应告知医生停止手术，进行相应的治疗和处理。

2.眼部情况

观察眼部情况，遵医嘱执行眼局部用药。

#### （四）训练指导

训练患者卧床进食、饮水、排尿、排便等；同时训练眼球向各个方向转动，以便更好地配合手术；指导控制术后咳嗽、打喷嚏的方法（用舌尖顶住上颚），以防止术后眼内出血、伤口裂开、眼内容物脱出。

### （五）基础护理

做好个人卫生，注意保暖，小儿患者需全麻手术应注意防止受凉。

### （六）心理护理

做好心理护理及疾病的健康教育，增强患者信心，解除恐惧心理，使患者配合手术和治疗。

### （七）消毒隔离

传染性眼病应给予单人房间隔离和治疗，严格执行消毒隔离措施。

### （八）健康指导

做好出院指导，嘱患者定期复诊，遵医嘱坚持用药。

## 二、眼科手术前患者的护理

### （一）心理护理

根据拟行的手术方式及病情向患者或家属讲明术前和术后应注意的问题，做好患者的心理护理，使患者消除恐惧，密切合作。

### （二）了解患者的全身情况

糖尿病、高血压患者应采取必要的治疗及护理措施；如有咳嗽、发热、月经来潮、颜面部疖肿及全身感染等情况及时通知医生，以便进行相应的治疗和考虑延期手术。

### （三）清洁结膜囊

术前3日开始滴抗生素眼药水，每2小时1次，以清洁结膜囊。角膜、巩膜、虹膜、晶状体、玻璃体和视网膜等内眼手术需在术前日晚（急诊手术例外）剪去术眼睫毛，并用生理盐水冲洗结膜囊。

### （四）术前指导

训练患者能按要求向各方向转动眼球，以利于术中或术后观察和治疗。指导患者如何抑制咳嗽和打喷嚏，即用手指压人中穴或用舌尖顶住上颚，以免术中及术后因突然震动，引起前房积血或切口裂开。

### （五）饮食护理

给予富含纤维素、易消化的饮食，保持大便通畅，防止术后并发症。术前一餐不要过饱，以免术中呕吐。全麻患者术前6小时应禁食禁水。

### （六）生活护理

协助患者做好个人清洁卫生，如洗头，洗澡，换好干净内衣、内裤，长发要梳成辫子。

### （七）术日晨护理

（1）术晨测量生命体征，并在交班时报告。

（2）去手术室前嘱患者排空大、小便。

（3）遵医嘱给予术前用药。

### （八）用物准备

去手术室后，护士整理床铺，准备好术后护理用品，等待患者回病房。

## 三、眼科手术后患者的护理

### （一）休息与卧位

嘱患者安静卧床休息，头部放松，全麻患者未醒期间去枕平卧，头偏向一侧，防止呕吐物误吸入气管引起窒息。

### （二）防止碰撞

术眼加盖保护眼罩，嘱患者在术后2周内不要做摇头、挤眼等动作。

### （三）用药护理

遵医嘱应用抗生素，术后数小时内患者如有疼痛、呕吐等症状，可按医嘱给予镇痛、止吐药。

### （四）避免感染

术后换药时所用的抗生素眼药水、散瞳剂等应为新开封的，敷料每日更换，注意观察敷料有无松脱、移位及渗血，绷带的松紧情况；眼部包扎期间，嘱患者勿随意解开眼带，以免感染。

### （五）饮食护理

继续给予易消化饮食，多食蔬菜和水果，保持大便通畅，有便秘者常规给予缓泻剂。

### （六）健康指导

门诊手术和住院患者出院前嘱其按医嘱服药、换药和复查。

# 第二节　眼科常用护理技术

## 一、滴眼药法

滴眼药是指将药液滴入眼部以治疗眼病的方法。

### （一）适应证

滴眼药用于预防、治疗眼部疾病、散瞳、缩瞳及表面麻醉等。

### （二）禁忌证

本方法无绝对禁忌证，但应用时需根据具体病症，选用适当的药液，否则达不到效果或产生其他严重不良后果。

### （三）操作前护理

1.患者准备

向患者及家属说明操作的目的、过程及有关配合注意事项，以消除紧张情绪，取得合作。

2.用物准备

治疗盘内放置滴眼液、消毒棉签。

### （四）操作过程

1.核对和解释

操作前洗手，并核对患者的姓名、眼别、药物的名称、浓度，水制剂应观察有无变色和沉淀。

2.体位

患者取坐位或仰卧位，头稍向后仰并向患侧倾斜。

3.操作要点

用棉签擦去患眼分泌物，用左手食指或棉签拉开患者下睑，右手持滴管或眼药水瓶将药液滴入下穹隆的结膜囊内。用手指将上睑轻轻提起，使药液在结膜囊内弥散。用棉签擦去流出的药液，嘱患者闭眼1～2分钟。

4.注意事项

（1）滴药时，滴管口或瓶口距离眼部2～3cm，勿触及睑缘、睫毛和手指，以免污染。

（2）滴药时勿压迫眼球，尤其有角膜溃疡和角膜有伤口的患者。

（3）滴入阿托品类药品时，应压迫泪囊部2～3分钟，以免鼻腔黏膜吸收引起中毒。

（4）特别注意区分散瞳剂与扩瞳剂、腐蚀性药物，切忌滴错，以免造成严重后果。

（5）同时滴数种药液时，先滴刺激性弱的药物，再滴刺激性强的药物。

（6）眼药水与眼药膏同时用时先滴眼药水后涂眼药膏，每次每种药需间隔1～2分钟。

### （五）操作后护理

1.体位

协助患者取舒适卧位或被动卧位，严密观察患者用药后的反应。

2.健康指导

（1）嘱患者勿用手揉患眼，以防感染，并注意用眼卫生。

（2）讲解疾病相关知识，使其积极配合治疗，树立战胜疾病的信心。

## 二、涂眼药膏法

涂眼药膏是指将眼药膏涂于眼部以治疗眼病的方法。

### （一）适应证

涂眼药膏用于治疗眼睑闭合不全、绷带加压包扎前需保护角膜者以及需做睑球分离的患者。

### （二）禁忌证

本方法无绝对禁忌证，但应用时需根据具体病症，选用适当的眼药膏，否则达不到效果或产生其他严重不良后果。

### （三）操作前护理

1.患者准备

向患者及家属说明操作的目的、过程及有关配合注意事项，以消除紧张情绪，取得合作。

2.用物准备

眼药膏、消毒圆头玻璃棒、消毒棉签。

### （四）操作过程

1.核对

涂眼药膏前洗手，并核对患者的姓名、眼别、药物的名称和浓度。

2.体位

患者取坐位或仰卧位，头稍向后仰。

3.操作要点

用左手食指或棉签拉开患者下睑，嘱患者向上方注视，右手将眼药膏先挤每一小段，将眼药膏挤入下穹隆，或用玻璃棒蘸眼药膏少许，将玻璃棒连同眼药膏平放于穹隆部，嘱患者闭眼，同时转动玻璃棒，依水平方向抽出，按摩眼睑使眼药膏均匀分布于结膜囊内，不要将睫毛连同玻璃棒一同卷入结膜囊内。必要时给患者加戴眼带。

4.注意事项

涂眼药膏前应检查玻璃棒有无破损，如有破损应弃去；玻璃棒用后及时消毒以备用；涂管装眼药膏时，管口勿触及睫毛及睑缘；眼药膏比眼药水在结膜囊内停留时间长、作用时间久，可减少用药次数，但眼药膏影响视力，应在睡前或手术后使用。

### （五）操作后护理

1.体位

协助患者取舒适卧位或被动卧位，严密观察患者用药后的反应。

2.健康指导

（1）嘱患者勿用手揉患眼，以防感染，并注意用眼卫生。

（2）讲解疾病相关知识，使其积极配合治疗，树立战胜疾病的信心。

## 三、结膜下注射法

结膜下注射法是指将抗生素、皮质类固醇、散瞳剂等药物注射到结膜下的给药方式，其可以提高药物在眼局部的浓度，延长药物的作用时间，同时刺激局部血管扩张，渗透性增加，有利于新陈代谢和炎症吸收。

### （一）适应证

本法常用于治疗眼前部疾病。

### （二）禁忌证

本方法无绝对禁忌证，但应用时需根据具体病症及药物确定，否则达不到效果或产生其他严重不良后果。

### （三）操作前护理

1.患者准备

向患者及家属说明操作的目的、过程及有关配合注意事项，以消除紧张情绪，取得患者合作。

2.用物准备

注射器、针头、注射的药物、0.5%～1%丁卡因溶液、消毒棉签、纱布眼垫、胶布、抗生素眼药膏。

### （四）操作过程

1.核对

注射前洗手，并核对患者的姓名、眼别、药物的名称及剂量。

2.体位

患者取坐位或仰卧位。

3.麻醉

用0.5%～1%丁卡因表面麻醉2次，间隔3～5分钟。

4.操作要点

左手分开眼睑，不合作者可用开睑器开睑。右手持注射器，颞下方注射时嘱患者向上方注视，颞上方注射嘱患者向下方注视。针头与角膜切线方向平行，避开血管刺入结膜下。缓慢注入药液，注射后涂抗生素眼药膏，戴眼带。

5.注意事项

注射时针头勿指向角膜；多次注射应更换注射部位；为角膜溃疡患者注射时勿加压于眼球；如注射散瞳类药物应注意观察患者的全身状况，并在注射后20分钟观察瞳孔是否散大。

### （五）操作后护理

1.体位

协助患者取舒适卧位或被动卧位，严密观察患者用药后的反应。

2.健康指导

（1）嘱患者勿用手揉患眼，以防感染，并注意用眼卫生。

（2）讲解疾病相关知识，使其积极配合治疗，树立战胜疾病的信心。

## 四、球后注射法

球后注射法是指药液通过眼睑皮肤或下穹隆，经眼球下方进入眼眶的给药方式。

### （一）适应证

本方法用于眼底部给药及内眼手术前麻醉。

### （二）禁忌证

本法无绝对禁忌证，但应用时需根据具体疾病及药物确定，否则达不到效果或产生其他严重不良后果。

### （三）操作前护理

1.患者准备

向患者及家属说明操作的目的、过程及有关配合注意事项，以消除紧张情绪，取得患者合作。

2.用物准备

注射器、球后针头、注射药物、2%碘酒、75%酒精、消毒棉签、纱布眼垫、胶布和绷带。

### （四）操作过程

1.核对

注射前洗手，并核对患者的姓名、眼别、药物的名称及剂量。

2.体位

患者取坐位或仰卧位，常规消毒眼睑周围皮肤。

3.操作要点

嘱患者向鼻上方注视，在眶下沿中、外1/3交界处将注射器针头垂直刺入皮肤

1～2cm，沿眶壁走行，向内上方倾斜30° 针头在外直肌与视神经之间向眶尖方向推进，进针3～3.5cm，抽吸无回血，缓慢注入药液。拔针后，嘱患者闭眼并压迫针眼1分钟。轻轻按摩眼球，涂抗生素眼药膏，包扎。

4.注意事项

进针时如有阻力或碰及骨壁不可强行进针；注射后如出现眼球突出、运动受限为球后出血，应加压包扎；眼前部有化脓性感染的患者禁忌球后注射。

### （五）操作后护理

1.体位

协助患者取舒适卧位或被动卧位，严密观察患者用药后的反应。

2.健康指导

（1）患者如出现暂时的复视现象，是药物麻痹眼外肌或运动神经所致，一般2小时后症状即可缓解。

（2）嘱患者勿用手揉患眼，以防感染，并注意用眼卫生。

（3）讲解疾病相关知识，使其积极配合治疗，树立战胜疾病的信心。

## 五、泪道冲洗法

用于泪道疾病的诊断、治疗及内眼手术前清洁泪道。

### （一）适应证

（1）鼻泪管狭窄、泪总管阻塞、鼻泪管阻塞、慢性泪囊炎等疾病。

（2）新生儿泪囊炎。

### （二）禁忌证

急性炎症和泪囊有大量分泌物时不宜进行泪道冲洗。

### （三）操作前护理

1.患者准备

向患者及家属说明本操作的目的、过程及有关配合注意事项，以消除紧张情绪，取得合作。

2.用物准备

注射器、泪道冲洗针头、泪点扩张器、丁卡因、消毒棉签和冲洗用液体，必要时准备泪道探针。

## （四）操作过程

1.核对

操作前洗手，并核对患者的姓名和眼别。

2.体位

患者取坐位或仰卧位。

3.麻醉

压迫泪囊将其中的分泌物挤出，然后将丁卡因棉签置于上下泪点之间，闭眼3分钟。

4.冲洗

（1）用泪点扩张器扩张泪小点，左手轻轻牵拉下睑，嘱患者向上方注视，右手持注射器将针头垂直插入泪小点1～1.5mm，在水平方向向鼻侧插入泪囊至骨壁。

（2）坐位，嘱患者低头；仰卧位，嘱患者头偏向患侧，将针稍向后退，注入药液。

（3）冲洗时如发现下睑肿胀，说明发生假道，必须停止注水。

5.结果判定

（1）通畅者，注入液体自鼻孔流出或患者自诉有水流入口中。

（2）如注入液体通而不畅，有液体从鼻腔滴出，提示有鼻泪管狭窄。

（3）如进针时阻力大，冲洗液体由原泪点或上泪点溢出，说明泪总管阻塞；如针头可触及骨壁，但冲洗液体逆流，鼻腔内无水，提示鼻泪管阻塞；冲洗后，泪小点有脓性分泌物溢出，为慢性泪囊炎。

6.注意事项

如进针遇阻力，不可强行推进；若下泪点闭锁，可由上泪点冲洗；勿反复冲洗，避免黏膜损伤或粘连引起泪小管阻塞。

## （五）操作后护理

记录：滴抗生素眼药水并记录冲洗情况，包括从何处进针、有无阻力、冲洗液的流通情况及是否有分泌物等。

# 第三节　眼科护理管理

眼科门诊护理的主要任务是做好开诊前准备，预检分诊和协助医师进行检查、治疗，同时做好健康教育和护理指导工作。

暗室是眼科的特殊检查环境，眼部许多精细检查均要在暗室进行，室内有许多精密检查仪器，因此加强暗室护理管理非常重要。

激光室的安全应引起每位医护人员的注意。因为激光能量密度很高，容易对人体皮肤和眼睛造成意外伤害。另外，激光仪器内部有很多精密的光学元件，使用不当会缩短仪器设备的寿命。

眼科病房是术后患者恢复的重要场所，护士应提供优质的护理服务。

## 一、门诊护理管理

### （一）门诊护理工作常规

1.诊室环境

要求诊室窗帘遮光，避免光线直射，同时室内要整洁、通风，准备好洗手消毒液。

2.诊室物品

检查医疗计算机，并处于工作状态。准备好诊疗桌上的物品：聚光手电筒、检眼镜、近视力表、无菌荧光素钠溶液（条）、表面麻醉（简称表麻）药、散瞳及缩瞳剂、抗生素滴眼液、消毒玻璃棒、干棉球、棉签、乙醇棉球等，同时备好文具、病历纸、处方笺、住院证、各种检查单、化验单及治疗单等用品。

3.预检分诊

护士简要询问病史后，按病情特点和患者需求选择专科医师。急症患者应随到随诊；对年老体残患者优先就诊。

4.视力检查

常规检查中心视力，根据需要检查近视力，并准确记录在病历上。

5.协助检查

协助医师做好视力检查和眼压测量；根据医嘱给患者滴散瞳眼药，以便做眼部检查。对双眼视力低下、行动障碍者应给予护理照顾，检查时护理人员应站在患者一侧引导前行，并协助患者上诊察椅或检查床，配合医师进行检查。

6.健康教育

利用壁报、板报、电视等媒介，宣传常见眼病防治知识。

7.护理指导

根据患者具体情况，运用护理知识，给予生活、用药及预防等方面必要的护理指导，需要时登记预约复诊时间。

8.仪器设备保养维护

按仪器使用规程做好保养、消毒，镜头、镜片等光学仪器配件可用擦镜纸或95%乙醚轻拭污渍。每天下班前应将各种检查仪器从工作位恢复到原位，切断电源，加盖防尘罩。

### （二）门诊护理工作具体内容

1.开诊前的护理工作

开诊前，护士应做好一切诊疗、护理器械和物品的准备工作，检查和补充诊室、暗室、治疗室的药品、用物，按挂号指定时间排列好病历，招呼门诊患者按顺序在候诊室就座。

2.开诊时的护理工作

候诊室和诊室是患者比较集中的地方，由于往来活动频繁，吵嚷声音也较大，往往影响医护人员的工作。为了保证诊室的安静，使医生集中精力进行检查和诊治工作，并缩短候诊时间，护士需经常注意维持诊室及候诊室的秩序，防止拥挤及争先恐后等现象的出现，按挂号顺序和病情的轻、重、缓、急安排患者就诊，并指导患者诊病后需要办理特殊检查、治疗、取药、交费、化验等的地方和手续，巡视诊室，协助医生向患者做必要的解释工作和检查工作。

3.初诊患者的视力检查

视力检查是指对中心视力的检查，是了解眼睛视功能的方法之一，在眼病的诊断和处理上都有着重要的意义。因此，初诊患者首先由护士进行视力检查。护士进行此项检查前必须向患者耐心说明，尤其采取2.5米平面反光镜法更需解释清楚，便于患者合作，使检查准确迅速。检查完毕，把患者的左、右眼视力准确地记录在病历卡上。在检查视力的同时，应进行初步预诊。如属急诊病例，应按急诊处理，以免延误病情。

4.服务台工作

在门诊经过医生对眼病进行初步检查和诊断后，有的患者需要做进一步的特殊检查，有的需要手术治疗或住院治疗，门诊设有一服务台，负责安排以上各项的预约登记工作及答复、解释患者有关的询问。门诊服务台的护士应按病情的轻、重、缓、急合理安排住院床位的登记、通知患者入院、介绍办理入院的准备事项，以及办理门诊手术和特殊检查的预约。

5.治疗室的护理工作

门诊治疗室应根据医嘱进行眼科各种医疗护理技术操作。包括测量眼压、冲洗眼部、冲洗泪道、探通泪道、结膜下注射、球后注射、静脉注射、肌内注射、测量血压、角膜异物剔除、睑腺炎切开排脓、电解倒睫等，以及急诊处理。治疗室护士应按先后有秩序地进行工作。首先必须严格执行“三查七对”制度，并向患者做必要的治疗前解释工作，以取得患者信任。治疗中必须注意患者的病情有无特殊变化，有时在治疗后需要留患者观察一些时间，以防发生意外情况。治疗或检查后应由护士在病历上详细记录结果并签名，送交医生再诊，或向患者交代复诊检查或治疗时间以及注意事项。每次治疗操作完毕后应洗净双手，防止交叉感染。

6.换药室的护理工作

门诊换药室为门诊手术患者术后换药场所，因此，要求医护人员要有严格的无菌观念。换药室的护士应按无菌操作规程进行操作，防止伤口感染。换药时应协助医生详细询问患者术后情况，细致观察术后反应及术后效果并做好记录。换药后应向患者交代下次换药及复诊时间和注意事项。

## 二、暗室护理管理

### （一）保持暗的环境

暗室内地面应不反光、不打滑，墙壁为深灰色或墨绿色，窗户应设置为遮光窗帘，以保证室内暗的状态，利于使用眼科仪器进行细微观察。

### （二）室内清洁通风

保持暗室清洁卫生、室内空气流通及相对干燥，以免损坏室内仪器。定期空气消毒。

### （三）合理放置仪器

暗室常设仪器有裂隙灯显微镜、检眼镜、灯光视力表、验光仪、镜片箱等。每天下班前，应把暗室内各种检查仪器从工作位恢复到原位，切断电源，加盖防尘罩，并关好水龙头、门窗等。

### （四）注意患者安全

部分患者视力低下，并且对暗室环境陌生，护士应给予护理指导和帮助，以避免发生意外。

### （五）严格仪器保养

按仪器使用规程做好保养、消毒，镜头、镜片等光学仪器配件可用擦镜纸或95%乙醚轻拭污渍。

## 三、激光室护理管理

### （一）激光室的环境要求

（1）激光室应有警告标志，无关人员不要随意进出。工作室要关好门窗，安装特殊的玻璃或遮光窗帘，以防激光漏出伤人。

（2）激光室墙壁不宜使用反光强的涂料，工作区内应避免放置具有镜面反射的物品。激光操作应尽量在暗室内进行，以减少激光的反射。

### （二）激光器的安全使用

（1）激光器必须由专业人员操作，并安装锁具。

（2）使用时，先检查激光器的输出系统是否正确连接，各种附属设备是否处于正常工作状态后，才能开始使用激光。

（3）在激光器使用的间隙，应将激光器的输出置于“备用”位置。

（4）激光器要注意日常的防潮、防尘，如果使用光纤输出，应注意光纤不要被折断或重压。

### （三）工作人员的安全防护

1.防护用具

使用激光治疗时，工作人员应佩戴专门针对所使用激光波长的有周边防护的防护眼罩，或在裂隙灯、间接检眼镜、手术显微镜的光路中插入遮挡激光的滤过镜片。对超过安全阈值的激光，要穿上白色工作服、戴手套，不让激光直射皮肤，并防止反射、散射光照射皮肤。

2.加强安全教育

激光对工作人员造成意外伤害最多的是眼和皮肤，对眼可引起永久性角膜混浊、白内障、视网膜损伤而导致视力严重受损，甚至失明；对皮肤则可造成皮肤的红斑、丘疹、水疱、炭化和气化，因此对工作人员应加强安全教育，注意自我保护。

（四）防火

激光室必须放置灭火装置。在治疗过程中，不要将激光对准含乙醇的液体、干燥的棉花、敷料等易燃物品照射；手术区不要滴用含乙醇的麻醉药（但可以局部注射）；尽量不要使用易燃的麻醉气体。

## 四、眼科病房管理

（1）做好入院介绍，包括病房环境、住院制度等，特别是视力低下患者的安全制度和左右眼别的鉴定。考虑到眼科患者视力障碍，病房提醒患者的文字和给患者发放的资料字体要相对放大和清晰。

（2）保持病房安静、整洁、舒适和安全。

（3）保持病房清洁卫生，室内不准吸烟，注意通风。

（4）患者的安全管理为眼科病房管理的重点。因眼科患者均有不同程度的视力障碍，识别危险能力下降，故应着重预防患者跌倒、烫伤、危险物品伤害等。具体管理措施包括：统一病房摆设，室内物品摆放要考虑到患者视力障碍，固定位置，不得随意悬挂物品。热水瓶要妥善放置。危险物品，如刀片、剪刀等要尽量远离。走廊和过道不可摆放任何障碍物，以免碰撞。卫生间、厕所旁应设扶手，地面应防滑，以防患者摔倒。

（5）做好护理安全管理，预防差错事故。眼科各种眼药制剂较多，每个患者用药种类不一，加之患者左右眼用药常常不同，因此在为患者用药时要严格执行核对制度，严防用错药。另外，针对眼科患者住院周期短、手术频率高、床位周转快的特点，应做好患者手术安全管理工作、患者的健康教育，以及术后随访管理工作。

（6）病房内应设置专门的检查室，作为患者眼科检查和换药用。检查室内应备好眼科常用检查用具（如裂隙灯、视力表），还应备好敷料、常用滴眼液（膏）等。

（7）做好消毒隔离质量管理工作，包括滴眼液使用的管理、滴眼液的规范操作、医师换药时的无菌操作规范、特殊感染患者的隔离规范、患者用眼卫生的自我保健教育等，从各个环节预防院内感染的发生。

# 第四节　眼科护理告知程序

眼科护理操作格外精细，为保证患者积极参与配合，护理操作告知尤为重要，故将护理操作程序分为两类：一般护理操作告知程序和特殊护理操作告知程序。

## 一、一般护理操作告知程序

（1）遵医嘱进行各项护理操作，向患者讲解该项操作的目的、必要性。

（2）操作前使患者了解该操作的程序及由此带来的不适，以取得患者配合。

（3）严格遵照各项操作规程进行，操作中注意语言行为文明规范。

（4）将操作程序详细地告知患者，避免不必要的误会。

（5）操作中不得训斥、命令患者，做到耐心、细心、诚心地对待患者，护士应熟练掌握各项操作技能，尽可能减轻由操作给患者带来的不适及痛苦。

## 二、特殊护理操作告知程序

### （一）结膜下注射告知程序

1.注射前

您好！我是某某护士，我现在给您进行眼部注射，您不必害怕。先给您滴2次麻药，打针时就不会很痛了，只要睁大眼睛看我手指的方向，配合好就可以了。

2.注射后

请您不要揉眼睛，因为注射了药物，眼部会有些肿胀，不用紧张，2小时后药物会自行吸收。眼部敷盖的纱布回家后您就可以取下来了。

### （二）球后注射告知程序

1.注射前

您好！我是某某护士，我现在给您进行眼部注射，您不必害怕，只要睁大眼睛看向左（右）上方，配合好就可以了。

2.注射后

请您用手掌按压棉球约5分钟，按压时稍加用力，有利于药物的吸收及防止眼部出血。如果有轻微的肿胀现象不要紧张，2小时后药物吸收后肿胀就消失了。

### （三）巴氏定位告知程序

1.操作前

您好！我是某某护士，我要在您的眼里放一个金属片，以便于诊断，请您不要害怕。先给您滴2次麻药，放定位器时您只要睁大眼睛按我说的去做，配合好就可以了。

2.操作后

现在您的眼睛里已经放了一个金属片，请您不要揉眼睛，到放射科拍片后马上回来，您的定位器还需要取出来。

### （四）Schirmer试验告知程序

1.操作前

您好！我是某某护士，我要在您的眼里放一条试纸，以便于诊断，请您不要害怕。请您在放入试纸后，轻闭双眼5分钟，时间到后我会给您取出。

2.操作后

检查后眼睛可能会有些干涩的感觉，请您不要揉眼睛，大约10分钟以后就会得到缓解。

### （五）眼肌按摩告知程序

1.操作前

您好！我是某某护士，我现在要给您进行眼肌按摩，可能会有轻微疼痛，请您不要害怕。先给您滴2次麻药，只要睁大眼睛看我手指的方向，配合好就可以了。

2.操作后

30分钟内请您不要揉眼睛，以免损伤角膜。可能会有轻微的结膜充血，属于正常现象，休息1～2天就会缓解。

### （六）压陷眼压计测量告知程序

1.操作前

您好！我是某某护士，我现在给您测量眼压，以便于诊断，请您不要害怕。先给您滴1次麻药，只要睁大眼睛看着正上方，配合好就可以了。

2.操作后

请您不要揉眼睛，以免损伤角膜。

### （七）非接触眼压计测量告知程序

1.操作前

您好！我是某某护士，我现在给您测量眼压。请您将下颌放在机器的下颌托上，头部顶在机器头部固定带处，眼睛向前看并注视机器中的提示点，测量时会有一股气体吹到眼睛上，请您不要紧张。

2.操作后

请您将结果交给医生，以便诊断。

### （八）泪道冲洗检查告知程序

1.操作前

您好！我是某某护士，我现在给您进行泪道冲洗，请您不要紧张。在进行冲洗时，如果您感觉嗓子或鼻子中有水，请点头示意我。

2.操作后

请您不要揉眼睛，以免损伤角膜。请您将结果交给医生，以便诊断。

### （九）眼睑结石取出术告知程序

1.操作前

您好！我是某某护士，我现在给您进行眼睑结石取出术，先给您眼睛里滴点儿麻药，可以减轻疼痛。在结石取出时，我要给您眼睑处放眼睑拉钩，会有些不舒服，但不会太痛，请您配合。

2.操作后

请您按压眼垫5分钟，不要揉眼睛，以免损伤角膜。

### （十）电解毛囊术告知程序

1.操作前

您好！我是某某护士，我现在给您进行电解毛囊术，我先进行麻药注射，请您不要紧张，会有些胀痛。电解时请您按住电极片上的棉球，以便配合我进行治疗。

2.操作后

因为麻药的注射，眼睛会有不舒服的感觉，2小时后就会缓解，请您不要揉眼睛，以免损伤角膜。

# 第十三章　眼科常见疾病的护理

## 第一节　眼睑病

### 一、睑腺炎

睑腺炎是化脓性细菌侵入眼睑腺体而引起的一种急性炎症，俗称麦粒肿。若是睫毛毛囊或其附属的皮脂腺或变态汗腺感染，称为外睑腺炎；若是睑板腺感染，称为内睑腺炎。

#### （一）护理评估

1.健康史

（1）病因。多由金黄色葡萄球菌感染眼睑腺体引起。

（2）诱因。有眼部慢性炎症、屈光不正、糖尿病、体弱的患者及卫生习惯不良者易患此病。

2.临床表现

（1）症状。早期眼睑病变处出现红、肿、热、痛等急性炎症的典型表现。通常水肿越重，疼痛就越重。晚期脓肿成熟破溃后，症状缓解。外睑腺炎眼睑红肿较明显，内睑腺炎眼睑疼痛较明显。

（2）体征。眼睑局部水肿、充血、伴胀痛。睑缘处可触及隆起硬结，压痛明显。几天后，硬结软化消散，病变处出现黄白色脓点。脓肿可自行破溃排脓，炎症消退。外睑腺炎的炎症反应位于睫毛根部的睑缘皮肤面，红肿范围较弥散。内睑腺炎的炎症反应位于睑结膜面的睑板腺内，肿胀较局限，压痛较明显。病情严重者可转变为眼睑蜂窝织炎、海绵窦血栓性静脉炎等。

3.实验室及辅助检查

病情严重者可做血常规、细菌培养及药物敏感试验检查。

4.心理—社会状况

睑腺炎起病较急，外观红肿，眼睑疼痛，易引起患者紧张、焦虑、烦躁心理。

5.治疗要点

早期以局部热敷、理疗及应用抗生素滴眼液、眼药膏等治疗方法为主，控制炎症，减轻或消除眼睑疼痛、红肿等不适。重症患者全身应用敏感抗生素。已形成脓肿者应切开排脓。

### （二）护理诊断及合作性问题

（1）舒适改变：疼痛。与眼睑腺炎的急性炎症反应有关。

（2）焦虑。与恐惧手术及担心预后有关。

（3）潜在并发症：眼睑蜂窝织炎、败血症、海绵窦血栓性静脉炎、眼睑皮肤瘢痕甚至眼睑畸形等。

（4）知识缺乏。缺乏睑腺炎的防治和自我护理知识。

### （三）护理目标

（1）患者的眼痛症状有所缓解。

（2）患者焦虑程度减轻，配合治疗及护理。

（3）患者未发生相关并发症，或在并发症发生后能得到及时治疗与处理。

（4）患者能掌握睑腺炎的相关保健及眼部用药方法。

### （四）护理措施

1.减轻疼痛

（1）局部护理。早期热敷可以促进血液循环，有助于炎症消退和疼痛减轻。最常选用湿热敷。嘱患者闭眼，将湿热毛巾直接放置于病患处，温度以患者能接受为宜，每5～10分钟更换一次，每次更换2～4遍，每日3次。

（2）用药护理。遵医嘱应用抗生素滴眼液及眼药膏，常用0.3%左氧氟沙星或0.3%妥布霉素滴眼液，每日4～6次。告知其正确的使用眼药的方法。

（3）手术护理。脓肿形成后，配合医生切开排脓。

①切口方向：外睑腺炎在眼睑皮肤面与睑缘平行切开；内睑腺炎在眼睑结膜面与睑缘垂直切开。

②术后用手掌压迫眼部止血10分钟。每日换药1次，遵医嘱滴抗生素眼药水及眼药膏。

2.减轻焦虑

耐心向患者解释病情及相关知识，特别是向已经形成脓肿患者介绍治疗方法，解除其紧张、焦虑的心理，积极配合治疗护理工作。

3.病情观察，防止并发症

观察患者眼部病灶变化，测量体温，如出现局部炎症明显并有全身不适症状或反复发作者，提示可能发生并发症，应及时告知医生配合处理。

4.健康指导

（1）嘱患者应保证充足的休息，避免过度疲劳。补充足够的蛋白质和维生素，多食水果和蔬菜，忌吃油炸烧烤食物及烟、酒、辛辣刺激性食物，保持大便通畅。患有其他全身疾病应遵医嘱给予治疗。

（2）注意眼部卫生，不使用不洁毛巾或脏手反复揉眼。

（3）加强身体锻炼，增强机体的抵抗力。

（4）眼部出现脓肿，禁止挤压或针挑，以免感染扩散。

（5）积极治疗慢性结膜炎、睑缘炎等原发病。

（6）反复发作的中老年患者应及时就诊，排除肿瘤，以免耽误治疗。

## 二、睑板腺囊肿

睑板腺囊肿是由于睑板腺出口阻塞，腺体的分泌物潴留在睑板内，对周围组织产生慢性刺激而引起肉芽组织增生，从而形成的肉芽肿。好发于青少年或中年人，以上睑多见。病程进展缓慢，易反复发作，预后良好。

### （一）护理评估

1.健康史

由睑板腺分泌旺盛、睑板腺口阻塞引起。

2.临床表现

（1）症状。初期多无自觉症状，常偶然发现眼睑皮下触及硬结，无红痛。硬结逐渐增大者可有眼睑异物感。

（2）体征。眼睑皮下可触及单个或多个大小不一的与皮肤无粘连的硬结，无压痛，表面光滑，可移动。相应的睑结膜呈局限性紫红色充血。小的囊肿可自行吸收，但多数长期不变，或逐渐增大，质地变软，也可自行破溃，排出胶样内容物后消退，但睑结膜面有肉芽肿形成。若继发感染，临床表现则与内睑腺炎相同。

3.实验室及辅助检查

对于反复发作或中老年患者的睑板腺囊肿，应将切除物做病理检查，以排除睑板腺癌。

4.心理—社会状况

部分患者因疾病症状较轻而未引起重视。手术患者因惧怕手术治疗而紧张、焦虑、恐惧。

5.治疗要点

小而无症状的睑板腺囊肿无须治疗，部分可自行吸收。睑板腺囊肿大的可通过热敷或向囊肿内注射糖皮质激素促其吸收。如仍不能消退，应行手术切除。

### （二）护理诊断及合作性问题

（1）舒适改变：异物感、下坠感等。与睑板腺囊肿较大有关。

（2）焦虑。与疾病迁延或对手术效果的担心有关。

（3）潜在并发症：瘢痕性睑外翻、内睑腺炎等。

（4）知识缺乏。缺乏睑板腺囊肿的相关防治知识。

### （三）护理目标

（1）患者的眼部不适症状有所缓解。

（2）患者焦虑程度减轻，配合治疗及护理。

（3）患者未发生相关并发症，或在并发症发生后能得到及时治疗与处理。

（4）患者能掌握睑板腺囊肿的相关保健知识及滴眼液方法。

### （四）护理措施

1.减轻不适

（1）局部护理。睑板腺囊肿较大者遵医嘱给予热敷指导。

（2）药物护理。遵医嘱向囊肿内注射甲基曲安奈德-A等糖皮质激素，促进吸收。

（3）手术护理。囊肿较大者，可做手术摘除。

①在眼睑结膜面与睑缘垂直切开，刮净囊肿内容物，并将包膜一并切除。

②术后用手掌压迫眼部止血10分钟，用眼垫遮盖术眼，嘱次日除去眼垫，遵医嘱滴抗生素滴眼液及涂眼药膏。

2.减轻焦虑

耐心向患者解释病情及治疗护理相关知识，向症状明显或囊肿较大的患者介绍手术治疗的必要性，解除其紧张、焦虑心理，积极配合治疗护理工作。

3.观察病情，防止并发症

观察患者眼部病灶，如有继发感染迹象，则提示睑板腺囊肿发作转变为内睑腺炎。术后注意观察切口情况，发现异常及时告知医生并配合处理。

4.健康指导

（1）嘱患者患病期间饮食应以清淡为主，多吃蔬菜、水果，多喝水，忌吃油炸、辛辣刺激性食物。

（2）注意眼部卫生，纠正不良的生活习惯，不使用不洁手帕或脏手揉眼。

（3）睑板腺囊肿应及时治疗，避免继发感染。

（4）反复发作的中老年患者应及时就诊，排除肿瘤。

## 三、睑内翻与倒睫

睑内翻是指睑缘向眼球方向卷曲的位置异常，当睑内翻达一定程度时，睫毛也倒向眼球。倒睫是指睫毛倒向眼球。睑内翻与倒睫可同时并存，也可只有倒睫而没有睑内翻。

### （一）护理评估

1.健康史

（1）瘢痕性睑内翻。常由睑结膜及睑板瘢痕收缩所致。多发生在上睑，常见于沙眼、结膜烧伤等。

（2）痉挛性睑内翻。常由眼睑皮肤和皮下组织萎缩变薄，失去牵制眼轮匝肌的收缩作用，也可因炎症刺激导致眼轮匝肌痉挛引起，多发生在下睑，常见于老年人。

（3）先天性睑内翻。常由内眦赘皮牵拉、睑缘部眼轮匝肌过度发育或睑板发育不全、肥胖及鼻梁未发育所致，多发生在下睑内眦部，常见于婴幼儿。

2.临床表现

（1）症状。眼部有异物感、刺痛、畏光、流泪、眼睑痉挛。角膜混浊时视力下降。

（2）体征。睑缘部向眼球方向内卷，睫毛倒向眼球，刺激球结膜引起结膜充血，刺激角膜导致角膜上皮脱落、荧光素弥漫性着色，如果继发感染则角膜溃疡长期不愈合，可致角膜新生血管、角膜混浊，可有不同程度的视力减退。

3.实验室及辅助检查

做角膜荧光素钠染色检查，角膜上皮脱落或角膜溃疡者可见角膜缺损区荧光素钠弥漫性着色。

4.心理—社会状况

眼部持续性异物感、眼痛、畏光、流泪、眼睑痉挛、视力下降影响患者的生活和工作，需要手术的患者又担心手术疗效，以致容易出现焦虑。

5.治疗要点

（1）治疗原发病。消除睑缘及睫毛对眼球的刺激。

①单纯少量倒睫可直接拔除或行电解倒睫术。

②瘢痕性睑内翻可施行睑内翻矫正术。

③痉挛性睑内翻可行肉毒杆菌毒素A局部注射。

④先天性睑内翻随着年龄的增长、鼻梁的发育可自行缓解，可暂不手术。

（2）治疗并发症。药物治疗结膜炎、角膜炎。

### （二）护理诊断及合作性问题

（1）舒适改变：眼部异物感、刺痛等。与睫毛刺激角结膜有关。

（2）焦虑。与刺痛和视力下降有关。

（3）潜在并发症：角膜溃疡、角膜擦伤、角膜混浊、上皮角化、新生血管等。

（4）知识缺乏。缺乏对睑内翻与倒睫的危害性认识和防护知识。

### （三）护理目标

（1）患者的眼部异物感及刺痛等不适症状有所缓解。

（2）患者情绪稳定，视力有所提高。

（3）患者未发生相关并发症，或在并发症发生后能得到及时治疗。

（4）患者能掌握睑内翻及倒睫的相关保健知识及滴眼液方法。

### （四）护理措施

1.减轻不适

（1）局部护理。及时处理少量倒睫对眼球的刺激，可用睫毛镊拔除或电解倒睫。睑内翻症状明显，也可用胶布法在眼睑皮肤面牵引，使睑缘向外复位。痉挛性睑内翻可遵医嘱行肉毒杆菌毒素A局部注射。

（2）手术护理。睑内翻和大量倒睫的患者，遵医嘱做好手术矫正准备，按外眼手术常规护理。术后遵医嘱使用抗生素，观察伤口有无红肿、疼痛和出血等情况，术后7天拆线。

2.减轻焦虑

耐心向患者讲解病情及相关知识，尤其是向手术患者介绍手术治疗的必要性，缓解其紧张、焦虑、恐惧心理，积极配合治疗护理工作。

3.观察病情，防止并发症

观察患者角膜是否有发生感染迹象，手术伤口愈合和睑内翻矫正情况，发现异常及时告知医生并配合处理。

4.健康指导

（1）积极协助医生针对睑内翻进行病因治疗，并和患者沟通，告诉其疼痛原因，放松可缓解疼痛。

（2）纠正不良的卫生习惯，不用脏手或不洁手巾揉眼。

（3）积极防治沙眼、结膜烧伤及眼外伤等原发病。

（4）向患者说明睑内翻与倒睫的危害，积极配合治疗。

（5）先天性睑内翻随年龄增长、鼻梁发育后再定，可暂不手术。

## 四、睑外翻

睑外翻为睑缘向外翻转离开眼球，常合并睑裂闭合不全，导致部分睑结膜、眼球暴露。

### （一）护理评估

1.健康史

（1）老年性睑外翻。老年人眼轮匝肌功能减弱，眼睑皮肤及外眦韧带较松弛，使睑缘不能紧贴眼球。

（2）麻痹性睑外翻。由于面神经麻痹，眼轮匝肌收缩功能丧失，又因下睑重量使之下坠，故下睑外翻多见。

（3）瘢痕性睑外翻。由于创伤、烧伤、化学伤、眼睑溃疡、手术等原因引起眼睑皮肤面瘢痕收缩所致。

2.临床表现

（1）症状。因泪小点外翻发生溢泪，角膜病变引起畏光、疼痛等。

（2）体征。部分或全部睑结膜暴露在外，睑结膜局部充血、肥厚、干燥、粗糙，严重者导致暴露性角膜炎甚至溃疡。

3.实验室及辅助检查

裂隙灯显微镜检查可见角膜上皮脱落，荧光素弥漫着色。

4.心理—社会状况

患者因睑外翻导致眼部不适和颜面仪容异常，产生自卑、焦虑、孤独心理。

5.治疗要点

针对病因治疗，早期进行保护角膜治疗，应用抗生素、眼药预防角膜炎。老年性及瘢痕性睑外翻以手术整形治疗。麻痹性睑外翻关键在于治疗面瘫。

### （二）护理诊断及合作性问题

（1）舒适改变：溢泪等。与泪小点外翻及角膜病变等有关。

（2）焦虑。与担心手术预后和因自我形象被歧视有关。

（3）潜在并发症：角膜干燥症、暴露性角膜炎等。

（4）知识缺乏。缺乏睑外翻的自我保健相关知识。

### （三）护理目标

（1）患者溢泪等不适症状有所缓解。

（2）患者焦虑程度减轻，配合治疗及护理。

（3）患者未发生相关并发症，或在并发症发生后能得到及时治疗与处理。

（4）患者能掌握睑外翻的相关保健防护知识。

### （四）护理措施

1.减轻不适

（1）遵医嘱尽早应用润滑剂保护角膜、结膜，应用抗生素滴眼液和眼药膏治疗暴露性角膜病变。

（2）手术护理按外眼手术常规护理。

2.减轻焦虑

多与患者交流、沟通，耐心向患者解释病情及相关知识，减轻其因颜面仪容异常而产生的自卑、焦虑心理，使其正确对待疾病，配合治疗。

3.观察病情，防止并发症

严密观察患者角膜情况，如果发现眼痛、畏光、流泪等提示有角膜炎症的发生。对于手术后患者需观察伤口及睑外翻矫正的情况，有异常时告知医生。遵医嘱处理，指导正确使用眼药的方法。

4.健康指导

（1）对患者进行心理状态评估；多与患者语言沟通，进行心理疏导及医疗常识宣传，使其正确对待疾病，配合治疗。

（2）介绍睑外翻的危害，积极对症治疗。

（3）保持眼部卫生，不用脏手或不洁手巾揉眼。

（4）指导患者正确的擦泪方法，用手帕由下眼睑向上擦，以免向下擦拭加重眼睑外翻。

## 五、眼睑闭合不全

眼睑闭合不全又称兔眼，为上、下眼睑不能完全闭合，导致部分眼球暴露的状况。少数正常人睡眠时睑裂也有一条缝隙，但角膜不会暴露，称为生理性眼睑闭合不全。

## （一）护理评估

1.健康史

（1）眼睑外翻。多由面神经麻痹、眼睑皮肤瘢痕等引起。

（2）眼球突出。多由甲状腺相关性眼病、先天性青光眼、眼眶肿瘤等疾病引起。

（3）其他。可见于眼睑缺损、全身麻醉和重度昏迷患者等。

2.临床表现

（1）症状。溢泪、眼干涩，若有暴露性角膜炎时出现眼痛、视力下降等症状。

（2）体征。轻度眼睑闭合不全时，下方球结膜暴露，引起结膜充血、干燥、肥厚和过度角化。重度患者可发生角膜炎甚至角膜溃疡。

3.实验室及辅助检查

血液化验以排除有无甲状腺功能亢进，X线、CT或眼部B超检查诊断眼眶有无肿瘤。

4.心理—社会状况

由于疾病导致眼睑闭合不全造成外观异常，患者容易产生自卑、焦虑、孤独心理。

5.治疗要点

眼睑闭合不全首先应治疗原发病，如眼眶肿瘤或甲状腺相关性眼病，患者行眼眶肿瘤摘除术或垂体放射治疗，甚至眼眶减压术。瘢痕性睑外翻者施行手术整形矫正。原发病去除前，应采取有效措施保护角膜，减少并发症发生。

## （二）护理诊断及合作性问题

（1）舒适改变：溢泪、眼干涩等。与眼球暴露有关。

（2）焦虑。与担心疾病预后及容貌异常有关。

（3）潜在并发症：角结膜干燥症、暴露性角膜炎等。

（4）知识缺乏。缺乏对本病的危害认识。

## （三）护理目标

（1）患者眼部不适症状有所改善。

（2）患者焦虑程度减轻，配合治疗及护理。

（3）患者未发生相关并发症，或并发症发生后能得到及时治疗与处理。

（4）患者能掌握眼睑闭合不全的相关保健知识及滴眼液、涂眼药膏方法。

### （四）护理措施

1.减轻不适

（1）局部护理。遵医嘱滴人工泪液保持角膜湿润，或滴抗生素眼液及眼药膏防治角膜炎。

（2）手术护理。对需要手术的患者，按外眼手术常规护理。

2.减轻焦虑

多与患者交流、沟通，解释手术的必要性，做好心理疏导，减轻其因容貌受损而产生的自卑、焦虑、紧张情绪，取得患者的配合。

3.病情观察，防止并发症

遵医嘱用抗生素眼药，并指导正确用眼药的方法。注意观察角膜变化，如有眼痛、畏光、流泪等角膜刺激症状，立即告知医生。

4.健康指导

（1）通过与患者交谈，进行心理疏导并做好心理状态评估，使其正确对待疾病，配合治疗。

（2）解释眼睑闭合不全的危害，注意保护角膜。

（3）指导患者正确的擦泪方法，用手帕由下向上擦。

（4）遵医嘱滴眼药，教会患者正确地滴眼药方法。

## 六、上睑下垂

上睑下垂是指上睑的提上睑肌和Muller平滑肌的功能不全或丧失，导致眼向前方注视时上睑遮盖角膜上缘超过2mm。

### （一）护理评估

1.健康史

（1）先天性上睑下垂。出生时即存在，具有遗传性。主要是动眼神经或提上睑肌发育不良。

（2）后天获得性上睑下垂。常有相关病史，如动眼神经麻痹、提上睑肌损伤、重症肌无力、颅内肿瘤或外伤、交感神经疾病及上睑炎症或肿瘤史等。

2.临床表现

（1）症状。上睑不能上提，常需紧缩额肌、皱额、耸肩以助提睑。

（2）体征。睑裂不能开大至正常，为了克服上睑对视线的遮挡，患者皱额抬眉，久之出现皱额纹加深，眉毛高竖，如双侧下垂或重者需仰头视物。

3.心理—社会状况

因睁眼困难，两眼大小、位置异常造成容貌及形象受损，使患者产生自卑心理，影响患者的心理及社交关系。出现悲观、孤独及社交障碍。后天获得性睑下垂因发病急，易引起患者焦虑，需手术的患者常担心手术效果。

4.实验室及辅助检查

X线或CT检查排除颅内占位病变。新斯的明肌肉注射后，上睑下垂程度减轻者为重症肌无力。

5.治疗要点

先天性上睑下垂以尽早手术治疗为主。后天获得性上睑下垂应先进行原发病和药物治疗，无效时再考虑手术。

## （二）护理诊断及合作性问题

（1）舒适改变。与视力障碍有关。

（2）焦虑。与担心上睑下垂影响容貌被歧视有关。

（3）潜在并发症：弱视等。

（4）知识缺乏。缺乏上睑下垂的自我保健知识。

## （三）护理目标

（1）患者视力、视野遮挡得到改善。

（2）患者接受容貌缺陷的现实。

（3）患者未发生相关并发症，或在并发症发生后能得到及时的治疗及处理。

（4）患者及家属能掌握上睑下垂的相关保健知识。

## （四）护理措施

1.减轻不适

对需要手术的患者按外眼手术护理常规准备，协助医师进行手术。

2.减轻焦虑

向患者及家属介绍病情及相关知识，以及用药的流程和手术的必要性、手术方式、注意事项，以减轻紧张情绪，取得患者的配合。

3.观察病情，防止并发症

先天性上睑下垂患儿，应指导其尽早手术治疗，防止弱视的发生。术后注意观察睫毛是否刺激角膜、睑闭合的情况、角膜是否暴露等，有异常及时告知医师。

4.健康指导

（1）对患者耐心地进行心理护理、心理辅导，鼓励其表达思想，消除自卑心理。

（2）告知上睑下垂的危害。

（3）针对先天性上睑下垂患儿，要向其家长讲明尽早治疗的重要性。

（4）后天获得性上睑下垂，应积极查找原发病，对症治疗。

# 第二节　泪器病

## 一、慢性泪囊炎

慢性泪囊炎是一种较常见的外眼病。由于鼻泪管狭窄或阻塞，导致泪液滞留于泪囊之内，并发细菌感染而引起的慢性炎症。多发于中老年女性，以单侧多见。

### （一）护理评估

1.健康史

（1）感染。致病菌多为肺炎链球菌、葡萄球菌、溶血性链球菌等。

（2）诱因。由沙眼、泪道损伤、慢性肥厚性鼻炎、鼻中隔偏曲、下鼻甲肥大等致鼻泪管狭窄或阻塞，泪液滞留泪囊内诱发细菌感染。

2.临床表现

（1）症状。多单侧发病；有溢泪、溢脓现象，反复发作。

（2）体征。结膜充血，内眦下睑部位的皮肤湿疹。用手指挤压泪囊区，有黏液或黏液脓性分泌物自泪小点流出。由于分泌物大量潴留，泪囊扩张，可形成泪囊黏液囊肿。慢性泪囊炎是眼部的一个感染病灶，结膜囊长期处于带菌状态。如果发生眼外伤或施行内眼手术，极易引起化脓性感染，导致细菌性角膜溃疡或化脓性眼内炎。

3.实验室及辅助检查

（1）实验室检查。分泌物的细菌培养及药物敏感试验，可明确感染的性质和致病菌的种类，并为药物治疗提供重要参考。

（2）影像学检查。X线泪道造影检查可了解泪囊的范围及阻塞部位。

4.心理—社会状况

患者因眼部长期溢泪、溢脓，治疗效果不佳，常有自卑、烦躁、焦虑心理。

5.治疗要点

积极治疗原发病。视病情遵医嘱选择抗生素滴眼液滴眼控制感染。泪道冲洗，每日一次，治疗效果欠佳时可行泪道探通术。保守治疗无效时可考虑施行手术治疗。

## （二）护理诊断及合作性问题

（1）舒适改变：溢泪等。与泪囊慢性炎症有关。

（2）焦虑。与眼部皮肤糜烂、潮红影响容貌有关。

（3）潜在并发症：角膜炎、眼内炎等。

（4）知识缺乏。缺乏慢性泪囊炎的相关知识。

## （三）护理目标

（1）患者及时清除脓性分泌物，减少溢泪症状。

（2）患者焦虑程度减轻，积极配合治疗、护理。

（3）患者未发生相关并发症，或在并发症发生后能得到及时治疗与处理。

（4）患者能掌握慢性泪囊炎治疗、护理的相关知识。

## （四）护理措施

1.减轻不适

（1）遵医嘱指导患者滴用抗生素眼液。滴眼液前先用手指轻压泪囊处挤出泪囊内的分泌物。

（2）遵医嘱应用生理盐水加抗生素行泪道冲洗。

（3）泪道探通术，适用于泪道部分狭窄及泪道冲洗无效者。在泪囊内脓液消失后方可行泪道探通术。

（4）手术护理，按外眼手术护理常规准备。术前3天冲洗泪道，手术当日指导患者用滴鼻药滴鼻，手术后遵医嘱换药，冲洗泪道。

2.减轻焦虑

耐心地向患者解释病情及相关知识，特别是手术治疗的必要性，并告知本病的潜在危害性，缓解患者的焦虑、恐惧心理，使其积极配合治疗、护理工作。

3.观察病情，防止并发症

观察患者泪囊区，如出现红、肿、疼痛及压痛，则提示有慢性泪囊炎急性发作。手术后注意伤口是否出现感染迹象，鼻腔有无出血及吻合口通畅情况等。如有异常及时报告医生并配合处理。

4.健康指导

（1）嘱患者患病期间以清淡饮食为主，多饮水，给予营养丰富、易消化的食物，忌烟、酒、辛辣刺激性食物，保持大便通畅。

（2）做好有关预防知识宣教，及早治疗沙眼和鼻炎、鼻中隔偏曲等鼻部疾病，预防慢性泪囊炎的发生。

（3）向患者介绍慢性泪囊炎的知识，使其对本病有一个正确的认识，预防本病的发生。

（4）向患者解释慢性泪囊炎是眼部的感染病灶，如发生角膜外伤或施行内眼手术，可导致细菌性角膜溃疡或化脓性眼内炎，应高度重视本病的潜在危害，并指导其积极治疗，预防并发症。

（5）指导患者滴眼液时先用手指挤压泪囊部排空泪囊内分泌物后，再滴抗生素眼液。

## 二、急性泪囊炎

急性泪囊炎多发生在慢性泪囊炎的基础上，原发性者少见。由于细菌侵袭力强，或因探通、挤压使感染扩散到泪囊周围组织引起。

### （一）护理评估

1.健康史

（1）感染。致病菌为链球菌、金黄色葡萄球菌等。

（2）诱因。疾病的发生与侵入细菌毒力强大或机体抵抗力降低有关。

2.临床表现

（1）症状。泪囊区疼痛，严重时可伴有发热、乏力等全身不适症状。

（2）体征。泪囊区皮肤红、肿、热，局部压痛明显，严重时炎症可波及上、下睑鼻根部和面颊部等部位，甚至引起眼眶蜂窝织炎，伴耳前淋巴结肿大，数日后炎症局限形成脓肿，可自行破溃排脓而减轻炎症，有时也可形成泪囊瘘管长期不愈合。

3.实验室及辅助检查

（1）血常规检查可见中性粒细胞计数升高。

（2）分泌物做细菌培养以及药物敏感试验。

4.心理—社会状况

患者因患眼长期溢泪，治疗效果不佳转为急性发作，引起面部及全身不适，出现焦虑、烦躁、紧张心理。

5.治疗原则

早期可行局部热敷或理疗，以促进血液循环，全身和局部使用足量抗生素，控制炎症。脓肿形成后应及时切开排脓，并放置引流条，待炎症完全消退，伤口愈合后，按慢性泪囊炎处理。

## （二）护理诊断及合作性问题

（1）舒适改变：疼痛等。与泪囊感染有关。

（2）焦虑。与急性起病、疼痛及担心预后有关。

（3）潜在并发症：眼眶蜂窝织炎等。

（4）知识缺乏。缺乏与急性泪囊炎相关的治疗、护理知识。

## （三）护理目标

（1）患者疼痛消除或程度减轻。

（2）患者焦虑程度减轻、配合治疗及护理。

（3）患者未发生相关并发症，或在并发症发生后能得到及时治疗与处理。

（4）患者能掌握与急性泪囊炎相关的治疗、护理知识。

## （四）护理措施

1.减轻疼痛

（1）早期指导患者进行局部热敷。注意避免温度过高烫伤患者，注意观察热敷部位皮肤情况。

（2）禁止泪道冲洗和泪囊区挤压。

（3）按医嘱局部及全身应用敏感的抗生素药物。

（4）手术后注意观察伤口处引流条及敷料有无渗血、渗液，保持局部清洁与干燥，如有污染应及时报告医生并做进行更换敷料等处理。

2.减轻焦虑

耐心向患者讲解急性泪囊炎的相关知识及治疗护理的方法，特别是施行手术治疗的必要性。避免本病潜在危害性的发生，使其积极配合医护人员的治疗和护理工作。

3.健康指导

（1）嘱患者患病期间保持安静舒适的环境及个人卫生，清淡饮食，多饮水，忌烟、酒及辛辣刺激性食物。

（2）提高患者对急性泪囊炎的认识，尽早治疗原发病，预防本病的发生。

（3）向患者及其家属解释急性泪囊炎的潜在危害，指导其积极配合治疗。

# 第三节　角膜病

## 一、细菌性角膜炎

细菌性角膜炎是角膜病中常见的眼病之一，是由细菌感染引起的角膜炎症，外伤是最常见的诱因。通常起病急，发展也迅速，病情多较危重，属于对视力危害大的致盲性眼病。根据致病菌的不同，临床上常见的有匐行性角膜炎和铜绿假单胞菌（绿脓杆菌）性角膜炎。

### （一）护理评估

1.健康史

（1）病因。常见葡萄球菌、铜绿假单胞菌（绿脓杆菌）、肺炎双球菌、链球菌感染等。

（2）诱因。

①局部因素：多为角膜擦伤、异物伤或某些疾病如干眼（睑外翻）、泪道阻塞、倒睫及戴角膜接触镜诱发感染。

②全身因素：如糖尿病、营养不良、长期使用免疫抑制剂等，也可造成角膜感染。

2.临床表现

（1）症状。发病急，表现为眼痛、畏光、流泪、异物感、眼睑痉挛等症状。

（2）体征。眼睑肿胀，球结膜呈睫状充血或混合性充血伴水肿，结膜炎内有较多黏液脓性分泌物，角膜水肿、病区呈灰白色浸润灶，边界不清，若浸润灶继续迅速发展，组织坏死脱落形成角膜溃疡甚至角膜穿孔。同时房水混浊或前房积脓，并发虹膜睫状体炎时出现角膜后有沉着物（KP）、瞳孔缩小、虹膜后粘连等症状。

①匐行性角膜炎：角膜溃疡呈灰白色或黄白色、匐行性边缘、深达角膜基质层，常伴有前房积脓。

②铜绿假单胞菌性角膜炎：伤后数小时或1～2日内发病，症状严重，发展迅猛，剧烈眼痛，混合性充血，眼睑及球结膜水肿，结膜囊内有大量黄绿色黏液分泌物。角膜出现浸润及坏死灶，前房积脓严重。若不能及时控制，24小时至数日内可导致全角膜坏死穿孔，眼球内容物脱出或全眼球炎。

3.实验室及辅助检查

（1）角膜溃疡刮片染色镜检查，可发现致病菌。

（2）细菌培养和药物敏感试验，可确诊病因和指导临床用药。

（3）角膜荧光素染色检查，可见角膜溃疡区。

4.心理—社会状况

角膜炎发病急，进展快，症状重，以及对视力危害大。患者表现出焦虑、紧张、恐惧心理。

5.治疗要点

积极控制感染，眼部或全身应用抗生素药物，配合对症支持疗法，减轻炎症反应，促进溃疡愈合，防止角膜穿孔，减少瘢痕形成。角膜穿孔或角膜瘢痕者，施行治疗性角膜移植术。

## （二）护理诊断及合作性问题

（1）舒适改变：眼痛、畏光、流泪等。与角膜急性炎症刺激有关。

（2）焦虑。与眼痛及视力下降有关。

（3）潜在并发症：角膜穿孔、化脓性眼内炎及眼球萎缩等。

（4）知识缺乏。缺乏角膜外伤及细菌性角膜炎的防治知识。

## （三）护理目标

（1）患者眼痛减轻或消失。

（2）患者视力恢复或稳定。

（3）患者排除并发症发生或并发症发生时得能得到及时处理。

（4）患者获得角膜外伤及角膜炎的防治和护理知识。

## （四）护理措施

1.减轻疼痛

（1）局部护理。患眼结膜囊冲洗，消除分泌物。热敷以促进血液循环，有利于角膜炎症消退。患眼包盖，避免强光刺激。必要时用绷带加压包扎患眼，用于角膜已穿孔或即将穿孔者。

（2）药物护理。指导患者遵医嘱应用抗生素眼药水及眼药膏，匐行性角膜炎使用0.3%氧氟沙星滴眼液等广谱抗生素，铜绿假单胞菌性角膜炎多用0.25%多粘菌素B眼液、0.3%妥布霉素眼液等，在炎症急性期，每10～15分钟滴眼1次，炎症控制后减少滴药次数。必要时进行结膜下注射药物。注意观察用药反应。

（3）手术护理。角膜穿孔或角膜瘢痕严重影响视力的患者施行角膜移植术，按内眼手术护理常规准备。

①术前半小时快速静脉液注20%甘露醇250mL以降低眼压。

②缩瞳滴眼液滴眼，使瞳孔保持在2mm，避免手术损伤晶状体。

③遵医嘱做好术后护理。

2.减轻焦虑

加强心理护理，耐心向患者介绍细菌性角膜炎的病变特点、转归过程及治疗与护理的方法，鼓励患者表达自己的感受并给予安慰和理解。尽可能帮助解决患者的实际问题，使患者的情绪保持稳定，配合治疗和护理。

3.观察病情，防止并发症

严密注意患者的眼部症状、视力、结膜充血、分泌物、角膜溃疡等变化。关注有无角膜溃疡穿孔的征兆及表现，发现异常及时报告医生处理。

4.健康指导

（1）注意眼部保护，避免角膜外伤的发生。一旦发生角膜外伤，应立即到医院就诊。

（2）嘱患者应保证充足的休息，包盖患眼，避免强光刺激。加强营养，补充多种维生素，促进新陈代谢，提高机体抵抗力，增进溃疡面愈合。

（3）角膜接触镜配戴者应该注意操作及正确佩戴的方法，避免划伤角膜，如有眼痛等不适症状，应立即停止佩戴并及时到医院就诊。

（4）积极治疗沙眼、慢性泪囊炎、睑内翻、倒睫、干眼症等眼疾，以防眼分泌物中有大量致病菌。

## 二、单纯疱疹病毒性角膜炎

单纯疱疹病毒性角膜炎是由单纯疱疹病毒引起的角膜炎，简称单疱角膜炎，是角膜病中最主要的致盲性疾病。本病的临床特点是反复发作，最终使角膜混浊加重，而导致失明。

### （一）护理评估

1.健康史

（1）病因。常由Ⅰ型单纯疱疹病毒初次感染后，病毒长期潜伏在三叉神经节内而引起。

（2）诱因。当机体抵抗力下降时、全身应用糖皮质激素或免疫抑制剂时，病毒可以活化，使角膜感染复发。

2.临床表现

（1）症状。轻微的眼痛、畏光、流泪、异物感、眼部痉挛及不同程度的视力下降。

（2）体征。睫状充血、角膜混浊、角膜知觉减退。临床上根据角膜病变的形态特征，分为以下炎症。

①树枝状和地图状角膜炎：最常见类型。早期角膜上皮呈点状浸润，继而形成树枝状角膜上皮溃疡。随着病情发展，炎症逐渐向角膜病灶四周扩展可形成不规则的地图状角膜溃疡。角膜知觉减退是本病典型特征。

②神经营养性角膜病变：溃疡局限于角膜的上皮面及基质浅层，呈圆形或椭圆形，多位于睑裂区。

③基质型角膜炎：免疫性和坏死性两种亚型。免疫性是盘状角膜炎，角膜中央基质盘状水肿，后弹力层皱褶。不伴炎症细胞浸润和新生血管。坏死性角膜基质炎，角膜基质层内出现单个或多个白色坏死浸润灶，胶原溶解坏死及上皮广泛性缺损，常诱发基质层新生血管，少数病例可穿孔。

④角膜内皮炎：中央或旁中央角膜基质水肿，呈毛玻璃样外观，水肿区内皮面有沉积物。严重者出现大泡性角膜病变。

3.实验室及辅助检查

（1）角膜上皮刮片可见多核巨细胞、病毒包涵体或活化性淋巴细胞。

（2）角膜病灶分离培养出单纯疱疹病毒。

（3）分子生物方法（如PCR技术等）敏感性效高，可以明确诊断。

4.心理—社会状况

单纯疱疹病毒性角膜炎病程长，疗效差且易反复发作，严重影响视功能。患者因担心失明和角膜手术，易出现焦虑、紧张、烦躁和悲观等心理。

5.治疗要点

遵医嘱积极进行抗病毒治疗，抑制病毒在角膜内复制，减少角膜损害。树枝状和地图样角膜溃疡禁用激素。盘状角膜炎要慎重使用激素，必要时施行治疗性角膜手术。

## （二）护理诊断及合作性问题

（1）舒适改变：眼痛、畏光、流泪等。与角膜炎症刺激有关。

（2）焦虑。与角膜炎反复发作、病程较长以及视力障碍有关。

（3）潜在并发症：继发细菌或真菌感染、角膜穿孔、角膜瘢痕形成等。

（4）知识缺乏。缺乏单纯疱疹病毒性角膜炎的相关知识。

## （三）护理目标

（1）患者眼痛症状减轻或消失。

（2）患者视力得到提高或稳定，消除不良心理。

（3）患者无并发症发生或发生后得到积极治疗。

（4）患者获得单纯疱疹病毒性角膜炎的相关防治及护理知识。

## （四）护理措施

1.减轻疼痛

（1）遵医嘱及时正确给药，常用抗单纯疱疹病毒药如阿昔洛韦、环胞苷三氟胸腺嘧啶滴眼液。急性期每1～2小时滴眼1次，晚上涂眼药膏。

（2）对使用糖皮质激素眼药的患者，要严格按照医嘱用药，不能随便增加使用次数或停用，并告知其危险性。

（3）应用散瞳药的患者，嘱其滴药后需指压泪囊区3～5分钟。外出戴有色眼镜，减少强光刺激。

（4）需要手术治疗的患者，遵医嘱按角膜移植手术护理常规准备，并做好术后护理。

2.减轻焦虑

多与患者沟通，耐心向患者解释该病的病情及相关治疗和护理知识，增强患者对治愈疾病的信心，能积极配合治疗护理。

3.观察病情，防止并发症

观察角膜炎的眼部症状、分泌物、结膜充血、角膜溃疡及视力等变化，发现异常及时报告医生并积极配合处理。

4.健康指导

（1）嘱患者充分休息，减少用眼时间，避免眼疲劳，多饮水，以清淡易消化饮食为主。外出时戴有色眼镜，避免强光刺激。

（2）向患者讲授该病的特点，患病要尽早治疗，坚持治疗，防止角膜炎及其并发症的复发。

（3）积极锻炼身体，提高机体免疫力，避免疲劳、感冒和精神过度紧张，降低疾病复发率。

（4）告知患者严格遵医嘱应用糖皮质激素眼药，以防病情加重。

## 三、真菌性角膜炎

真菌性角膜炎是由真菌引起的感染性角膜病变。本病发病率逐年升高，可能与糖皮质激素或抗生素的广泛使用有关，多见于有植物外伤史的人群。本病起病缓慢，病程长，致盲率极高，预后较差。

### （一）护理评估

1.健康史

（1）病因。常见真菌感染，多为镰刀菌、曲霉菌、念珠菌属、青霉菌属、酵母菌等所致。

（2）诱因。多发于角膜植物性外伤、长期应用糖皮质激素或抗生素，以及其他原因引起的角膜上皮损伤后，如角膜接触镜损伤或角膜手术后等。

2.临床表现

（1）症状。眼痛、异物感、畏光、流泪等症状较轻，但视力下降明显。

（2）体征。球结膜充血明显，角膜浸润灶呈白色或灰色，表面微隆起，干燥而粗糙，边界清楚但不规则，外观似“舌苔”或“豆渣”样，溃疡周围可出现浅沟或抗原抗体反应形成的免疫环。有时在角膜病灶旁可见“伪足”或“卫星灶”，病灶后可有斑块状纤维脓性沉着物。前房积脓，呈灰白色，为黏稠或糊状。真菌穿透性强，进入前房或角膜穿破时引起真菌性眼内炎。

3.实验室及辅助检查

角膜溃疡刮片可发现菌丝或孢子。角膜共焦显微镜检查，可直接发现角膜溃疡病灶内的病原体。

4.心理—社会状况

因病程长，疗效差，影响视功能，患者因担心失明或角膜手术而出现抑郁、悲观、紧张、焦虑等心理。

5.治疗要点

遵医嘱局部用抗真菌滴眼液或眼药膏。病情严重者，也可全身使用抗真菌药。药物治疗无效时，角膜即将穿孔或已穿孔者，配合医生施行结膜瓣遮盖术或角膜移植术等。

### （二）护理诊断及合作性问题

（1）舒适改变：眼痛、畏光、流泪等。与角膜炎症刺激有关。

（2）焦虑。与病程长、疗效差、视力下降、预后不佳有关。

（3）潜在并发症：角膜溃疡穿孔、真菌性眼内炎、继发性青光眼等。

（4）知识缺乏。缺乏真菌性角膜炎的防治和护理知识。

## （三）护理目标

（1）患者眼痛症状减轻或消失。

（2）患者视力得到稳定或提高，消除了焦虑心理。

（3）患者积极配合治疗，无并发症发生。

（4）患者获取角膜外伤后预防和护理知识。

## （四）护理措施

1.减轻疼痛

（1）药物护理。遵医嘱及时正确给药并观察用药反应。抗真菌药物联合使用，有协同作用，可减少药量和降低毒副作用。目前临床上较推荐的使用方案：氟胞嘧啶联合两性霉素B或氟康唑，利福平联合两性霉素B。对于病情严重者可进行结膜下注射两性霉素B或咪康唑，或同时静脉滴注抗真菌药（如咪康唑）。给药方法：每1小时滴眼1次，白天用滴眼液滴眼，睡前用眼药膏。症状严重者，可结膜下注射抗真菌药。临床治愈后仍要坚持用药一段时间，以防复发，禁用皮质类固醇激素。

（2）手术护理。手术治疗按角膜移植手术常规护理准备。

2.减轻焦虑

与患者多沟通，耐心向其讲解病情以及本病的防治与护理知识，由于病程长且顽固需长时间的治疗。使患者有充分的心理准备，接受现实，增强其战胜疾病的信心。

3.病情观察，防止并发症

注意角膜刺激征、结膜充血、分泌物、角膜溃疡及视力等变化，关注有无角膜溃疡穿孔的征兆及表现。观察使用抗真菌药物治疗的患者有无不良反应，有无二重感染。发现异常及时报告医生处理。

4.健康指导

（1）嘱患者充分休息，清淡饮食，保持大便通畅。切忌用手揉眼，避免全身用力及咳嗽，预防眼压突然升高而导致角膜溃疡穿孔。

（2）预防眼外伤，发生植物性角膜损伤应立即就诊。

（3）合理使用糖皮质激素和广谱抗生素，避免真菌感染。

（4）锻炼身体，增强免疫力。

# 第四节 白内障

白内障（cataract）指晶状体混浊，是眼科最常见的致盲性眼病。其主要分类有以下几种。

（1）根据病因可分为年龄相关性、外伤性、代谢性、并发性、药物及中毒性白内障等。

（2）根据发生时间可分为先天性、后天性白内障。

（3）根据混浊部位可分为皮质性、核性、后囊膜下白内障。

## 一、年龄相关性白内障

年龄相关性白内障（age-related cataract）是最常见的后天性白内障，多发生在50岁以上的中老年人群中，随着年龄增长，发病率增高，为晶状体老化过程中逐渐出现的退行性改变。多为双眼发病，可一眼先发病。

### （一）护理评估

1.健康史

发病与年龄、营养、代谢、紫外线和遗传等多种因素有关，是机体内、外各种因素对晶状体长期综合作用的结果。

2.临床表现

（1）症状。双眼或单眼呈渐进性无痛性视力下降，或有单眼复视或多视。眼前可出现固定不动的黑影。

（2）体征。晶状体混浊。皮质性白内障按其发展过程分为以下四个时期。

①初发期：晶状体周边皮质出现楔状混浊。早期晶状体瞳孔区未累及，视力一般不受影响。

②膨胀期或未成熟期：晶状体混浊逐渐加重，视力明显下降。晶状体吸收水分急剧肿胀，体积变大，将虹膜向前推，使前房变浅，可诱发闭角型青光眼急性发作。此期晶状体皮质层尚未完全混浊，虹膜瞳孔缘部与混浊的晶状体皮质之间尚有透明皮质，用斜照法检查时，光线投照侧的虹膜阴影投照在深层的混浊皮质上，在该侧瞳孔区内出现新月形投影，称虹膜投影。

③成熟期：晶状体完全混浊，呈乳白色，视力仅剩光感或手动。皮质水肿减退，前房深度恢复正常，虹膜投影消失，眼底不能窥及。

④过熟期：成熟期持续时间过长，晶状体皮质溶解液化，晶状体核下沉，视力有所提高。上方前房变深，虹膜失去支撑可出现虹膜震颤。液化的皮质渗漏入房水，可引起晶状体过敏性葡萄膜炎；皮质沉积在前房角可引起晶状体溶解性青光眼；因晶状体悬韧带发生退行性变，可引起晶状体脱位。

3.实验室及辅助检查

检眼镜或裂隙灯显微镜检查；视力、色觉、视觉电生理检查；角膜曲率和超声检查。

4.心理—社会状况

视功能障碍可严重影响患者的生活、工作、学习，易产生焦虑、孤独感。手术患者因惧怕手术及术后复明效果而产生焦虑心理。

5.治疗原则

目前尚无疗效肯定的药物。如视力下降影响了患者的生活、工作和学习，可考虑手术治疗。主要手术方法有白内障超声乳化及人工晶状体植入术、小切口白内障摘除及人工晶状体植入术。

## （二）护理诊断及合作性问题

（1）感知紊乱：视力下降。与晶状体混浊有关。

（2）焦虑。与担心手术及术后视力是否能恢复有关。

（3）潜在并发症：继发性闭角型青光眼、晶状体溶解性青光眼、晶状体脱位、人工晶状体脱位、创口出血等。

（4）知识缺乏。缺乏白内障自我保健的相关知识。

## （三）护理目标

（1）术后视力提高。

（2）焦虑减轻了，情绪稳定。

（3）及时发现并发症或无并发症发生。

（4）掌握白内障的相关知识。

## （四）护理措施

1.提高视力

（1）药物护理。白内障发病早期，遵医嘱局部应用卡他灵、谷胱甘肽或障翳散等滴眼液，口服维生素C、维生素$B_2$等药物，可延缓白内障的进展。

（2）手术护理。

①术前护理。

A.按照内眼术前常规准备，冲洗泪道、冲洗结膜囊，监测生命体征、血糖等。

B.咳嗽患者术前遵医嘱给予口服或口含止咳药。

C.遵医嘱术前术眼散瞳。

D.术前排空大、小便，嘱患者不要紧张以免引起眼压升高。

②术后护理。

A.患者不要用力挤眼，避免剧烈活动，有咳嗽或呕吐者要服用镇咳或止吐药。

B.术眼一般无疼痛，如有明显疼痛，应注意有无眼压升高、伤口裂开、前房积血等情况。应及时报告并配合医生做出相应的检查和处理。

C.清淡、易消化饮食，禁食辣椒等刺激性食物。

D.对术中因故未植入人工晶状体的患者应做好心理护理。

E.遵医嘱全身及局部应用抗生素、激素类药物。

F.本病多为年老体弱者，全身常合并有多种疾病，需用其他药物治疗时，请专科医生协助治疗。

2.减轻焦虑

根据患者的病情、心理特点及文化层次，耐心启发、引导，讲解白内障的产生原因、治疗手段、术后处理、预防措施和护理保健等基本知识，消除患者的焦虑、恐惧心理，促使其积极配合治疗和护理。

3.密切观察病情，预防并发症

观察患者晶状体混浊及视力下降的程度、眼压变化。如出现头痛、眼痛、混合性出血、瞳孔散大、恶心、呕吐等，提示可能发生青光眼，应立即告知医生并协助处理。

4.健康指导

（1）及早发现，积极治疗，控制或延缓晶状体混浊的发展。

（2）合并患有高血压、糖尿病、心脏病等全身性疾病者，应首先积极控制和治疗全身性疾病，而后择期施行白内障手术。

（3）讲解白内障相关的护理常识，告知患者及其家属注意合理饮食，加强营养，防护紫外线的照射。

（4）慎用散瞳剂（如阿托品），以免诱发急性青光眼。

### （五）护理评价

（1）视力得到提高。

（2）焦虑减轻了，情绪稳定。

（3）及时发现并发症或无并发症发生。

（4）掌握白内障相关知识。

## 二、糖尿病性白内障

糖尿病性白内障（diabetic cataract）是指与糖尿病有直接关系的白内障。临床上分为两大类，即真性糖尿病性白内障和糖尿病患者年龄相关性白内障。

### （一）护理评估

1.健康史

糖尿病患者血糖增高，进入晶状体内的葡萄糖增多，转化为山梨醇，山梨醇不能透过晶状体囊膜，在晶状体内大量积聚，使晶状体内渗透压增加吸收水分，使纤维变热而肿胀变性导致混浊。

2.临床表现

（1）症状。眼部表现为视力不同程度的下降、视物变形、闪光感等；多数患者全身表现有多饮、多尿、多食、消瘦及乏力等。

（2）体征。严重的糖尿病患者晶状体混浊多为双眼，前后囊下有点状或雪片状混浊，混浊发生较早，进展较快，易成熟。当血糖升高时，房水进入晶状体内使之肿胀变凸导致屈光力增强，出现近视。血糖降低时，晶状体内水分渗出，晶状体变扁平，出现远视。

3.实验室及辅助检查

血糖和尿糖检查显示血糖升高、尿糖阳性。

4.心理—社会状况

糖尿病为终身性疾病，晚期会出现严重的并发症和视力障碍，又由于治疗困难，漫长的病程严重影响患者的生活质量，导致患者对疾病治疗失去信心，因此有较重的焦虑不安、悲观情绪。

5.治疗原则

尽可能将血糖控制在正常范围内，然后行白内障摘除联合人工晶体植入术。

### （二）护理诊断及合作性问题

（1）感知紊乱：视力下降。与血糖升高导致晶状体混浊有关。

（2）焦虑。与病程漫长、视力下降有关。

（3）潜在并发症：术后感染、视网膜病变等。

（4）知识缺乏。缺乏本病及糖尿病的治疗、护理知识。

### （三）护理措施

1.提高视力

（1）指导患者用药、饮食、运动及生活自理的方法，防止意外发生。

（2）手术参照内眼手术护理常规，观察术后病情变化。

2.减轻焦虑

对患者进行心理疏导，帮助患者树立战胜疾病的信心。耐心介绍糖尿病性白内障的病因、预防措施、治疗手段、术前和术后的护理保健方法，缓解患者的焦虑心理，积极配合治疗。

3.密切观察病情，预防并发症

观察患者的血糖、尿糖，并注意术后有无眼部感染，有异常及时告知医生并协助处理。

4.健康指导

向患者进行健康指导，说明减少糖尿病并发症有极其重要的意义。向患者及其家属传授糖尿病的有关知识，提高其自我护理能力和技巧，如自我血糖、尿糖监测和饮食护理等。

## 三、先天性白内障

先天性白内障（congenital cataract）是指胎儿在发育过程中，晶状体发育障碍，在出生时或出生后一年内发生的晶状体混浊。可单眼或双眼发病。

### （一）护理评估

1.健康史

（1）内源性。约1/3先天性白内障患者具有遗传性，以常染色体显性遗传多见。

（2）外源性。

①病毒感染：母亲孕期尤其前3个月受到病毒感染，如风疹、麻疹、单纯疱疹、腮腺炎、水痘等。

②药物：糖皮质激素、一些抗生素特别是磺胺类药物的影响。

③接触放射线。

④母亲孕期患有糖尿病、甲状腺功能减退、代谢性疾病或营养与维生素缺乏等。

2.临床表现

（1）症状。视力障碍或正常，与晶状体混浊的部位及程度有关。多为静止性，少数出生后继续进展。因患者年龄幼小，不能自诉，常为父母观察所发现。

（2）体征。

①先天性白内障按晶状体混浊的形态、部位不同，分为前极、后极、绕核、核性、膜性、冠状、点状和全白内障，以绕核性白内障最为常见。

②患者常伴有眼部或全身其他先天异常，如斜视、弱视、眼球震颤、先天性小眼球等。

3.辅助检查

染色体检查，有助于筛查遗传性疾病。

4.心理—社会状况

由于年幼即存在视力障碍，患儿父母及家庭成员对治疗效果有迫切期待；对手术有紧张、恐惧心理；对孩子的人生未来感到焦虑。

5.治疗原则

（1）对视力影响不大的静止性白内障，一般不需要治疗，定期观察即可。

（2）明显影响视力者，一般宜于3～6个月，最迟不超过2岁，尽早选择晶状体吸出术或白内障囊外摘除术。但由风疹病毒引起者不宜过早手术，以免潜伏在晶状体内的病毒因手术而释放，引起虹膜睫状体炎、眼球萎缩。

### （二）护理诊断及合作性问题

（1）感知紊乱：视力障碍。与晶状体混浊有关。

（2）家庭应对无效。与家庭主要成员对该病缺乏防治知识有关。

### （三）护理措施

1.提高视力

婴幼儿先天性白内障手术患者，按年龄相关性白内障手术及全麻手术常规护理。术后头侧位，床边准备吸引器及氧气，嘱家长必须在麻醉清醒6小时后方可给患儿进食，以免未清醒前进食发生窒息甚至死亡；术后尽早除去眼垫，以免引起弱视。

2.提高家庭应对能力

（1）护理。婴幼儿患者要适应其身心特点，动作轻柔，精心呵护，保持患儿的安静与合作。要注意防止因哭闹、挠抓等影响术眼康复。

（2）如术后视力极差、手术效果不佳或已发生弱视者，尽早进行低视力康复训练，如遮盖疗法、精细动作训练等。定期随访，适时调整康复训练计划。

（3）宣传优生优育，防止先天性疾病的发生。

（4）重视孕期卫生保健，均衡营养膳食；避免胎儿受到病毒、药物、放射线的影响。

# 第五节 结膜病

结膜为薄而透明的黏膜，覆盖在眼睑后面和前巩膜表面，大部分球结膜暴露于外界，易受外界物理性、化学性及各种病原体感染，且结膜囊内有适当的温度和湿度，病原体感染后易发生炎症；因与眼睑相邻，与角膜相连，病变常互相影响，故结膜病为眼科常见病、多发病。

## 一、病因

按致病原因可分为微生物性和非微生物性两大类。根据其不同来源可分为外源性或内源性，也可因邻近组织炎症蔓延而致。

### （一）致病微生物

（1）细菌，如肺炎球菌、流感嗜血杆菌、金黄色葡萄球菌、脑膜炎双球菌、淋球菌等。

（2）病毒，如人腺病毒株、单疱病毒Ⅰ型和Ⅱ型、微小核糖核酸病毒，或衣原体。

（3）偶见真菌、立克次体和寄生虫感染。

### （二）物理性刺激和化学性损伤

前者如风沙、烟尘、紫外线等，后者如医用药品、酸碱或有毒气体等，也可引起结膜炎。

### （三）其他原因

部分结膜炎是由免疫性病变（过敏性），与全身状况相关的内因（肺结核、梅毒、甲状腺疾病等），邻近组织炎症蔓延（角膜、巩膜、眼睑、眼眶、泪器、鼻腔与鼻旁窦等炎症）引起。

## 二、分类

（1）结膜炎按其病因可分为感染性（细菌、衣原体、病毒、真菌、立克次体、寄生虫）、免疫性、化学性或刺激性、全身疾病相关性、继发性（继发于泪囊炎或泪管炎）和不明原因性结膜炎。

（2）按发病快慢可分为超急性、急性或亚急性、慢性结膜炎。

（3）按结膜对病变反应的主要形态可分为乳头性、滤泡性、膜性、瘢痕性和肉芽肿性结膜炎。

## 三、临床表现

结膜炎常见的自觉症状有眼部异物感、灼热感，眼痒及流泪。检查可见结膜充血及水肿、分泌物增多、假膜、乳头增生、滤泡、结膜下出血及耳前淋巴结肿大等。

结膜充血是结膜炎最基本的特征，睑结膜充血弥散，球结膜充血色鲜红，且越靠近穹隆部就越明显，球结膜血管充盈，用手推结膜时，血管可随之而动，滴用缩血管药物1%肾上腺素后，充血随之消失。球结膜充血明显时可伴水肿。结膜炎常有眼分泌物增多，因病因不同而异，细菌性结膜炎多为脓性、浆液性或黏液性。病毒性结膜炎多为浆液性或水样，过敏性结膜炎为黏稠丝状。腺病毒性结膜炎、新生儿包涵体性结膜炎、链球菌性结膜炎可使睑结膜渗出富有纤维蛋白的渗出物，覆盖在睑结膜上形成假膜，易剥离脱落。若为白喉杆菌性结膜炎，则膜状物与下层结膜组织结合紧密，强行剥离则出血称为真膜。睑结膜因炎症迁延，常出现细小乳头状或天鹅绒状乳头增生，或半球状滤泡形成。

## 四、诊断

### （一）临床特点

具有上述临床表现特点即可做出判断。有些病因必须通过实验室检查才能确诊，但有些病因难以找到直接证据。

### （二）实验室检查

1.结膜刮片检查

结膜刮片应在病变最严重的部位，最好在急性期取材，所取标本置于载玻片上进行染色检查。

2.革兰染色

鉴别革兰阳性或阴性细菌，也可使真菌着色。

3.吉姆萨染色

用于细胞学检查，可鉴别炎性细胞和上皮细胞的类型。急性细菌性结膜炎以中性粒细胞浸润为主，病毒性结膜炎以大量单核细胞浸润为主，衣原体感染以大量的中性粒细胞和单核细胞为主，急性过敏性结膜炎以大量嗜酸性粒细胞为主。

4.结膜囊分泌物检查

可以培养、分离细菌、衣原体、病毒和真菌，必要时可以进行药敏试验，也可以利用聚合酶链反应或免疫学方法进行病原学检查。

## 五、治疗原则

结膜炎的治疗原则，应首先去除病因，以局部药物治疗为主，必要时辅以全身治疗。

（1）如属细菌感染，应选用药物敏感的抗生素和磺胺眼药水，必要时根据药物敏感试验选用有效的抗生素。

（2）病毒感染可选用抗病毒眼药水。

（3）急性期宜频繁滴眼，待症状得到控制后，减少滴眼次数。

（4）晚上选用抗生素或抗病毒眼药膏，涂在结膜囊内，以保持结膜囊内药物的有效浓度。

（5）若为分泌物多的急性结膜炎，可选用生理盐水、3%硼酸水，冲洗结膜囊，每日1～2次。

（6）淋菌性或衣原体性结膜炎，除局部用药外，还须全身用药，选用有效的抗生素或磺胺制剂控制病情。

（7）急性结膜炎若包扎患眼可使局部温度增高，更利于细菌或病毒繁殖，故切忌包扎。

## 六、护理

### （一）一般护理

急性期炎症反应较重，在用药治疗的同时注意眼部清洁，及时用棉签擦去分泌物，并注意休息。饮食中注意少吃刺激性食物，如食用辣椒、饮酒可刺激眼部充血，加重眼部症状。毛巾、脸盆、个人用品要专用，以免交叉感染，造成流行。

### （二）病情观察与护理

（1）应密切观察病情变化，点眼操作时观察结膜水肿情况，发现患者眼部流泪较前明显加重，应考虑有角膜损伤的可能，及时通知医师采取相应的治疗。

（2）淋菌性结膜炎有大量的脓性分泌物自睑裂溢出，应及时用棉签及纱布擦拭。一般1～2周即可控制。

### （三）对症护理

（1）眼部不适异物感，是结膜炎患者的主要自觉症状，应指导其正确使用消炎眼药水，并增加点眼频次，滴眼后还要帮助患者涂眼药膏，以润滑结膜减轻症状。

（2）分泌物多时可外用盐水冲洗结膜囊，每日1～2次，但不可包扎患眼，因包扎可使结膜囊内温度增高，细菌易繁殖，包扎后还会影响结膜分泌物的排出。

### （四）治疗护理

（1）眼部用药：应用抗生素眼药水时，注意勤点，操作方法正确，确保疗效。滴眼药前先用棉签擦去眼周分泌物，也可用生理盐水冲洗结膜囊后再滴药水。患者睡前涂眼药膏，延长药物在结膜囊内的作用时间。

（2）注意隔离：尤其淋菌性结膜炎，传染性极强，成人多为自身感染，儿童主要通过患有淋病的父母的手、毛巾、洗涤用具等感染。因此，病眼所用敷料及分泌物应及时销毁。

（3）医务人员为淋菌性患者检查治疗时应戴防护眼镜，严格执行隔离操作规程。

（4）沙眼滤泡多时行刮沙眼术，急性期术前滴抗生素眼药水数天，使分泌物减少、充血减轻再进行手术。刮沙眼术后第1天换药后不再包扎术眼，继续滴抗生素眼药水。

### （五）并发症护理

角膜炎患者常畏光、眼睑痉挛、流泪较前加重，嘱患者禁用不洁手帕、手揉眼，可佩戴有色眼镜减少光对眼的刺激。

睑内翻及倒睫因睑板肥厚变形和眼睑结疤萎缩而致，需手术矫治。术前嘱患者滴抗生素眼药水3天。

结膜炎患者虽经治愈仍应继续注意眼部清洁，注意眼部休息，适当增加体育活动以增强机体抗病能力。

# 第六节 葡萄膜炎

葡萄膜炎（uveitis）是一类由多种原因引起的眼内炎症的总称，包括葡萄膜、视网膜血管和玻璃体的炎症。多见于青壮年人群，易合并全身性自身免疫性疾病，病因复杂，常反复发作，可引起一些严重并发症，是一类常见而又重要的致盲性眼病。按其发病部位可分为前葡萄膜炎、中间葡萄膜炎、后葡萄膜炎和全葡萄膜炎。其中，前葡萄膜炎即虹膜睫状体炎，是葡萄膜炎中最常见的类型，占我国葡萄膜炎总数的50%左右。根据病程分为急性葡萄膜炎（短于3月）、慢性葡萄膜炎（长于3月）。下面主要讲述急性虹膜睫状体炎。

## 一、护理评估

### （一）健康史

虹膜睫状体炎经常反复发作，需要详细了解有无全身性自身免疫性疾病病史，如强直性脊柱炎和炎症性肠病等。

### （二）身体状况

急性虹膜睫状体炎的常见症状有眼痛、畏光、流泪和视力减退。常见体征有以下几方面。

（1）睫状充血或混合充血是其重要特征。

（2）角膜后沉着物（keratic preeipitate，KP）：房水中炎性细胞、渗出物沉积于角膜内皮形成。

（3）房水闪辉或称Tyndall现象是活动性炎症表现，严重者可出现前房积脓。

（4）虹膜水肿、纹理不清、粘连、膨隆，瞳孔缩小、光反射迟钝或消失。

（5）可出现并发性白内障、继发性青光眼、低眼压及眼球萎缩等并发症。

### （三）心理—社会状况

虹膜睫状体炎起病常较急，并且反复发病，严重影响患者的工作、学习和生活，因此患者常焦虑不安，心理负担重。

### （四）实验室及辅助检查

实验室检查血常规、抗核抗体、血沉等均可提示伴有的全身性疾病，有助于诊断和鉴别诊断。

### （五）治疗要点

关键是散瞳，积极防止并发症，同时进行病因治疗。可选用睫状肌麻痹剂、糖皮质激素、非甾体消炎药和抗感染药。

## 二、护理诊断及合作性问题

### （一）舒适改变

眼痛、畏光、流泪等与炎症刺激睫状神经有关。

### （二）感知改变

视力障碍与房水混浊、角膜后沉着物、晶状体色素沉着及黄斑水肿等有关。

### （三）焦虑

与视力障碍、疾病反复发作及担心预后有关。

### （四）潜在并发症

继发性青光眼、并发性白内障、眼球萎缩等。

### （五）知识缺乏

缺乏疾病防治及用药的知识。

## 三、护理目标

（1）眼痛、畏光、流泪等不适感减轻或消失。

（2）视力得到恢复或稳定。

（3）患者情绪稳定。

（4）患者未出现并发症或并发症得到及时发现并得到处理。

（5）说出疾病防治及用药的相关常识。

## 四、护理措施

### （一）减轻不适

1.湿热敷患眼

湿热敷可促进炎症吸收，减轻炎症反应和疼痛。每次15分钟，2～3次/天。

2.散瞳

告知患者局部应用散瞳剂可防止或拉开虹膜后粘连，避免并发症，同时可解除睫状肌、瞳孔括约肌的痉挛，以减轻充血、水肿及疼痛，促进炎症恢复，以使患者配合治疗、坚持治疗。

### （二）提高视力

遵医嘱用药。

1.睫状肌麻痹剂

减轻虹膜、睫状体充血，抑制炎性渗出，预防虹膜后粘连和解除睫状肌痉挛，减轻疼痛，促进炎症恢复。根据医嘱应用阿托品或混合散瞳剂（阿托品+肾上腺素+可卡因）时，要注意药物浓度，滴用后按压泪囊区3～5分钟。阿托品的副作用为口干、心跳加快、面色潮红、烦躁不安等，让患者卧床，多饮水，一旦出现上述症状加重伴头晕、胡言乱语等，要立即停药，同时通知医师。心脏病患者要特别观察病情变化。

2.糖皮质激素滴眼液

常用0.2%醋酸氢化可的松、0.1%地塞米松眼药水等。炎症减退后应逐渐减少点眼次数。

3.非甾体消炎药

通过阻断前列腺素、白三烯等花生四烯酸代谢产物而发挥其抗炎作用。可用双氯芬酸钠滴眼液，3～5次/天。

4.抗生素药

若有细菌感染，可应用抗生素（如氧氟沙星滴眼液），3～5次/天。如果感染严重、前房积脓较多时可选择抗生素口服或静脉给药。

### （三）减轻焦虑

此类患者病情常有反复，患者情绪波动较大，多关心体贴患者，多与患者交流沟通，协助患者寻找病因，使患者树立信心，积极配合治疗，防止复发。

### （四）密切观察病情，预防并发症

（1）观察视力、眼压、瞳孔、睫状充血、房水、角膜后沉着物、虹膜等变化。

（2）观察使用糖皮质激素后有无体形改变、胃出血及骨质疏松等不良反应。

### （五）健康指导

（1）嘱患者注意休息，不要过度用眼，保证充足的睡眠。告知患者戒烟酒，锻炼身体，提高机体的抵抗力。

（2）指导患者正确的防治方法，如热敷、点眼药水等。

（3）散瞳期间为了减少强光的刺激，可佩戴有色眼镜。

（4）定期复查并介绍葡萄膜炎预防措施和预后，介绍用药方法和对副作用的观察方法。

（5）本病易反复发作，告诉患者按时定量服用药的重要性，避免随意停用或加减药物。

## 五、护理评价

（1）患者眼痛、畏光、流泪等不适感逐步减轻或消失。

（2）患者视力逐步提高或稳定。

（3）患者积极配合治疗，情绪稳定。

（4）患者未出现严重并发症。

（5）患者及家属掌握一定的疾病防治及用药常识。

# 第七节　原发性青光眼

原发性青光眼是主要的青光眼类型，一般是双侧性，但两眼的发病可有先后，严重程度也常不相同。依据前房角解剖结构的差异和发病机制不同，传统上将原发性青光眼分为闭角型青光眼和开角型青光眼两类，虽然最终都表现为典型的青光眼性视神经病变，但其临床表现过程及早期治疗原则有所不同。

原发性闭角型青光眼是因原先就存在的异常虹膜构型而发生的前房角被周边虹膜组织机械性阻塞，导致房水流出受阻，造成眼压升高的一类青光眼。原发性闭角型青光眼的发病有地域、种族、性别、年龄上的差异：主要分布在亚洲地区，尤其是在我国；黄种人最多见，黑人次之，白人最少；女性多见，男女之比约为1∶3，与正常女性的前房角较窄的解剖结构有关；多发生在40岁以上人群，50～70岁者最多，30岁以下很少发病。我国目前原发性闭角型青光眼的患病率为1.79%，40岁以上人群中为2.5%，与原发性开角型青光眼的比例约为3∶1，是我国最常见的青光眼类型。

## 一、急性闭角型青光眼

急性闭角型青光眼是一种以眼压急剧升高并伴有相应症状和眼前段组织改变为特征的闭角型青光眼，故又称急性充血性青光眼。多见于50岁以上人群，女性更常见，男女之比约为1∶2，常双眼先后或同时发病。具有家族性、遗传性及双眼性特征。

### （一）病因和发病机制

1.解剖因素

本病的病因目前尚不明确。眼球局部的解剖结构变异，被公认是主要发病因素，这种解剖变异具有遗传倾向。在小角膜、短眼轴、浅前房、窄房角和晶体增厚的解剖学基础上，晶状体与虹膜的接触面增大，房水从后房流经晶状体与虹膜之间的阻力就会增大，产生病理性瞳孔阻滞，后房房水经虹膜—晶体间隙进入前房的阻力增加，后房压力增高，晶体虹膜前移、周边部虹膜薄弱而前膨。随着年龄增长，晶状体厚度增加，前房更浅，瞳孔阻滞加重，发病率增高。如果周边虹膜与小梁网发生接触，房角即告关闭，眼压急剧升高，即可发生本病。

2.诱发因素

情绪激动、精神创伤、过度劳累、气候骤变、暴饮暴食、黑暗环境及药物散瞳等因素皆可诱发本病。一般认为，本病的发生与神经体液调节失常、血管舒缩功能失调、葡萄膜充血、血管渗透性增加、房水增多、虹膜前移，致使房角阻塞加重有密切的关系。而其诱因大多可影响血管神经的稳定性。

### （二）临床表现

常见于40岁以上的女性人群，特别是50～70岁者居多。情绪波动、过劳、气候突变、长时间在暗处等常为发病诱因。根据临床经过可分六期。

1.临床前期

指具有闭角型青光眼的解剖结构特征：浅前房、窄房角等，但尚未发生青光眼的患眼。这里有两种情况：一类是具有明确的另一眼急性闭角型青光眼发作病史，而该眼却从来未发作过。临床资料表明，两眼发作间隔最长者可达数十年。另一类是没有闭角型青光眼发作史，但有明确的急性闭角型青光眼家族史，眼部检查显示具备一定的急性闭角型青光眼的解剖特征，暗室激发试验可呈阳性表现。有这些临床表现，均被认为是处于临床前期。存在着急性发作的潜在危险。

2.前驱期

自觉症状和他觉症状均较轻微，表现为一过性虹视、雾视及眼胀，若即刻检查可发现眼压轻度升高，角膜轻度水肿，经休息后症状消失。

3.急性发作期

此期房角完全关闭，眼压急剧升高，眼球静脉出口受压，回流障碍，使眼球各组织处于淤血水肿状态，眼压更为升高。临床表现如下。

（1）疼痛伴恶心呕吐：剧烈眼痛及偏头痛，并沿三叉神经分布放射到前额、耳部、鼻窦及牙齿，并有畏光流泪等症状。由于迷走神经刺激常有恶心、呕吐，有时有腹泻，从而掩盖眼痛及视蒙，被误认为胃肠道疾病。此外，因眼心反射产生心搏过缓、盗汗和畏寒，被误认为感冒等。

（2）眼压升高：一般在50～80mmHg，严重者可为100mmHg以上，指压眼球坚硬如石，是诊断急性闭角型青光眼的主要依据，必须紧急处理，否则有迅速失明的危险。

（3）视力下降、虹视：因突然升高的眼压使角膜板层伸张，角膜上皮水肿和小泡形成，呈雾状混浊，患者看灯光时产生虹视现象，影响视力，同时眼压急剧升高使视网膜及视神经缺血，视力严重下降，如不及时抢救可致失明。

（4）瞳孔散大：眼压升高使瞳孔括约肌麻痹，瞳孔散大，这是青光眼与虹膜睫状体炎的重要区别之一。持续眼压升高常因上方房角粘连较著，牵拉虹膜使瞳孔轻度上移，而成垂直椭圆形的散大，固定不动。因为屈光间质含水量增加，在暗黑色的背景中，瞳孔呈一种如深海般的绿色反光，此即青光眼名称的由来。

（5）眼部充血：眼压急剧升高约1小时，静脉回流障碍，便出现充血，先出现虹膜血管充盈，以后表层巩膜血管淤血，呈混合性充血。合并有球结膜水肿，严重时出现眼睑水肿。

（6）前房变浅及房角闭塞：裂隙灯检查可见虹膜根部几乎与周边角膜相贴，如果角膜清晰，可用前房角镜检查，证实房角关闭。

（7）眼底检查：急性发作时因屈光间质水肿混浊，眼底常不能看清。眼压下降后，眼底可见视盘充血和水肿，视网膜血管充盈，动脉有搏动，有时可见出血。

（8）虹膜节段性萎缩：眼压较高情况下，可使局部虹膜血液供应中断，导致缺血和萎缩，常见于上部虹膜，呈扇形。由于色素脱落，在角膜后面和虹膜前面常常见到尘埃状色素沉着。此种节段性虹膜萎缩，只有急性闭角型青光眼及眼带状疱疹才会出现，故有诊断价值。

（9）晶体改变：可见到许多灰白色卵圆形或点状混浊，位于前囊下晶体纤维末端沿裂缝线分布，称为青光眼斑。为有过青光眼急性发作的诊断依据。

4.间歇期

急性发作经治疗后在停止一切降压药物48小时以上，症状和体征消失，视力部分或完全恢复，此期称为间歇期或缓解期，但随时有急性发作的可能。

5.慢性期

病情呈慢性进展，视力下降，视野改变，前房角常有周边虹膜前粘连，房角引流功能部分或大部分破坏，眼压中度升高，一般降压药效果不好。应积极治疗，否则进入晚期，视盘呈病理性凹陷及萎缩，视力下降及至失明。

6.绝对期

持续性高眼压，视力全部丧失。

如果是发生在急性发作未能控制的基础上，则在早期仍保留着急性期的症状和体征，但程度减轻。到后期则仅留下虹膜、瞳孔及晶状体方面的体征。如果是通过不典型发作而来，则除了房角大部分或全部粘连外，亦可无其他症状或体征。另一种情况也可进入慢性进展期，即在一些间歇缓解期，甚至临床前期的患者，因不愿手术治疗而长期滴用缩瞳剂，虽然避免了急性发作，但房角粘连却在逐步缓慢地进行着，当达到一定程度时则表现出眼压的持续升高。

慢性进展期的早期，眼压虽然持续升高，但视盘尚正常。到一定阶段时，视盘就逐渐凹陷和萎缩，视野也开始受损并逐渐缩小，最后完全失明（绝对期）。确定病程已进入慢性进展期的主要依据是眼压升高，相应范围的房角粘连，房水流畅系数（C值）低于正常。如果视盘已有凹陷扩大，慢性进展期的诊断更可确定。

急性闭角型青光眼的慢性进展期与慢性闭角型青光眼是两个不同的概念，虽然在处理原则上已基本相同，但有必要对其有所认识和区别。

## （三）诊断

根据发作的典型病史及有浅前房、窄房角表现即可诊断，必要时行暗室加俯卧试验。

1.暗室加俯卧试验

暗室加俯卧试验暗室加俯卧试验是较为有意义的诊断急性闭角型青光眼的一种激发试验。对具有前房浅、房角狭窄、疑有闭角型青光眼可能者可行暗室加俯卧试验。暗室促进瞳孔散大，引起瞳孔阻滞，房角关闭，眼压升高。俯卧使晶状体位置前移，前房更浅，更易发生和加重瞳孔阻滞。

2.方法

先测量眼压，再将被检者带入绝对暗室中，头取俯卧位，睁眼，不能入睡，1小时后问其有无眼胀痛感觉，如无明显症状可延长1小时，然后在暗室中弱光下再测量眼压，如眼压升高，超过试验前8mmHg，观察前房角有关闭者，为试验阳性。

## （四）治疗

急性闭角型青光眼是容易致盲的眼病之一，须紧急处理，其治疗原则是先用缩瞳剂、β受体阻滞剂及碳酸酐酶抑制剂或高渗剂等迅速降低眼压，使已闭塞的房角开放，待眼压下降后及时选择适当手术防止复发。

1.药物治疗

目的在于降低眼压及缓解瞳孔阻滞。

（1）缩瞳剂：主要为1%～2%毛果芸香碱眼药水。只有当急性闭角型青光眼高眼压状态缓解后，局部滴缩瞳剂才能发挥作用。开始每5分钟滴1次，共30～60分钟，以后每天4次即可。在紧急处理时还可加用0.25%毒扁豆碱眼药水，此药缩瞳作用较强，刺激性也较大，不宜长期使用。注意每次滴药后应用棉球压迫泪囊区数分钟，以免药物被鼻黏膜吸收而引起全身中毒症状。

（2）碳酸酐酶抑制剂：常用乙酰唑胺，一般首次剂量0.5g，以后每日2～4次，每次0.25g。应用时口服氯化钾及等量的碳酸氢钠片，可减少药物的不良反应。该药能抑制房水的产生，并有利尿作用，故可降低眼压。常见的不良反应有四肢及口唇麻木、食欲不振、尿路结石、肾绞痛、血小板减少等。严重者可发生剥脱性皮炎及过敏性肾炎，故应慎用，不宜长期口服。

（3）β受体阻滞剂：常用药为0.25%～0.50%噻吗洛尔眼药水，每日1～2次滴眼。与乙酰唑胺或毛果芸香碱合用可加强疗效，单独使用对急性闭角型青光眼作用有限。该药无缩瞳作用，心动过缓、心功能不全、支气管哮喘等患者忌用。

（4）高渗剂：20%甘露醇250～500mL，快速静滴，该药因直接渗透作用及间接渗透作用而影响血—房水渗透压梯度，使眼压下降。

（5）辅助用药：若患者烦躁不安、疼痛剧烈，可给予苯巴比妥或氯丙嗪使其充分休息。便秘者可给予缓泻剂。此外，术前可局部滴用0.5%吲哚美辛悬液或0.03%欧可芬滴眼液，对减轻术后反应及降低眼压均有一定作用。

2.手术治疗

急性闭角型青光眼在间歇期施行虹膜周边切除术或滤过性手术。对侧眼应施行预防性的虹膜周边切除术。

3.医用激光治疗

根据不同病期选用激光虹膜切开术、激光虹膜成形术、激光房角小梁成形术。

## （五）护理

1.一般护理

（1）患者入院后，热情接待，详细介绍病房环境、规章制度等。测量体温、脉搏、呼吸，每日2次。

（2）在手术前，一般情况下应做好血常规、尿常规及出凝血时间的检查。遵医嘱及时滴消炎药，使结膜囊清洁，以预防感染。

（3）术前1天做好个人卫生，沐浴及洗发。做好心理护理，消除患者紧张、恐惧情绪。

2.病情观察与护理

（1）密切观察眼压的变化，发现异常及时报告医师。

（2）该病多为双眼发病，若一眼已有急性发作，而健眼因解剖原因具有潜在发作危险，虽无青光眼症状，也应用缩瞳剂预防，并及早做预防性周边虹膜切除术。

（3）如果患者需要反复输入甘露醇，要注意患者是否出现低血钾症状，必要时可以静脉或口服补钾。

（4）在用药过程中，应密切注意不同药物反应。严禁将缩瞳药与阿托品混放，切不可用错药，要按时点药，确保抢救及时。

（5）应告诫患者，不可擅自停药和改变用药方式；睡眠要充分，情绪要稳定，看电视电影时间不宜过久；每次饮水喝茶不超过500mL；因腹痛、胃痛就诊时，告诉有关医师禁用山莨菪碱、莨菪碱类和阿托品等。

3.手术前、后护理

（1）术前准备。

①对急性发作期患者，入院后应立即报告医生，并即刻使用缩瞳剂、碳酸酐酶抑制剂、β受体阻滞剂及高渗剂，迅速降低眼压，使闭塞房角开放。要严格按照医嘱按时用药。

②加强心理护理，说明该症发作与情绪激动有密切关系，要求患者有自控能力。

③注意观察体温及大便情况，保持大便通畅，以防大便用力。

④如有眼痛、眼胀等症状及时通知医师。

⑤执行眼科手术前一般护理。

⑥按时给术前镇静及降低眼压药物。术前1小时按医嘱服乙酰唑胺0.5g或静滴20%甘露醇250mL。

⑦患眼局部滴用抗生素眼液，并剪睫毛，进行结膜囊冲洗等一切术前准备工作。

（2）术后监护。

①手术当日给予易消化半流质饮食，第2天可改为普食。

②手术后1～3天一级护理，以后根据病情可改为二级护理。按医嘱应用抗生素眼药水点眼。

③术后平卧休息。

④注意包扎敷料有无移位和松脱。

⑤观察是否前房形成，前房形成良好者，拆线后可做眼球按摩，促进引流通畅。

⑥注意前房积血。如积血不多可半卧位，如前房充满积血应与医生联系进行处理。

⑦患者出院时嘱其情绪稳定、保持大便通畅、适当休息等。

### （六）健康教育

对前房浅和有青光眼家族史者须重点随访，或可为青光眼可疑者进行检查。老年人平时应陶冶情操，调节情绪，加强锻炼，注意用眼卫生。忌用阿托品等散瞳剂，以防恶化。

## 二、慢性闭角型青光眼

慢性闭角型青光眼发病年龄较急性闭角性青光眼者为早。这类青光眼的眼压升高，同样也是由于周边虹膜与小梁网发生粘连，使小梁功能受损所致，但房角粘连是由点到面逐步发展，小梁网损害为渐进性，眼压水平也随着房角粘连范围的缓慢扩展而逐步上升。

### （一）病因和发病机制

具有眼球轴较短、前房浅、角膜直径较小、房角窄等是引起本症的基本解剖因素。此外，情绪激动、过度疲劳、看电影电视等为引起本病的诱因。

### （二）临床表现

慢性闭角型青光眼在发作时眼前部没有充血，自觉症状也不明显，如果不查房角易被误诊为慢性单纯性青光眼。本病发作时常有虹视，其他自觉症状（如头痛、眼胀、视物模糊等），都比较轻微，眼压中等度升高，多在40～50mmHg，发作时房角大部分或全部关闭，经过充分休息和睡眠后，房角可再开放，眼压下降，症状消失。以后病情发展反复发作，房角即发生粘连，随之眼压持续升高，房水流畅系数下降。晚期则出现视神经萎缩，视野缺损。如治疗不当，最后完全失明而进入绝对期。

### （三）诊断

根据病史、上述临床表现，结合房角镜检查、视野检查、眼压描记检查等，可做诊断。

### （四）治疗

1.药物治疗

1%毛果芸香碱液，每小时1～2次，滴眼。0.5%噻吗心胺，每日1～2次，滴眼。必要时加用碳酸酐酶抑制剂，如乙酰唑胺，首次量500mg，口服，然后每次250mg，每日1～3次，口服，依眼压高低而定。眼压较高者可应用高渗剂，如20%甘露醇、50%甘油等。但不提倡长期药物治疗，以免失去手术治疗机会。

2.手术治疗

对停用各种降压药物48小时后眼压正常，房角的功能性小梁开放1/2以上，可行激光膜切开术或周边虹膜切除术。如房角广泛粘连，C值在0.12以下，单纯局部用药眼压不能维持正常，或视盘、视野已出现损害者，应行滤过性手术。

### （五）护理

同前。

## 三、开角型青光眼

开角型青光眼又称慢性单纯性青光眼，是一种由眼压升高而致视神经损害、视野缺损，最后导致失明的眼病，其主要特点是高眼压状态下前房角宽而开放。本病病情进展相当缓慢，且无明显的自觉症状，故不易于早期发现，部分患者直到视野损害明显时才就诊。多见于20～60岁的患者，男性略多于女性，多为双眼发病。根据本病的临床表现，与中医学的“青风内障”相似。

### （一）病因

此病病因不明。该型青光眼的特点是眼压虽然升高，房角却始终是开放的，有别于闭角型青光眼。其房水排出障碍已由房水动力学研究所证实，但阻滞房水流出的确切部位还不够清楚。目前一般认为其房水外流受阻于小梁网——Schlemm管系统。组织学检查提示小梁内皮细胞变性、脱落或增生，小梁条索增厚，网眼变窄或闭塞，Schlemm管内壁下的近小管结缔组织内有高电子密度斑块物质沉着，Schlemm管壁内皮细胞的空泡减少等病理改变。

### （二）临床表现

1.症状

发病隐蔽，偶尔出现虹视、眼胀。

2.眼压

眼压不稳定，可高于正常值，测量24小时眼压较易发现眼压高峰且昼夜波动较大。

3.眼底

可见视盘凹陷的进行性扩大和加深，或视盘颞侧上、下方局限性盘沿变窄，形成切迹，视盘颞侧上、下方视网膜神经纤维层缺损。有时，视盘表面或其附近视网膜上有火焰状出血。

4.视功能

视野缺损。早期表现为生理盲点扩大或牛角形暗点，继而形成弓形暗点，上、下方弓形暗点可连接成环形暗点。进一步发展，视野亦向心性缩小。晚期，仅中央部及颞侧周边部的视野残存，形成管状视野和颞侧视岛。可伴发色觉障碍。

### （三）诊断

（1）眼压升高≥24mmHg，或24小时眼压波动幅度差＞8mmHg。

（2）眼压描记，房水流畅系数经常≤0.13。

（3）典型的视野缺损，有可重复性旁中心暗点和鼻侧阶梯。

（4）视盘损害：C/D＞0.6，或双眼C/D差值大于0.2。

（5）房角检查为宽角，永久开放，不随眼压高低变化。

### （四）治疗

过去开角型青光眼的治疗原则一般是先采用药物治疗，无效时再考虑手术，主要是基于手术（非显微手术）并发症多、疗效差（患者较年轻，易产生滤过道瘢痕化）等因素。随着临床研究的深入，眼显微手术的广泛开展，手术器械的不断完善，手术技巧和手术方法的改进，青光眼滤过性手术的疗效大大提高，一些学者主张积极的手术治疗，尤其已有视神经和视野损害的病例。

1.药物降眼压治疗

（1）眼局部应用的降眼压药物作用机制。

①增加小梁网途径的房水引流。

②减少睫状体的房水产生。

③增加葡萄膜巩膜途径的房水引流。

应用于开角型青光眼降眼压治疗最早的是增加小梁网途径房水引流药物（如拟胆碱作用药、肾上腺素受体激动剂等），应用最广泛的是减少房水生成的药物（如β受体阻滞剂），应用最新的是增加葡萄膜巩膜途径房水引流药物（如前列腺素衍生物）。

①拟胆碱作用药物：毛果芸香碱最常用，目前在开角型青光眼的治疗多为β受体阻滞剂不能较好控制眼压时的一种联合用药，机制是增加小梁途径的房水引流。不良反应有可引起眉弓疼痛、视物发暗、近视加深等，若用高浓度制剂频繁滴眼，还可能产生胃肠道反应、头痛、出汗等全身中毒症状。毛果芸香碱缓释膜或毛果芸香碱凝胶作用时间长，不需频繁滴药，不良反应也相对较小。

②β受体阻滞剂：常用剂型为0.25%～0.50%噻吗洛尔、0.25%～0.50%贝他根和0.25%～0.50%贝特舒等滴眼液，每日1～2次滴眼。β受体阻滞剂可通过抑制房水生成降低眼压，不影响瞳孔大小和调节功能，但其降压幅度有限，长期应用后期降压效果减弱。噻吗洛尔和贝他根为非选择性β、$β_2$受体阻滞剂，对有心传导阻滞、窦房结病变、支气管哮喘者忌用。贝特舒为选择性β受体阻滞剂，对呼吸道方面的不良反应较轻。

③β受体激动剂：常用1%肾上腺素及其前体药0.1%地匹福林滴眼液，每天2～3次，利用其β2受体兴奋作用，使小梁网房水流出阻力降低，以及增加葡萄膜巩膜途径房水引流。主要不良反应是收缩局部血管，药效失去后会发生反射性充血。因其有扩瞳作用，故禁用于闭角型青光眼。

④前列腺素衍生物：目前已投入临床应用的制剂有0.005%拉坦前列腺素，每日傍晚1次滴眼，可使眼压降低20%～40%。其作用机制为增加房水经葡萄膜巩膜外流通道排出，但不减少房水生成。本药不影响心肺功能，不良反应主要为滴药后局部短暂性烧灼、刺痛、痒感和结膜充血，长期用药可使虹膜色素增加。毛果芸香碱可减少葡萄膜巩膜通道房水外流，与前列腺素衍生物制剂有一定拮抗作用。

⑤碳酸酐酶抑制剂：以乙酰唑胺为代表，每片0.25g，多作为局部用药的补充剂量不宜过大，可给0.125g，每日2次；或0.0625g，每日3次。目前已研制出局部用药制剂，如2%派立明，其降眼压效果略小于全身用药，但全身不良反应也很少。作用机制为通过减少房水生成降低眼压。久服可引起口唇面部及指、趾麻木、全身不适、肾绞痛、血尿等不良反应，不宜长期服用。

（2）全身应用的降眼压药：多作为局部用药不能良好控制眼压时的补充，或手术治疗前的术前用药，剂量和时间均不宜过大或过长，以免引起全身更多的不良反应。

①碳酸酐酶抑制剂：以乙酰唑胺为代表，每次125～250mg，口服，每日1～3次。该药是磺胺类制剂，过敏者禁用。常见的不良反应有唇面部及手指、脚趾麻木感，胃肠道刺激症状，尿液混浊等，如长期服用，可诱发尿路结石、肾绞痛、代谢性酸中毒、低血钾等。所以，临床上常同时给予氯化钾和碳酸氢钠以减少不良反应的发生。个别病例对该药

有特异反应，可产生再生障碍性贫血，与剂量无关。醋甲唑胺的不良反应较少。

②高渗剂：常用20%甘露醇和50%甘油，前者用于静脉快速滴注，1～2g/kg；后者供口服，2～3mL/kg。作用机制是可在短期内提高血浆渗透压，使眼组织，特别是玻璃体中的水分进入血液，从而减少眼内容量，迅速降低眼压，但降压作用在2小时后即消失。高渗剂主要用于治疗ACG急性发作和某些有急性眼压增高的继发性青光眼。使用高渗剂后因颅内压降低，部分患者可出现头痛、恶心等症状，用药后宜平卧休息。甘油参与体内糖代谢，糖尿病患者慎用。

③视神经保护药物治疗：有效的青光眼治疗应该是将传统的降眼压治疗与阻止视网膜神经节细胞凋亡的治疗相结合，才能使更多的神经节细胞得到恢复。

2.激光治疗

药物治疗无效或效果不满意时首先选用激光小梁成形术。术后往往还须辅助以药物治疗。

3.手术治疗

为开角型青光眼治疗的最后手段。效果比较肯定，但术后视力下降及白内障发生率高。有时甚至在正常眼压范围内，视神经损害及视野缺损继续恶化，也应进行手术治疗。常用的手术为小梁切除术及其他滤过性手术和非穿透性小梁手术。年轻患者，为防止滤过通道的纤维瘢痕化，可在术中或术后恰当应用抗代谢药，常选丝裂霉素C（MMC）和氟尿嘧啶（5-FU），但要特别注意防止该类药物的毒性作用和可能的并发症。对于多次滤过性手术失败的患眼，可以采用人工植入物引流术，如青光眼减压阀（Krupin或Ahmed value）手术。

### （五）护理

同前。

### （六）疗效标准及预后

主要是指青光眼术后的疗效标准。

1.痊愈

眼压控制，视功能未减退或稍有减退（因术后散瞳关系）。

2.好转

眼压在加用药物后可控制。

3.无效

眼压即使在加用药物后也不能控制。

4.预后

如眼压控制到最佳水平，视功能不再继续丧失，青光眼杯盘比无继续扩大，预后良好；但有些青光眼患者发病原因复杂，尽管眼压控制良好，但视功能仍有继续恶化，则预后不良，应加强改善视神经功能方面的治疗。晚期小视野或近绝对期青光眼如保守用药无效，应积极采用手术降压，因有很少数术后视力会突然丧失，必须谨慎。青光眼术后常遇到白内障问题，有的是原已有白内障，因手术刺激使其加速发展；有的是因手术使局部环境变化，导致白内障形成和发展，或手术直接损伤晶体所致。只要眼压控制良好，白内障可以择期手术，恢复视力。

# 第八节　屈光不正

眼为视觉器官，通过感受外界光线刺激并在视网膜上成像，因此，从光学角度可将眼作为一种复合光学系统。眼的屈光系统由外向内依次为角膜、房水、晶状体、玻璃体。

当眼看远目标（5m 以外）时，睫状肌处于松弛状态，外界的平行光线通过眼的屈光系统屈折后，聚焦视网膜上并形成清晰的物像，这种状态的眼称为正视眼（emmetropia），如不能聚焦在视网膜上的状态称为屈光不正（ametropia），屈光不正包括近视、远视和散光。眼的屈光力大小的单位是屈光度（diopter，D）。屈光不正的发病原因目前尚不完全清楚，其发生受遗传和环境等多种因素的综合影响。

## 一、近视眼

近视眼（myopia）是指眼在调节松弛状态下，平行光线经过眼的屈光系统屈折后，焦点聚集在视网膜之前的屈光状态。

### （一）分类

1.根据屈光程度分类

轻度近视：＜-3.00D；中度近视：-3.00D～-6.00D；高度近视：＞-6.00D。

2.根据调节作用参与分类

（1）调节性近视：长时间近距离用眼导致睫状肌痉挛、调节过度而引起的近视，又称假性近视。此类近视眼使用睫状肌麻痹剂散瞳后验光，表现为正视或轻度远视，多见于儿童或青少年。

（2）真性近视：小瞳孔验光和散瞳验光的视力相差不大，需用负镜片对其进行矫正。

（3）混合性近视：散瞳验光后远视力有所提高，但不能达到正常，需用负镜片矫正。

3.按屈光成分分类

（1）轴性近视：眼的屈光力正常，因眼球前后径较正常人长所致。高度近视多为轴性近视。眼轴每延长1mm，可增加3D的近视。

（2）屈光性近视：眼球前后径正常，因眼的屈光力较强所致。常见的原因有：角膜弯曲度增大，如圆锥角膜；晶状体弯曲度增大，如晶状体变厚。

## （二）护理评估

1.健康史

近视眼有一定的遗传性，要了解家族中有无高度近视眼的人；询问用眼是否得当，特别是长时间近距离阅读、阅读的字迹模糊或太小、姿势不正确、照明不足等情况；此外要了解户外活动时间、营养状况等。

2.身体状况

（1）视力。近视最突出的症状是远视力下降，但近视力正常。

（2）视疲劳。患者常有眼球胀痛、头痛、头晕及恶心呕吐等视疲劳症状，休息后可缓解。

（3）眼位。表现为隐形外斜视或外斜视。中、高度近视看近时调节不用或少用，集合也相应减弱所致。

（4）眼球。前后径变长，眼球向前突出，高度近视者明显。

（5）眼底检查。高度近视者眼底退行性变化，有豹纹状眼底、近视弧形斑、脉络膜萎缩甚至巩膜后葡萄肿、黄斑出血等变化。周边部视网膜可出现格子样变性，易导致视网膜脱离。

3.心理—社会状况

担心屈光度的增加、外观的改变、工作的限制、需要长期佩戴眼镜等，从而易出现焦虑、不配合治疗的心理。

4.辅助检查

（1）验光。包括客观验光法和主觉验光法，前者包括检影验光法、电脑验光法，后者包括插片验光法、雾视法、散光表法、交叉圆柱镜法等。滴用1%阿托品眼液或眼药膏、0.5%～1%托吡卡胺滴眼液等睫状肌麻痹剂，进行散瞳检影验光可获得较为准确的度数。

（2）角膜曲率计。用于测定角膜前表面弯曲度，判定角膜中央两条主要子午线的屈光力，以确定角膜散光的度数和轴位。

5.治疗要点

（1）验光配镜。准确验光确定屈光度；选择合适的凹透镜矫正，包括框架眼镜、角膜接触镜等，其中框架眼镜是目前最常用、最安全的治疗方法。镜片度数原则上以矫正视力达到1.0的最低度数为准。

（2）屈光性手术。包括放射状角膜切开术（RK）、准分子激光角膜表面切削术（PRK）、准分子激光原位角膜磨镶术（LASIK）、准分子激光角膜上皮下磨镶术（LASEK）、机械法准分子激光角膜上皮下磨镶术（Epi-LASIK）等。

## （三）护理诊断及合作性问题

（1）感知改变。与远视力下降与眼轴过长或屈光力过强有关。

（2）潜在并发症：视网膜裂孔、视网膜脱离等。

（3）知识缺乏。缺乏近视眼防治知识。

## （四）护理目标

（1）视力得到恢复。

（2）患者不出现并发症或者出现并发症时能及时得到发现及处理。

（3）通过健康教育使患者及家属获取近视眼的预防和护理知识。

## （五）护理措施

1.提高视力

（1）配戴眼镜。

①向患者讲解近视发生的原因；解释正确戴镜不仅可有效阻止近视度数的加深，还可起到美观的作用，以消除患者对眼镜的误解。

②框架眼镜矫正：矫正配镜原则是选择最佳视力、最低度数的凹透镜。同时教会患者双手摘、戴眼镜，经常进行镜片超声清洁或清水冲洗，清洁后用拭镜布擦干。

③角膜接触镜矫正：角膜接触镜分为软镜、硬镜。戴镜前应剪短指甲，洗手并擦干，确认镜片正反面、清洁度及有无破损；不能戴镜洗澡、游泳，如需化妆，应戴镜后化妆，取镜后卸妆；每日佩戴时间不宜过长，睡前必须取下并用护理液清洁、消毒；如有眼部不适，应停戴并及时就诊。

（2）屈光手术矫正。屈光手术是指通过改变角膜表面的形态改变眼的屈光状态的一种矫正方法。手术方式有放射状角膜切开术（radial keratotomy，RK）、准分子激光角膜切削术（photorefractive keratectomy，PRK）、准分子激光原位角膜表明磨镶术（laserinsitu of keratomileusis，LASIK）、准分子激光上皮下角膜磨镶术（laser epithelial keratomileusis，

LASEK）等。在进行屈光手术前后应注意全面的眼部检查，准确验光。配戴角膜接触镜者，手术前检查需在停戴2～3天后进行；长期配戴者需停戴1～2周；配戴硬镜者需停戴4～6周。冲洗结膜囊和泪道，感染灶要先治疗后再进行手术。按医嘱滴用抗生素滴眼液。注意充分休息，以免眼调节痉挛。术后应注意：3天避免洗头，洗脸、洗头时，不要让脏水进入眼内。1周内不要揉眼睛，避免看书、报等。遵医嘱用药和复查，外出戴太阳镜、避免碰伤。使用激素时应监测眼压。

2.密切观察病情，预防并发症

（1）观察患者视力和屈光度的变化，戴镜后有无眼胀、眼痛等视疲劳症状，有问题应及时查找原因，予以纠正。

（2）配戴角膜接触镜者，应观察其有无角膜损伤、感染、结膜炎等并发症；术后使用糖皮质激素滴眼液者，应观察其角膜上皮愈合情况、眼压是否升高；有问题应及时报告医生并协助护理。

（3）观察角膜屈光手术后患者眼球有无外斜视、视网膜脱离的征兆，有问题应及时就诊。

3.健康指导

（1）注意用眼卫生。

①距离：眼距读物30～35cm；眼距电脑屏幕60cm以上；眼距电视屏幕5～7倍电视对角线。

②时间：一般用眼45min后，应休息10min并远眺。

③光线：亮度、对比度要适宜，勿在阳光直射或昏暗的光线下阅读，晚上看电视应开一盏柔和的小灯。

④姿势：养成良好的读写姿势，正确坐姿应做到“三个一”（眼与书本相距一尺、手指与笔尖相距一寸、胸与桌缘相距一拳），不要躺在床上或趴在桌上看书，不要在晃动的汽车上或行走时阅读。

（2）合理饮食。

①多食胡萝卜、干果、黄豆、水果等耐嚼的硬质食品，增加咀嚼的机会。咀嚼运动被誉为眼的保健操。

②多食一些五谷杂粮，注意食物搭配，饮食不要过于精细，以防止铬元素的缺乏。

③多食牛奶、豆类、虾皮等含钙丰富的食物，可消除眼睛紧张。

④多食富含蛋白质和维生素的食物，如动物肝脏、鱼、蛋、水果、蔬菜等，做到均衡营养膳食。

（3）高度近视者要避免剧烈运动、外伤，以免引起眼底出血、视网膜脱离。

（4）屈光手术后应遵医嘱使用眼药，避免污水溅入眼内，不要揉眼，外出时可戴太阳镜以减少强光刺激，定期随访。

（5）保持良好的生活规律，锻炼身体，增强体质，并定期进行视力检查。

### （六）护理评价

（1）患者视力及屈光度稳定。

（2）患者未出现严重并发症或出现并发症时能得到及时发现并处理。

（3）患者及家属掌握一定的近视眼防治常识。

## 二、远视眼

远视眼（hyperopia）是眼在调节松弛状态下，平行光线经眼的屈光系统屈折后形成的焦点聚集在视网膜后面的屈光状态。

远视眼根据屈光程度分为轻度远视：<+3.00D、中度远视：+3.00D～+6.00D、高度远视：>+6.00D。根据病因分为以下几种。

（1）轴性远视：眼的屈光力正常，因眼球前后径较正常人短所致。眼球发育受影响时，眼轴不能达到正常长度即成为轴性远视，易发生青光眼或弱视。

（2）屈光性远视：眼球前后径正常，因眼的屈光力较弱所致，如扁平角膜、无晶状体眼等。

### （一）护理评估

1.健康史

了解有无与用眼有关的视疲劳症状，儿童注意有无内斜视。

2.身体状况

（1）视力。高度远视、近视力都下降。

（2）视疲劳。视物模糊、头痛、眼球胀痛、眉弓部胀痛、畏光、流泪等。

（3）隐形内斜视或内斜视。过度使用调节，伴随过度集合，因而产生调节性内斜视。

（4）眼底检查。视盘较正常小而色红，边界较模糊，稍隆起，称为假性视盘炎。

3.心理—社会状况

因担心外观的改变、工作的限制、需要长期配戴眼镜等，从而易出现焦虑、抑郁心理。

4.实验室及辅助检查

验光检查，眼位检查。

5.治疗要点

准确验光确定远视度数，配戴合适的凸透镜。

## （二）护理诊断及合作性问题

（1）感知改变：视力下降，与眼轴过短或屈光力过弱有关。

（2）知识缺乏，缺乏远视眼防治知识。

（3）焦虑，与视力下降、影响外观、工作受限等因素有关。

（4）潜在并发症：青光眼、内斜视等。

## （三）护理目标

（1）视力得到提高。

（2）患者及家属能说出远视眼的防护知识。

（3）患者情绪稳定，对生活、工作有信心。

（4）患者没有出现并发症。

## （四）护理措施

1.提高视力

（1）验光，准确验光确定近视度数。14岁以下者原则上第一次都要散瞳验光。散瞳验光时，向家长说明散瞳目的是准确验光、区分真假近视。

（2）框架眼镜矫正，矫正配镜原则是选择最佳视力、最高度数的凸透镜。轻度远视如无症状则不矫正，如有视疲劳和内斜视，虽然远视度数低也应戴镜。中度远视或中年以上患者应戴镜矫正以增进视力，消除视疲劳以及防止眼位变化。

2.健康指导

加强学龄前儿童、中小学生的定期视力检查，及时更换眼镜。

3.减轻焦虑

做好心理护理，告知患者及时验光配镜以及随着年龄的增长，对屈光度数的变化趋势有所了解。

4.密切观察病情，预防并发症

观察患者视力和屈光度的变化，注意其有无眼位的改变，戴镜后有无眼胀、眼痛等视疲劳症状。

## （五）护理评价

（1）患者视力提高及屈光度降低。

（2）患者及家属掌握一定的远视眼常识。

（3）患者积极配合治疗，情绪稳定。

（4）患者未出现严重并发症或出现并发症时能及时发现并得到处理。

## 三、散光

散光（astigmatism）是指由于眼球屈光系统各子午线的屈光力不同，从而平行光线进入眼内不能在视网膜上形成清晰物像的一种屈光状态。

散光包括规则散光和不规则散光。规则散光主要是由于角膜和晶状体各径线曲率半径大小不一致；不规则散光主要是角膜表面凹凸不平所致的乱折射，如角膜瘢痕、翼状胬肉等。

### （一）护理评估

1.健康史

了解有无与用眼有关的视疲劳症状，儿童注意有无内斜视。

2.身体状况

（1）视力，远近视力都下降，常出现视物模糊、重影、串行。

（2）视疲劳，较明显，可能与视物模糊、喜眯眼有关。

3.心理—社会状况

因担心外观的改变、长期佩戴眼镜等因素易出现焦虑、抑郁心理。

4.实验室及辅助检查

电脑验光和检影验光可很快查出散光的度数和轴向。

5.治疗要点

准确验光确定散光度数和轴向，配戴圆柱镜。

### （二）护理诊断及合作性问题

（1）感知改变：视物模糊、变形等。与散光导致光线不能聚焦有关。

（2）知识缺乏。缺乏散光防治知识。

### （三）护理目标

（1）视力得到恢复。

（2）通过健康教育使患者及家属获取散光眼的防护知识。

### （四）护理措施

1.提高视力

（1）可确定散光度数和轴向。

（2）配镜矫正。规则散光选择圆柱镜，不规则散光可试用硬性高透氧性角膜接触镜（RGP）矫正，准分子激光屈光性角膜手术可以矫正散光。

2.健康指导

（1）观察患者戴镜后视力是否提高，有无眼胀、眼痛等视疲劳症状，有无眯眼表现，有问题及时查明原因并予以矫正。

（2）重视眼的卫生保健，积极防治角膜疾病，避免因角膜疾病而导致不规则散光。

（3）配戴较高度数的散光眼镜，常需要一个适应过程，可先使用较低度数的镜片，逐渐予以全部矫正。应坚持戴镜，定期检查。

### （五）护理评价

（1）患者视力提高。

（2）患者及家属掌握一定的散光眼常识。

# 第九节 斜视与弱视

## 一、斜视

在正常双眼注视状态下，一物体在双眼视网膜对应部位（对应点）所形成的像，经大脑视觉中枢融合成一完整的立体形态功能，称为双眼单视。在异常情况下，双眼不协同，在双眼注视状态下出现眼位的偏斜，称为斜视（strabismus）。斜视可分为共同性斜视与麻痹性斜视两大类。

### （一）护理评估

1.健康史

（1）共同性斜视。了解患者的出生史和家族史；斜视发生的时间，是否经过治疗；目前的视力状况。

（2）麻痹性斜视。了解患者眼部有无炎症、外伤史或颅内及全身因感染、肿瘤、脑血管意外等病史。

2.身体状况

（1）共同性斜视。由于某一对拮抗肌力量不平衡引起的眼位偏斜，在向不同方向注视或更换注视眼时，其偏斜度相等。患者无复视、无头晕、无头位偏斜（代偿性头位）。当一只眼注视时，另一眼的视线偏向目标之一侧。偏于内侧者为内斜视，偏于外侧者为外斜视。可引起视功能障碍，包括视力下降和双眼单视功能障碍。

（2）麻痹性斜视。由于支配眼外肌运动的神经核、神经和眼外肌本身器质性病变引起，故眼球向麻痹肌作用方向运动时有不同程度的限制，出现向不同方向注视时斜视角不相等。患者有明显的复视、头晕、恶心等不适，头位偏向麻痹肌运动方向，以消除复视。

3.心理—社会状况

常因视功能有明显障碍和外观的改变而焦虑不安，甚至产生自卑心理。

4.实验室及辅助检查

常用的有遮盖试验、角膜映光法、三棱镜法、同视机检查、复像检查和牵拉试验等。

5.治疗要点

共同性斜视以手术治疗为主；麻痹性斜视以病因治疗为主。

### （二）护理诊断及合作性问题

（1）自我形象紊乱。与屈光不正导致眼位偏斜有关。

（2）焦虑。与眼位偏斜影响自我形象有关。

（3）知识缺乏。缺乏斜视相关防治知识。

### （三）护理目标

（1）眼位恢复正常。

（2）消除患者焦虑、自卑情绪，积极配合治疗，对生活、工作有信心。

（3）通过健康教育使患者及家属获取斜视防护知识及双眼单、立体觉的知识。

### （四）护理措施

1.恢复正常眼位

（1）保守治疗护理。

①共同性斜视患者进行散瞳验光及视功能检查，酌情配合适的眼镜。对于斜视角已稳定，或经非手术疗法后仍有偏斜应尽早手术。术后加强视功能训练。

②麻痹性斜视针对病因进行治疗和护理。遵医嘱进行肌内注射维生素$B_1$和维生素$B_2$，针灸及理疗，以促进麻痹肌的恢复。用三棱镜或遮盖疗法，以消除因复视引起的全身不适。

（2）手术护理。上述治疗未能充分奏效者可考虑手术治疗，手术治疗后进行双眼视功能训练。

2.减轻焦虑

介绍视功能训练方法和有关治疗知识，增强患者的治疗信心，消除患者焦虑、自卑心理。

3.健康指导

（1）共同性斜视治疗的目的不单是美容，更重要的是手术后通过视功能训练，能提高斜视眼的视力，增加获得双眼单视功能及立体视功能的机会。

（2）麻痹性斜视针对病因进行积极治疗。

### （五）护理评价

（1）患者眼位恢复正常。

（2）患者积极配合治疗，情绪稳定。

（3）患者及家属掌握一定的斜视防治护理常识。

## 二、弱视

弱视（amblyopia）指视觉系统在发育过程中受到某些因素干扰，无法使视觉细胞获得充分刺激，视觉发育受到影响所致。眼球本身无器质性病变，矫正视力达不到正常水平。

### （一）病因分类

（1）斜视性弱视是最常见的类型，好发于共同性斜视患者群。由于患者物像不在两眼的正常视网膜对应点上，引起复视和视混淆，大脑主动抑制斜视眼传入的视冲动，长期被抑制而形成弱视。

（2）屈光参差性弱视。两眼屈光度数相差较大，致使两眼视网膜成像大小不等、融合困难，屈光不正较重一侧功能受到抑制，形成弱视。

（3）形觉剥夺性弱视。眼屈光间质混浊、上睑下垂或遮盖一眼过久等，妨碍了视觉的充分输入，干扰了视觉正常发育。

（4）屈光不正性弱视。未经过及时矫正的屈光不正无法使影像成焦在视网膜上，引起弱视。

## （二）护理评估

1.健康史

了解患者的出生史和家族史、目前的视力状况、屈光矫正情况、是否经过治疗及治疗效果。

2.身体状况

患者最佳矫正视力差达不到该年龄段的正常视力，中重度弱视者常伴有斜视和眼球震颤；对排列成行的视标分辨力较单个视标差称为拥挤现象；固视不良，多为旁中心注视；双眼单视功能障碍。

3.心理—社会状况

常因视功能有明显障碍，长期佩戴眼镜及训练时间长而焦虑不安，甚至产生自卑心理。

4.实验室及辅助检查

验光、视觉诱发电位、同视机检查等。

5.治疗要点

做到早发现、早治疗。

## （三）护理诊断及合作性问题

（1）感知改变：视力低下。与视觉细胞的有效刺激不足有关。

（2）焦虑。与视力差、长期训练等因素有关。

（3）知识缺乏。缺乏弱视的防治知识。

## （四）护理目标

（1）视力逐渐提高或达到正常水平，视功能得到恢复。

（2）消除患者焦虑情绪，积极配合治疗，对生活、工作有信心。

（3）患者及家属能掌握弱视防护知识及弱视对工作、生活的影响等知识。

## （五）护理措施

1.提高视力

（1）原发疾病的治疗，如先天性白内障、上睑下垂等应尽早手术矫正。

（2）准确验光，通过配戴眼镜等矫正屈光不正、中心注视性弱视。

（3）采用健眼遮盖、光栅疗法、红光闪烁刺激疗法、后像疗法、视标图形训练及精细作业训练等提高视觉功能。遮盖疗法是遮盖视力较好眼强迫弱视眼注视，鼓励患者用弱视眼进行精细目力操作，如写字、描画、串珠子等。

2.减轻焦虑

做好心理护理，介绍弱视对工作、生活的不良影响，增强患者治疗愿望，介绍视功能训练方法和有关治疗知识，消除患者焦虑、自卑心理。

3.健康指导

弱视的治疗效果与患者开始治疗时的年龄密切相关，年龄越小，效果越好，一般6岁以前效果较好，12岁以后效果差，因此，应早发现、早治疗。

### （六）护理评价

（1）患者视功能得到改善。

（2）患者积极配合治疗，情绪稳定。

（3）患者及家属能说出一定的弱视防治护理常识。

# 第十节　眼外伤

机械性、物理性和化学性等因素直接作用于眼部，引起眼的结构和功能损害，统称为眼外伤（oculartrauma）。眼球的结构精细、脆弱、复杂，一经损伤，很难修复。眼外伤往往造成视力障碍甚至眼球破裂，是致盲的主要原因之一。眼外伤根据致伤原因可分为机械性眼外伤和非机械性眼外伤两大类。机械性眼外伤包括眼表面异物、眼钝挫伤、眼球穿通伤及眼内异物。非机械性眼外伤包括眼化学伤、热烧伤和辐射伤等。

## 一、护理评估

### （一）健康史

眼外伤患者多数有明确的外伤史、异物溅入史等，应仔细询问致伤的过程、受伤的时间、地点及外力的作用方式；异物的种类、性质；并详细了解患者受伤前眼的状态及视力、受伤后诊疗经过等。

### （二）身体状况

1.眼表面异物

患者眼疼痛、畏光、流泪、异物感、眼睑痉挛、视物模糊等。眼部检查可见结膜充血或混合充血。结膜异物常隐藏于睑板下沟、穹隆部及半月皱襞处；角膜异物多见于睑裂暴露处角膜，铁质异物常在角膜上形成锈斑，植物性的异物容易引起感染。

2.眼钝挫伤

患者常有可有不同程度的视力下降、眼部疼痛等症状，根据患者受伤情况不同，眼部有不同表现。

（1）眼睑挫伤：眼睑水肿、皮下淤血、眼睑裂伤、泪小管断裂以及眶壁骨折与鼻窦相通而致眼睑皮下气肿。

（2）结膜挫伤：结膜水肿、淤血及结膜裂伤。

（3）角膜挫伤：角膜上皮擦伤、角膜基质层水肿、增厚及混浊，角膜裂伤甚至角膜破裂。

（4）巩膜挫伤：角巩膜缘或赤道部裂伤。

（5）虹膜睫状体挫伤：前房积血、虹膜根部断离呈“D”形瞳孔，可出现单眼复视、外伤性瞳孔散大、外伤性虹膜睫状体炎、继发性青光眼。

（6）晶状体挫伤：晶状体脱位或半脱位、外伤性白内障。

（7）其他：玻璃体积血、脉络膜破裂、视网膜出血、震荡或脱离、视神经挫伤等。

3.眼球穿通伤及眼内异物

患者有不同程度的视力下降及眼痛、出血。房水外流时，常有“热泪”涌出的感觉。眼部检查可见有穿通伤口及穿通伤痕迹，可伴有眼内异物存留和眼内组织嵌顿于创口。如葡萄膜组织受到损伤，可引起交感性眼炎，即一眼受穿通伤后炎症反应持续不退，经过一段潜伏期后另一眼也出现葡萄膜炎，使眼球遭到严重破坏。受伤眼称为诱发眼，另一眼称为交感眼，一般多见于伤后2～8周。

4.眼化学伤

眼化学伤是指化学物品的溶液、粉尘、气体进入或接触眼部，引起的眼部烧伤。其中酸性和碱性烧伤最为常见。酸对蛋白质有凝固作用，能阻止酸性物质继续向深层渗透，组织损伤相对较轻。碱能溶解脂肪和蛋白质，与组织细胞结构中的脂类结合后，很快渗透到组织深层和眼内，因而能引起持续性的破坏，导致角膜溃疡、穿孔及眼内炎症。因此，碱烧伤的后果比酸烧伤的后果要严重得多。患者可有不同程度的畏光、流泪、眼睑痉挛、眼痛和视力下降。眼部检查可见眼睑及结膜充血、水肿、角膜上皮部分脱落或完全脱落，严重的可出现角膜溃疡、角膜穿孔等。

5.电光性眼炎

由电焊、紫外线灯、雪地及水面反光等发出的紫外线被组织吸收，产生光化学反应，引起眼部损伤。一般在照射后3～8小时发病，主要表现为双眼异物感、疼痛、畏光、流泪、眼睑痉挛、眼睑皮肤充血、结膜水肿、角膜散在点状或片状上皮脱落。

### （三）心理—社会状况

眼外伤多为意外伤害，患者及家属没有心理准备，因害怕失明而恐惧；因剧烈的疼痛不适感而焦虑；因生活不能自理及经济负担而忧虑；因伤后损害形象而悲哀。

### （四）实验室及辅助检查

可行B超、X线、CT、MRI等检查，以确定有无眼内异物，异物的性质、大小、位置及其与周围组织的关系。

### （五）治疗要点

迅速安排急诊和急救措施。

## 二、护理诊断及合作性问题

（1）疼痛。与眼组织外伤、异物刺激有关。

（2）感知改变：视力下降。与眼内积血、眼组织损伤导致光线进入受阻有关。

（3）自理缺陷。与视力下降、活动受限有关。

（4）知识缺乏。缺乏眼外伤的防护教育知识。

（5）焦虑。与患者外伤后视力下降、一时难以接受事实并担心预后有关。

（6）潜在并发症：角膜溃疡、眼内炎、交感性眼炎、继发性青光眼、白内障、视网膜脱离、眼球萎缩、外观畸形等。

## 三、护理目标

（1）疼痛等不适感减轻或消失。

（2）患者视力提高或恢复。

（3）生活自理能力增强。

（4）患者及家属掌握眼外伤的防治和康复知识。

（5）消除患者焦虑、恐惧情绪，积极配合治疗，对生活、工作有信心。

（6）避免并发症的出现。

## 四、护理措施

### （一）减轻疼痛

眼外伤的患者需要卧床休息，保持环境舒适。遵医嘱给予镇静、止痛、止血、降眼压、抗感染等药物。眼部检查时动作应轻柔，避免造成再次损伤。

## （二）提高视力

治疗及急救护理。

（1）结膜异物可用棉签拭去；角膜异物在表面麻醉下予以剔除；眼表面大量异物可先行眼部冲洗后再取出。眼表面异物取出后，涂抗生素眼药膏并包药眼。

（2）眼睑水肿及皮下淤血者，早期可冷敷。结膜水肿、球结膜下淤血及结膜裂伤者，用抗生素滴眼液预防感染。外伤性虹膜睫状体炎用散瞳剂滴眼。前房积血、视网膜出血应卧床休息，取半卧位，必要时使用止血剂。若眼压升高时，使用降眼压药物。眼睑皮肤裂伤、严重结膜撕裂伤者，应急诊手术清创缝合。

（3）眼球穿通伤者应遵循的治疗原则是先在显微镜下行次全层缝合闭合眼球，眼球内异物择期手术取出。

（4）眼化学伤患者，强调争分夺秒、就地取材、彻底冲洗的现场急救原则。急诊再次给予冲洗，对于明确酸碱性质的异物，给予中和冲洗：酸烧伤者用3%碳酸氢钠，碱烧伤者用3%硼酸，石灰烧伤者用0.5%依地酸二钠。严重者给予球结膜下注射治疗，酸烧伤者用5%磺胺嘧啶钠，碱烧伤者用维生素C。

（5）电光性眼炎患者轻者不需特殊处理，剧痛者可滴0.5%丁卡因，涂抗生素眼药膏，包扎双眼。

## （三）提高自理能力

做好生活护理，协助或加强患者的生活护理，防止因视力下降引起外伤。

## （四）健康指导

眼外伤重在预防，应加强卫生安全教育的宣传，儿童玩耍时要远离危险物品，如鞭炮、弹弓等，注意安全；工作时严格执行操作规章制度，完善防护措施，包括防护服、防护眼镜、急救冲洗水及洗眼壶等设施；进行有关外伤的防护、急救等知识教育。一旦发生酸碱化学烧伤，不要急于送往医院，应立即进行彻底冲洗的现场自救措施。

## （五）减轻焦虑

做好心理护理。眼化学烧伤为瞬间发生的意外事件，患者无心理准备，烧伤导致剧烈眼痛，视力障碍，患者身心受到极大打击，极易产生焦虑恐惧心理。我们应尽量满足患者的信息需求，多沟通，讲解药物治疗的必要性和重要性、药物的作用和目的。使患者对疾病有正确的认识，情绪稳定，积极配合检查、药物和手术治疗。

### （六）加强病情观察，防止并发症

注意观察病情，患者有无眼痛、眼胀，术眼敷料有无松脱、移位、渗血、渗液等。嘱患者勿压迫术眼，保持大便通畅，避免用力排便导致术眼伤口裂开。一旦发现健眼畏光流泪、视力下降、充血疼痛，立即到医院就诊。

## 五、护理评价

（1）疼痛等不适感减轻或消失。

（2）患者视力得到提高或恢复。

（3）生活自理能力增强。

（4）患者及家属掌握眼外伤的防治和康复知识。

（5）消除患者焦虑、恐惧情绪，积极配合治疗，对生活、工作有信心。

（6）严密观察患者的病情，避免严重并发症的出现。

# 第十一节　盲与低视力

世界卫生组织（WHO）1973年规定：低视力是指两眼中较好眼的最佳矫正视力低于0.3；盲是指较好眼的最佳矫正视力低于0.05，或视野小于10°者亦为盲。根据这个标准，又将其分为五级，1至3级属于低视力，4至5级属于盲（表13-1）。我国于1979年第二届眼科学术会议上决定采用这一标准。

但从社会学角度讲，盲又是指不能胜任某些职业，甚至生活不能自理者，故又有职业性盲和生活盲之称。

盲与低视力是世界范围内的严重公共卫生、社会和经济问题。目前估计全世界低视力的人群为1.8亿人，其中4000万至4500万是盲人。全世界盲人患病率为0.7%，我国估计盲人患病率为0.5%～0.6%，盲人数约为670万人。

表13-1　低视力和盲的分级标准（WTO，1973）

| 视力损伤 | | 最佳矫正视力 | |
|---|---|---|---|
| 类别 | 级别 | 较好眼 | 较差眼 |
| 低视力 | 1级 | <0.3 | ≥0.1 |
| | 2级 | <0.1 | ≥0.05（指数/3m） |
| | 3级 | <0.05 | ≥0.02（指数/1m） |
| 盲 | 4级 | <0.02 | 光感 |
| | 5级 | 无光感 | |

根据1987年的我国残疾人抽样调查结果，国人致盲原因有以下几点。

（1）白内障是致盲的最主要原因之一，目前我国盲人中约有半数人致盲是由白内障引起的，每年新增白内障盲人约为40万。随着我国社会人口老龄化，这一数字还会增加。

（2）角膜病是引起角膜混浊而致盲的主要原因，以细菌性、病毒性、真菌性等感染性角膜炎多见。

（3）沙眼是最常见和可预防的致盲性眼病。

（4）由青光眼引起的视功能损伤是不可逆的，是我国主要致盲眼病之一。

（5）糖尿病性视网膜病变可引起多种眼部疾病，如角膜病、青光眼、视神经病变等，其中，糖尿病视网膜病变最常见，是导致视力下降和失明的主要原因之一。

（6）屈光不正、弱视、眼外伤等其他因素。

## 一、护理评估

### （一）健康史

了解患者的出生史和家族史；眼部原发疾病史；全身性疾病的情况；目前的视力状况，是否经过治疗及治疗效果。

### （二）身体状况

患者视力低下甚至不能独自行走，工作、生活自理能力下降，甚至丧失。可伴有听力障碍等。

### （三）心理—社会状况

由于现代社会多以视觉的标准构建，视力残疾人常因工作、生活自理能力下降及社交障碍，易产生个性心理反应，如孤僻、自卑、情绪不稳定、有依赖性等。

### （四）实验室及辅助检查

1.视力检查

视力检查是低视力患者检查中最基本也是最重要的检查，是反映低视力患者眼病严重程度的主要指标。

2.验光

验光应以检影验光为基础，以插片主觉验光为主。一般不主张用综合验光仪。

3.视野检查

视野检查是了解患者病变程度和提供低视力助视器的依据。

4.对比敏感度

低视力患者常伴有对比敏感度降低，检查此情况有助于验配助视器。

5.其他检查

色觉、光觉、B超以及视觉电生理等检查。

### （五）治疗要点

治疗基础疾病、使用合适的助视器及康复训练。

## 二、护理诊断及合作性问题

（1）感知改变：视力低下。与眼部病变有关。

（2）自理缺陷。与视力低下有关。

（3）知识缺乏。缺乏盲与低视力的防护意识和康复训练知识。

（4）自卑。与视力差，工作、社交障碍等因素有关。

## 三、护理目标

（1）患者视力得到提高或恢复。

（2）指导和协助低视力患者提高生活自理能力。

（3）通过健康教育使患者及家属获取盲与低视力的防护知识及康复训练知识。

（4）患者情绪稳定，对生活、工作有信心。

## 四、护理措施

### （一）提高视力治疗防护措施

（1）白内障是一种可治性盲，因此大力开展白内障复明手术，是我国防盲治盲工作中最优先考虑的问题。

（2）角膜移植术是治疗角膜病的有效手段。

（3）对于沙眼的防治，只要加强注意，沙眼是可防治的。

（4）积极开展青光眼的普查，早期发现，合理治疗，定期随访，大多数患者可以终生保持可用的视功能。

（5）由于糖尿病发病率的上升，糖尿病性视网膜病变的发病率也越来越高，应普及糖尿病的筛查，早期发现，早期治疗，严格控制血糖，以挽救视力。

### （二）提高自理能力

做好康复护理，向患者提供合适的助视器。光学性助视器是借助其光学性能来提高视力，常用的有望远镜、手持放大镜、立式放大镜等。非光学性助视器包括大号字体印刷品、照明改善、阅读支架电脑软件等。使其最大限度地利用残存的有用视力，提高患者的生活自理能力。

### （三）健康指导

指导低视力患者学会日常生活技巧，生活用品放置要固定，取放要方便，以提高生活自理能力；低视力残疾人的生活、居住环境应安全和无障碍物，以免受伤。1996年，国家卫生部、教育部、团中央、中国残联等12个部委联合发出通知，将爱眼日活动列为国家节日之一，并重新确定每年6月6日为“全国爱眼日”，向全国人民普及更多的爱眼、护眼知识。

### （四）减轻自卑

做好心理护理。视力丧失是情感上最难以接受的躯体障碍之一，涉及的心理和社会问题较多，对视力丧失者、整个家庭及其他相关人员都有影响。因此，应予以足够重视，和患者及家属多交流、多了解，耐心解释病情及治疗情况，倾听其心理感受，安慰和开导患者接受视力残疾的现实，向其提供有效的治疗和康复帮助。使其坚持进行低视力康复，树立生活自信心。

## 五、护理评价

（1）视力得到提高或恢复。

（2）低视力患者具有生活自理能力，甚至可以参加一定的社会工作。

（3）患者及家属获取盲与低视力的防护知识及康复训练知识。

（4）患者情绪稳定，对生活、工作有信心。

# 第十四章　眼科常见危急症的急救护理

## 第一节　视网膜中央动脉栓塞

### 一、概述

视网膜中央动脉栓塞（central retinal artery occlusion，CRAO）是指视网膜中央动脉或其分支阻塞。视网膜中央血管为终末血管，一旦阻塞，可引起视网膜组织缺血、视力下降，是眼科致盲的急症之一。此病多发生在伴有心血管疾病的老年人。发病者常有偏头痛、凝血功能障碍、炎性或感染性疾病、口服避孕药或外伤等诱因。

### 二、病情评估

主要症状和体征如下。

（1）视网膜中央动脉主干阻塞表现为一只眼突然发生无痛性完全失明，患眼瞳孔散大，直接光反射消失，间接光反射存在，眼底检查可见后极部视网膜混浊水肿，黄斑区可透见其深面的脉络膜橘红色反光，在周围灰白色水肿衬托下形成樱桃红斑。

（2）分支阻塞者则为视野某一区域突然出现遮挡，视网膜呈灰白色水肿，有时可见到栓塞部位。

### 三、急救护理

一旦确诊，应争分夺秒地恢复视网膜的血供，挽回视力，主要措施包括降低眼压、吸氧、使用血管扩张剂，1～2个月后出现虹膜新生血管时可进行广泛视网膜光凝术，同时积极治疗原发病，具体措施如下。

（1）立即给予血管扩张剂：吸入亚硝酸异戊酯或舌下含服硝酸甘油含片；球后注射妥拉苏林或罂粟碱，口服烟酸，静脉滴注普乐林等促使血管扩张。

（2）通过按摩眼球、前房穿刺放出部分房水、口服乙酰唑胺等方式降低眼压，扩张视网膜动脉。

（3）吸入含有95%氧和5%二氧化碳的混合气体，每小时10分钟，以增加脉络膜血管含氧量，缓解视网膜缺氧状态。

（4）做好生活护理，密切观察患者视力的恢复情况。

（5）积极防治如血液病、偏头痛、动脉粥样硬化、高血压、炎性或感染性疾病、巨细胞动脉炎等疾病。患以上疾病者定期到医院进行眼部检查，早发现，早治疗。

（6）加强安全防范意识，避免外伤，及时治疗眼眶肿瘤等眼部疾病，避免诱发本病。

（7）一般护理。

①注意休息，保持环境安静整洁。

②做好心理护理，避免情绪激动，预防并消除紧张情绪。

③饮食宜清淡、易消化，忌饮食过饱和油腻食物，忌烟酒。保持大便通畅，如便秘可用缓泻剂，避免排便过度用力或屏气发生意外。

④注意清洁面部卫生，保持面部干净整洁。

⑤遵医嘱按时点眼，按时换药，定期复查。

# 第二节　急性闭角型青光眼

## 一、概述

急性闭角型青光眼（acute angle closure glaucoma）是由于前房角突然关闭而引起眼压急剧升高的眼病，发病机制尚不十分明确。常伴有明显眼痛、视力下降、同侧偏头痛、恶心和呕吐等症状，如不及时恰当治疗，可能在短期内失明。

## 二、病情评估

### （一）主要症状

急性发作期起病急，前房角大部分或全部关闭，眼压突然升高。剧烈眼痛，视力突然下降，同侧偏头痛，眼眶胀痛，恶心，呕吐，甚至有体温增高、脉搏加快等症状。

### （二）体征

（1）球结膜充血、睫状充血或混合性充血，并有结膜水肿。

（2）角膜上皮水肿，呈雾状混浊，知觉消失，角膜后壁有棕色沉着物。

（3）前房极浅，可出现房水闪光，但较轻。因虹膜血管渗透性增加，血浆中的蛋白渗漏到房水中，开始时房水中无浮游细胞，以后可有棕色浮游物。

（4）虹膜水肿，隐窝消失，如高眼压持续时间长，可使1～2条放射状虹膜血管闭锁，造成相应区域的虹膜缺血性梗死，而出现虹膜扇形萎缩。从色素上皮释放的色素颗粒可沉着于角膜后壁、虹膜表面和睫状体表面。

（5）瞳孔半开大，呈竖椭圆形。这是由于高眼压使瞳孔括约肌麻痹，可有瞳孔后粘连，但一般不严重。

（6）晶状体前囊下可出现乳白色斑点状边界锐利的混浊，称为青光眼斑，常位于晶状体缝处，不发生于被虹膜覆盖的部位。青光眼斑为永久性混浊，以后被新的晶状体纤维覆盖，故可以从青光眼斑在晶状体中的深度估计急性发作后所经过的时间，有时淡而小的青光眼斑可以消退。

（7）眼压明显升高，多在50mmHg以上，甚至可达80mmHg或更高。

（8）房角关闭：前房角镜下可见虹膜周边部与小梁网相贴。如急性发作持续时间短，眼压下降后，房角尚可开放或有局限性粘连。如持续时间长，则形成永久性房角粘连。

（9）眼底：因角膜上皮水肿，常需滴甘油使角膜暂时清亮后才能看清眼底。视盘充血，有动脉搏动，视网膜静脉扩张，偶见少许视网膜出血。

## 三、急救护理

### （一）治疗原则

（1）以手术治疗为主，明确诊断后应及早手术。

（2）急性发作期，先用药物治疗，使房角开放、眼压下降，待炎性反应消退后再行手术。

### （二）常规治疗

（1）前驱期和间歇期早期行周边虹膜切除术可获根治。此手术可打破瞳孔阻滞，房水可通过切除区从后房流到前房，前后房压力平衡，虹膜不膨隆，房角加宽，不致发生关闭。可用氩激光、YAG激光或手术等方法行周边虹膜切除术。

（2）急性发作期积极抢救，尽快使房角开放，以免发生永久性房角粘连。高眼压时手术并发症多，效果差，应先用药物控制眼压，待充血炎症现象消退后再行手术。

为使眼压迅速下降，可同时使用多种药物。

①2%毛果芸香碱液。

②乙酰唑胺。

③甘油。

④2%利多卡因。

⑤20%甘露醇。

经以上处理，眼压多能降至正常，但仍需使用缩瞳剂，并根据眼压情况酌情用碳酸酐酶抑制剂或高渗剂。注意检查房角，如房角已大部分或全部开放，则可观察数日，待炎症消退后再做手术。如果房角仍关闭，则应及时手术。

### （三）手术治疗

在应用毛果芸香碱情况下，如眼压正常，房角开放或粘连1/3圆周，则行周围虹膜切除术。如眼压＞21mmHg，房角粘连已达2/3圆周，需行滤过性手术。

（1）慢性期根据眼压及房角情况选做滤过性手术或周边虹膜切除术。

（2）据报道临床前期53%～68%将会发生急性发作，故多数人主张行虹膜切除术，以期获得治愈，也可密切观察或用缩瞳剂。

（3）绝对期继续用缩瞳剂。如疼痛严重，可术后注射酒精，必要时摘除眼球。一般不行切开眼球的抗青光眼手术。

### （四）一般护理

（1）注意休息，保持环境安静整洁。

（2）做好心理护理，避免情绪激动，预防并消除紧张情绪。

（3）饮食宜清淡易消化，忌饮食过饱和油腻食物，忌烟酒。保持大便通畅，如便秘可用缓泻剂，避免排便过度用力或屏气发生意外。

（4）注意清洁面部卫生，保持面部干净整洁。

（5）遵医嘱按时点眼，按时换药，定期复查。

# 第三节 眼球穿通伤

## 一、概述

眼球穿通伤（eye through injury）是指遭受外界锐器刺伤或高速射出的异物碎屑穿破眼球壁而造成的组织损伤。这种损伤可引起眼内感染、眼球内容物脱出、球内异物和交感性眼炎，进而导致失明，必须积极抢救和正确处理。

## 二、病情评估

主要症状和体征如下。

（1）不同程度的视力下降。

（2）怕光、流泪或伴流热泪、疼痛等刺激症状。

（3）球结膜充血、睫状充血或混合充血或球结膜下局部积血。

（4）角膜、角膜缘或巩膜可见伤口。

（5）前房可变浅或消失，可伴有积血。

（6）瞳孔可变形、移位。

（7）伤口有眼内组织脱出或嵌顿。

（8）如伤及晶状体可引起外伤性白内障，甚至晶状体囊膜破裂。

（9）眼压降低。

## 三、急救护理

### （一）预防感染

先轻拭眼睑及周围皮肤，以生理盐水棉签清洁眼部但不可冲洗。如疑有污染，以1∶5000汞溶液或氧氰化汞溶液轻拭。在进行各项检查和妥善封闭伤口之后，结膜下注射抗生素，结膜囊内滴抗生素眼液，以纱布覆盖包扎。如伤口较大较深，伤口暴露较久，则需眼球内注射抗生素，全身足量应用抗生素，并注射破伤风抗毒素或类毒素等。

### （二）封闭伤口

妥善处理伤口，防止继发感染及眼内容物脱出、止血，使眼压恢复，保持各组织结构处于正常位置。

### （三）防止出血

损伤累及葡萄膜和视网膜时应注意预防出血。出血可采用西药和中药的各种止血剂，患者静卧，伤眼或双眼包扎，并加护眼罩，避免振动和压迫眼球。出血较多且吸收迟缓者，可行玻璃体切割术。

### （四）防止炎性反应

较重的穿通伤，特别是伤及葡萄膜者，应注意防止炎性反应，采用散瞳、局部及全身应用皮质激素，或内服水杨酸钠、阿司匹林或消炎痛等非甾体激素消炎剂及中药的清热祛风剂等。

### （五）早期玻璃体切除

严重的眼球穿通伤在第一次处理、封闭伤口的同时，如有必要应立即进行玻璃体切割术。在化脓性眼内炎或全眼球炎的早期，玻璃体切除结合眼球内注射抗生素有良好的治疗效果。

### （六）眼球贯穿伤的处理

眼球贯穿伤，即眼球双穿通伤或二次穿孔伤。在处理前部伤口的同时，也应对后部的伤口加以处理。后部伤口较小者，如需缝合，则可进行经玻璃体的透热术，凝结伤口周围的视网膜脉络膜。如后部伤口较大，或已有明显的视网膜脱离，则应缝合巩膜伤口，进行经巩膜的透热术或冷凝术或巩膜垫压术等。眼球贯穿伤应尽早行玻璃体切割术。

### （七）爆炸伤的处理

爆炸时除眼部受伤外，还有颅脑、内脏、肢体等多处外伤，首先应抢救生命。爆炸伤多为双眼，有多个伤口，或多个异物存留。治疗时特别注意预防感染。按受伤部位和程度，参照前述方法进行处理。

### （八）化脓性眼内炎的治疗

尽早进行玻璃体切除手术。

### （九）一般护理

（1）注意休息，保持环境安静整洁。

（2）做好心理护理，避免情绪激动，预防并消除紧张情绪。

（3）饮食宜清淡易消化，忌饮食过饱和油腻食物，忌烟酒。保持大便通畅，如便秘可用缓泻剂，避免排便过度用力或屏气发生意外。

（4）注意清洁面部卫生，保持面部干净整洁。

（5）遵医嘱按时点眼，按时换药，定期复查。

# 第四节　眼辐射性损伤

## 一、概述

眼辐射性损伤（eye radiation injury）包括红外线损伤、紫外线损伤、可见光损伤、离子辐射性损伤、微波损伤。辐射性损伤包括电磁波谱中各种辐射线造成的损害，如微波、红外线、可见光、紫外线、X线、γ射线等。中子或质子束照射也能引起这类损伤。

## 二、病情评估

主要症状和体征如下。

### （一）红外线损伤

玻璃加工和高温环境可产生大量红外线，对眼部的损伤主要是热作用。其中，短波红外线（波长800～1200nm）可被晶状体和虹膜吸收，造成白内障，称为玻璃工人白内障。

### （二）可见光损伤

热和光化学作用，对视力有不同程度的影响，严重者有中央暗点，视物变形，头痛。视力下降到0.01～0.08。头几天可见到中心凹黄白色点，几天后变成红点，有色素晕。2周后，出现小的红色板层裂孔，可位于中心凹或其旁边。通常3～6个月恢复，视力为0.5～0.8。视网膜的光损伤可由眼科检查仪器的强光源或手术显微镜引起。出现旁中央暗点，中心凹旁有黄白色深层病变，以后呈斑驳状，造影显示荧光增强。激光的机械性、热和光化学作用能引起视网膜炎症和瘢痕。

### （三）紫外线损伤

电焊、高原、雪地及水面反光可造成眼部紫外线损伤，又称为电光性眼炎或雪盲。紫外线对组织有化学作用，使蛋白质凝固变性，角膜上皮坏死脱落。一般在照射后3～8小时发作，有强烈的异物感，刺痛、畏光、流泪及睑痉挛，形成结膜混合充血，角膜上皮点状脱落。24小时后症状减轻或痊愈。

### （四）离子辐射性损伤

X线、γ线、中子或质子束可引起放射性白内障、放射性视网膜病变或视神经病变、角膜炎或虹膜睫状体炎等，应注意防护。暴露于离子辐射中会损伤视网膜血管，引起进行性的微血管病变，类似于糖尿病视网膜病变。无症状，或视力下降。检查可见神经纤维层梗死、视网膜出血、微动脉瘤、血管白鞘、毛细血管扩张和渗出、有无灌注区及新生血管形成。视力预后与黄斑病变有关。急性视神经病变也可引起视力丧失。

### （五）微波损伤

穿透性较强，可能引起白内障或视网膜出血。

## 三、急救护理

（1）发生电光性眼炎后，较简便的应急措施是用煮过而又冷却的人奶或鲜牛奶点眼，以止痛。开始时几分钟点一次；而后，随着症状的减轻，点人奶或牛奶的时间可适当地延长。

（2）还可用毛巾浸冷水敷眼，闭目休息。

（3）经过应急处理后，除了休息外，还要注意减少光的刺激，并尽量减少眼球转动和摩擦。一般经过1～2天即可痊愈。

（4）人奶与眼药水及眼药膏不能同时滴入，应稍有间隔，治疗期间应戴有色眼镜。

（5）电光性眼炎的关键是预防。电焊工要遵守操作规程，戴防护眼罩，大多数患者发病后1～3日痊愈，但不要多次或长时间被紫外线灼伤，以免引起慢性睑缘炎。

## 四、一般护理

（1）注意休息，保持环境安静整洁。

（2）做好心理护理，避免情绪激动，预防并消除紧张情绪。

（3）饮食宜清淡易消化，忌饮食过饱和油腻食物，忌烟酒。保持大便通畅，如便秘可用缓泻剂，避免排便过度用力或屏气发生意外。

（4）注意清洁面部卫生，保持面部干净整洁。

（5）遵医嘱按时点眼，按时换药，定期复查。

# 第五节　眼部化学性烧伤

## 一、概述

眼部化学性烧伤（eye chemical burns）是指在工作中眼部直接接触碱性、酸性或其他含有化学物质的气体、液体或固体所致眼组织的腐蚀性损害。

## 二、病情评估

主要症状和体征如下。

### （一）化学物眼部沉着和染色

可见化学物质沉着在眼睑皮肤、结膜、眼角膜、晶状体、玻璃体、视网膜等处。

### （二）化学物眼部刺激或灼伤

对皮肤产生刺激症状的化学物，也可造成角膜及结膜的损伤，如烟草、酒精、硫化氢等可造成结膜充血、乳头增生或结膜炎，也可致角膜上皮损伤。

### （三）化学物中毒所致的症状和体征

可造成眼晶状体浑浊及化学物沉着、葡萄膜及视网膜病变、视神经病变。除眼部症状外，同时会有全身及其他部位中毒症状。

## 三、急救护理

### （一）冲洗

应争分夺秒，清除化学物质，以减少其与眼部组织的接触，尽量减轻烧伤程度。一切化学烧伤应就地用净水清洗眼部，或将面部浸入水盆中，拉开双眼并不断摇动头部。用

25mg高锰酸钾加500mL生理盐水配成1：2浓度的冲洗剂，立即冲洗10～15分钟。每日换药时进行此项操作，直到坏死组织脱净。

### （二）结膜下注射自血及血清

结膜下注射自血及血清具有稀释毒物、分离组织、促进组织再生的作用，防止睑球粘连。

### （三）前房穿刺

一般认为，前房穿刺应在伤后1～2小时进行。前房穿刺不仅可排除有毒物质，新产生房水亦有消炎和营养作用，有助于受伤组织的修复。

### （四）结膜切开术

结膜放射状切开，结膜下略作分离和冲洗，达到释放化学物质及解毒、减张、改善角膜供血的目的。

### （五）结膜下中和注射

酸烧伤时可注射5%磺胺嘧啶钠溶液，每日1～12mL。碱烧伤可注射5%维生素C 2mL，连续3～4天。

### （六）抗炎预防感染

抗炎预防感染，但局部禁用皮质类固醇。

### （七）一般护理

（1）注意休息，保持环境安静整洁。

（2）做好心理护理，避免情绪激动，预防并消除紧张情绪。

（3）饮食宜清淡易消化，忌饮食过饱和油腻食物，忌烟酒。保持大便通畅，如便秘可用缓泻剂，避免排便过度用力或屏气发生意外。

（4）注意清洁面部卫生，保持面部干净整洁。

（5）遵医嘱按时点眼，按时换药，定期复查。

# 第六节　眼部热烧伤

## 一、概述

眼部热烧伤（eye burn）是指高温通过直接传导或辐射所引起的眼组织损伤，主要分为两大类：一类为火焰灼伤，另一类为接触灼伤。轻度火焰灼伤多发生在日常生活中，严重者可见于工农业生产事故或战时武器的灼伤。接触灼伤可由沸水、沸油、灼热的炉渣、烟头或熔红的铁屑、铅、玻璃等溅入眼内引起。眼部热烧伤的程度取决于热物体的大小、温度和接触时间的长短等。

## 二、病情评估

主要症状和体征如下。

（1）沸水、沸油的灼伤一般较轻。眼睑发生红斑、水疱，结膜充血水肿，角膜轻度混浊。

（2）热烧伤严重时，如铁水溅入眼内，可引起眼睑、结膜、角膜和巩膜的深度烧伤，组织坏死。

（3）组织愈合后可出现黑瘢痕性睑外翻、眼睑闭合不全、角膜瘢痕、睑球粘连，甚至眼球萎缩。

## 三、急救护理

急救护理的原则是防止感染，促进创面愈合，预防睑球粘连等并发症。

（1）对轻度热烧伤，局部点用散瞳剂及抗生素眼液。

（2）严重的热烧伤应除去坏死组织，处理方法大致同严重碱烧伤。

（3）有角膜坏死时，可进行羊膜移植，或带角膜上缘上皮的全角膜板层移植。

（4）晚期根据病情治疗并发症。治疗过程中注意严格无菌操作，预防感染。

（5）热敷时要勤更换热敷垫，避免造成眼部皮肤烫伤。使用抗生素眼药水或眼药膏预防感染，慎重使用皮质类固醇药物。

（6）准确诊断，严密观察角膜和巩膜的损伤程度，确定有效的治疗方案。

（7）伤后分泌物较多，要及时清除，保持患眼清洁、引流通畅。每次涂药前先用消炎眼药水点洗，禁用其他眼药膏，因眼药药膏易于创面粘贴分泌物，不能透过药层排出，不利创面分泌引流。

（8）切忌给患者包扎及对眼球施加任何压力性操作，以免妨碍分泌物通畅引流或造成受压后再度损伤。对于严重眼烧伤，早期应用抗生素包括全身用药。

（9）如发现角膜坏死而虹膜损伤不严重，待角膜坏死白斑化或瘢痕化后可考虑角膜移植手术。尤其应重视眼球伤后一系列并发症，如继发性青光眼、交叉性感染眼球破裂等。如无保守治疗的希望，则尽快手术切除为宜。

（10）一般护理。

①注意休息，保持环境安静整洁。

②做好心理护理，避免情绪激动，预防并消除紧张情绪。

③饮食宜清淡易消化，忌饮食过饱和油腻食物，忌烟酒。保持大便通畅，如便秘可用缓泻剂，避免排便过度用力或屏气发生意外。

④注意清洁面部卫生，保持面部干净整洁。

⑤遵医嘱按时点眼，按时换药，定期复查。

# 第七节　眼内炎

## 一、概述

眼内炎（endophthalmitis）为一种累及眼球内层、玻璃体、巩膜的炎症，多数眼内炎为细菌或真菌感染所致。细菌感染途径可以为外伤、手术造成的眼球伤口，也可以为血源性的（细菌经血流传播至眼内）。眼内炎的症状常常较重，主要有眼痛、充血、严重畏光和视力急剧下降。

## 二、病情评估

主要症状和体征如下。

### （一）眼痛

术后眼痛消失后重新出现眼痛。

### （二）视力下降

严重者可降到眼前手动。

### （三）结膜

球结膜充血、水肿，青光眼滤过手术后出现脓性分泌物，要检查青光眼滤过泡上是否也存在脓性分泌物。

### （四）角膜

早期常有角膜内皮基底膜皱褶、实质层水肿、角膜后可以有各种形态分泌物，脂状角膜后沉着物KP常提示丙酸菌（propioni bacterium）属感染。

### （五）前房

可见闪光和浮游细胞。浮游细胞多时形成前房积脓，毒性低的病原体形成的前房积脓较少，借助前房角镜才能发现。

### （六）晶状体

晶状体或人工晶体表面有渗出物沉积。

### （七）玻璃体

浸润玻璃体引起的混浊若能看到视网膜和血管，为轻度混浊。眼底红光反射消失为重度混浊。

## 三、急救护理

### （一）药物治疗

玻璃体内给药直接作用于病原体，是较好的给药途径。全身给药和球周给药后到达玻璃体内的剂量低，达不到有效抑菌浓度。玻璃体腔内给药要掌握抗生素浓度，避免视网膜中毒性反应。

### （二）玻璃体切除手术治疗

1.优点

清除病原体、毒性产物和炎性物质等，恢复玻璃体腔的透明。

2.缺点

炎性视网膜容易在玻璃体切除时形成裂孔，特别是玻璃体基底部。此时最好使用低负压高频率切除玻璃体。眼内炎玻璃体切割术后的视网膜脱离易发生玻璃体视网膜增殖性病变（PVR），增加手术的复杂性。对于视力在有光感以上者，没有必要采用玻璃体切割术；对于视力仅有光感者，早期玻璃体切除手术是有益的。

### （三）激素的联合使用

对于外源性细菌性眼内炎，提倡联合使用激素。细菌的毒性产物导致视网膜水肿、渗出、血管闭缩等炎性反应，激素使用可以减轻组织的炎性反应。最终起作用的仍是抗生素，但皮质激素有益于控制炎性反应。

### （四）一般护理

（1）注意休息，保持环境安静整洁。

（2）做好心理护理，避免情绪激动，预防并消除紧张情绪。

（3）饮食宜清淡易消化，忌饮食过饱和油腻食物，忌烟酒。保持大便通畅，如便秘可用缓泻剂，避免排便过度用力或屏气发生意外。

（4）注意清洁面部卫生，保持面部干净整洁。

（5）遵医嘱按时点眼，按时换药，定期复查。

# 第八节　绿脓杆菌性角膜溃疡

## 一、概述

绿脓杆菌性角膜溃疡（pyocyanus corneal ulcer）由绿脓杆菌（又称铜绿假单胞菌）感染引起的化脓性角膜炎，症状剧烈，发展迅速，可于24～48小时破坏整个角膜，数日内即可失明，必须及时抢救治疗。

## 二、病情评估

主要症状和体征如下。

（1）病情严重，发展迅速，眼部红肿、疼痛、流泪，视力障碍和大量黄绿色分泌物。

（2）有坏死组织形成后，表现为眼睑水肿及睫状体充血显著。

（3）随着疾病的继续发展和坏死组织的下段脱落，眼内压升高，向前作弧形膨出。

## 三、急救护理

（1）一旦怀疑本病，立即进行抗感染治疗。开始治疗越早，角膜组织破坏越少，视力恢复的希望就越大。

（2）药物治疗：以多黏菌素B或黏菌素最有效，庆大霉素次之。当细菌培养转为阴性后，为防止复发，还应持续用药1～2周。此外，需进行局部用药，包括用1%～3%阿托品滴眼液点眼或结膜下注射散瞳合剂使瞳孔充分散大，并用0.25%的醋酸液冲洗结膜囊。

（3）床边隔离，以免交叉感染。患者使用的药物和敷料必须与其他患者分开，医务人员在每次治疗前后也必须彻底洗手或戴手套。

（4）注意用眼卫生，不用手揉患眼，不挤压眼球。

（5）洗脸用具定期消毒。

（6）注意休息，避免过长时间阅读，适当限制使用手机、电脑等电子产品的时间。

（7）注意个人卫生，养成勤洗手、勤剪指甲的良好习惯。

（8）饮食调理：正常饮食，合理搭配，补充富含蛋白质的食物，多吃新鲜水果、蔬菜，补充富含维生素A、维生素B、维生素C的食物。避免辛辣刺激的食物，戒烟禁酒。

# 第九节　角膜溃疡穿孔

## 一、概述

角膜（cornea）是眼球最前面的一层透明膜，经常暴露在空气里，接触病菌机会多。常因异物等外伤，角膜异物剔除后损伤以及沙眼及其并发症，内翻倒睫刺伤角膜，细菌、病毒或真菌乘机而入，引起感染而发生角膜溃疡。角膜溃疡穿孔是角膜溃疡的并发症之一。此外，如结核引起的变态反应、维生素A缺乏、面瘫及眼睑瘢痕致眼睑闭合不全等均可引起角膜溃疡。

## 二、病情评估

主要症状和体征如下：

（1）初期，眼睛有明显的刺激症状：怕光、流泪、眼痛，角膜上出现灰白色小点或片状浸润；严重时，上述症状更加明显，睁不开眼，眼痛难忍，视力减退。球结膜呈紫红色出血，越靠近角膜越严重，角膜表面可见灰白色坏死组织脱落，形成溃疡。

（2）如果细菌毒性强，合并慢性泪囊炎或全身抵抗力减低时，溃疡向四周或深层蔓延，形成前房积脓，甚至引起角膜穿孔，使视力遭到严重的损坏。

（3）绿脓杆菌性角膜溃疡常在1～2天造成角膜穿孔，后果十分严重。

（4）霉菌性角膜溃疡开始症状较轻，溃疡面不规则，呈灰白色，前房常有积脓现象。

## 三、急救护理

（1）消除诱因，及时处理和治疗眼部疾病。控制感染，针对致病微生物使用抗生素；散瞳；热敷；应用皮质类固醇；包扎；支持疗法可应用多种维生素。

（2）角膜烧灼发热。

（3）胶原酶抑制剂的应用。

（4）手术：小结膜瓣遮盖术，羊膜移植，干细胞移植，治疗性角膜移植术，医用黏合剂的应用。角膜移植手术分两类，即穿透性角膜移植和板层角膜移植手术。

（5）多进食富含维生素A的食物，如动物的肝脏、胡萝卜等，以改善角膜营养，促进炎症吸收，从而促使角膜溃疡愈合。

（6）注意眼部卫生，不用脏手或脏手绢擦眼，预防沙眼和红眼病。患有结膜炎、沙眼、睑内翻倒睫、慢性泪囊炎者，应及早治疗。

（7）点眼药水时，切忌使瓶口接触眼睑，以防细菌侵入，造成感染，引起角膜溃疡。

# 第十节 眼部异物

## 一、概述

眼部异物（eye foreign bodies）是指由于异物黏附在眼球表面或存留于眼球内、眼眶内所致的眼病。眼部异物分为球表面异物、球内异物、眶内异物。眼部异物可用蘸生理盐水的湿棉签直接拭去，原则上任何性质的球内异物都要取出。

## 二、病情评估

主要症状和体征如下。

### （一）眼球表面异物

有不同程度的异物感，或有疼痛、畏光、流泪等刺激症状。

### （二）球内异物

有穿孔性眼外伤的一系列症状与体征。

### （三）眶内异物

多可见眼睑皮肤或眼球有穿通伤。

## 三、急救护理

### （一）眼球表面异物

1.结膜异物

可用蘸生理盐水的湿棉签直接拭去，多而细的异物可先用生理盐水冲洗结膜囊，再拭去。

2.角膜异物

表面异物可用蘸生理盐水的湿棉签轻轻地揩除。若患者不配合或异物较深者，应先滴表面麻醉剂，然后用注射针头或异物刀取出。

### （二）球内异物

原则上任何性质的球内异物都要取出，但对于化学性质稳定的异物，如玻璃等，无并发症且视力较好者，可以先观察。

1.前房及虹膜异物

多经角膜缘切口取出。术前缩瞳，以免术中虹膜脱出；术后球结膜下注射抗生素，散瞳包扎。

2.晶状体异物

一般认为若晶状体尚透明，视力尚好，又非磁性异物，可不必急于取出；如晶状体明显混浊，可在摘除晶状体时取出异物。

3.玻璃体和球壁异物

可采取后位法，在正对异物所在的巩膜部位做一切口，取出异物，再行巩膜外冷凝加硅胶垫压，以防止视网膜脱离。对于玻璃体非磁性异物及磁性异物有包裹者，用玻璃体切割术取出异物。

### （三）眶内异物

一般无须取出。因异物在眶内多被有机化合物包裹，不会引起不良后果，只要不影响视力且无疼痛，可不取出。

但有下述情况者，应行手术取出。

（1）异物过大，以致压迫视神经，影响视力功能者。

（2）异物压迫三叉神经分支，引起疼痛者。

（3）异物过大，致使眼球移位或妨碍眼球运动者。

（4）异物引起眶内组织炎症者。

（5）眼球功能已严重受损，异物大，患者坚决要求手术者。

### （四）一般护理

（1）注意休息，保持环境安静整洁。

（2）做好心理护理，避免情绪激动，预防并消除紧张情绪。

（3）饮食宜清淡易消化，忌饮食过饱和油腻食物，忌烟酒。保持大便通畅，如便秘可用缓泻剂，避免排便过度用力或屏气发生意外。

（4）注意清洁面部卫生，保持面部干净整洁。

（5）遵医嘱，按时点眼，按时换药，定期复查。

# 第十一节　眼眶蜂窝织炎

## 一、概述

眼眶蜂窝织炎（orbital cellulitis）是眼眶软组织急性感染，表现为眼部胀痛、眼睑肿胀、结膜充血水肿、眼球活动受限、眼球突出等，多由眼眶周围外伤、鼻旁窦炎、泪囊炎、眼睑和面部疖肿等引起。

## 二、病情评估

主要症状和体征如下。

（1）患者眼部胀痛，有时眼部剧痛，患者视力减退，严重者可失明。

（2）眼部肿胀，充血明显，如形成较大的脓腔，触诊时有波动感。

（3）结膜充血水肿，严重者水肿结膜可以突出睑裂之外。

（4）眼球活动受限，严重者眼球可以不动。

（5）眼球不同程度突出或移位。

（6）全身症状病情严重时可有全身中毒症状，如发热、恶心、呕吐等，提示病情危急。

## 三、急救护理

（1）药物治疗。全身应用大量广谱抗生素，积极控制炎症。眼部使用抗生素点眼。

（2）手术治疗。眼部影像学检查发现有明确脓肿形成时可行切开排脓术，并置入引流条，同时将脓液做细菌培养，并做药敏实验，以进一步指导抗生素的应用。

（3）生活有规律，劳逸结合，平常积极参与体育锻炼，提高机体抵抗力。

（4）避免过度用眼，并注意用眼卫生。

（5）饮食调理：宜进食营养丰富、易消化、清淡的食物，多吃水果、蔬菜，少吃煎炸、烧烤食物，不吸烟，不饮酒。

# 第十五章　妇科诊疗技术的护理配合

## 第一节　阴道镜检查的护理配合

### 一、概述

阴道镜检查是妇科的一种辅助检查方法，其原理是利用阴道镜将观察部位上皮放大10～40倍，观察肉眼难以发现的上皮和血管微小病变（异型上皮、异型血管和早期癌前病变），为定位活检提供可靠的病变部位，从而提高诊断的准确率，对宫颈癌和癌前病变的早期发现、早期诊断有一定临床意义。由于阴道镜检查具有操作比较简便、可提供较为可靠的活检部位及通过摄片以留存资料等优点，目前已经成为妇科防癌检查的常用手段之一。

#### （一）适应证与相对禁忌证

1.适应证

（1）宫颈细胞学检查巴氏Ⅱ级以上者或TBS提示上皮细胞异常或持续阴道分泌物异常。

（2）可疑恶性病变或宫颈炎长期治疗无效，指导性活检以明确诊断。

（3）有接触性出血，肉眼观察宫颈无明显病变，观察肉眼难以确定病变组织的细微外形结构。

（4）宫颈锥切前确定病变范围。

（5）阴道腺病、阴道恶性肿瘤的诊断。

2.相对禁忌证

（1）生殖道急性炎症。

（2）大量阴道流血。

（3）已确诊宫颈恶性肿瘤。

### （二）阴道镜的主要构造及检查常用制剂的配置

阴道镜的基本结构包括放大镜、支架和电源三部分。其中，放大镜可调节的放大倍数为10～40倍，配有红绿双色滤光片，红色滤光片背景呈红色，适于观察血管形态，使用绿色滤光片观察时光线柔和；双目目镜可在50～80mm调节距离，镜头可通过操纵手柄完成俯仰。支架的底座安装有4个轮子，可向前后、左右方向移动，同时可使阴道镜镜头上下升降。光源为冷光源，因此，即使阴道镜镜头距离检查部位很近，也不至于使局部组织发热。

阴道镜检查时，为便于观察局部组织的细微结构，以及区分正常与可疑病变组织，常采用3%的醋酸溶液和复方碘溶液涂抹于宫颈表面。对于尖锐湿疣等赘生物，也可采用40%三氯醋酸涂抹局部治疗。3%醋酸溶液是由30mL醋酸及100mL蒸馏水配制而成的，复方碘溶液是由1g碘、2g碘化钾及100mL蒸馏水配制而成的；为了保证检查及治疗的效果，检查所需制剂配制后应放在棕色瓶子里密闭保存，一般不超过7天。

## 二、实施方案

### （一）护理评估

（1）受检者月经史、生育史、生殖道炎症病史、临床诊断及治疗经过，有无接触性阴道流血及宫颈阴道细胞学检查等。

（2）受检者外阴、阴道及宫颈有无赘生物、充血、可疑癌性病变等，阴道分泌物的量、颜色及性状等。

（3）受检者的心理状况。

### （二）护理计划

1.护士准备

洗手，戴口罩，熟悉阴道镜检查的过程，向受检者讲解阴道镜检查的目的、方法及可能出现的不适症状。检查阴道镜及配套器械及消毒日期。配制碘溶液，并将其保存于棕色瓶子中。

2.受检者准备

检查前2天内有无性交，阴道或宫颈上药及阴道检查等。受检者排空膀胱。

3.用物准备

阴道镜、一次性阴道窥器、弯盘、长镊子、卵圆钳2把、棉球及棉签若干、3%醋酸溶液、复方碘溶液、一次性会阴垫巾、无菌手套2副。

4.环境准备

室温适宜，空气清洁，屏风遮挡，保护受检者隐私。

### （三）护理配合

（1）核对受检者姓名，协助其取膀胱截石位，在其臀下垫一次性会阴垫巾。

（2）戴手套，递未涂任何润滑剂的阴道窥器暴露宫颈，递夹持棉球的卵圆钳或长镊子拭去宫颈分泌物。开启光源开关，医生进行直接观察。

（3）递蘸取3%醋酸溶液的棉签涂抹宫颈表面，仔细观察阴道镜图像，柱状上皮迅速水肿并变白，呈葡萄串状，鳞状上皮无此改变，若超过5分钟尚需继续观察，可再次涂抹醋酸溶液。

（4）递蘸取碘溶液的棉签涂抹宫颈表面，详细观察可疑病变部位，正常宫颈或阴道的鳞状上皮可被染色呈棕褐色或黑褐色（碘试验阴性），宫颈管柱状上皮或覆盖糜烂面的柱状上皮不着色（碘试验阳性）。

（5）检查结束后，协助受检者穿好衣服，告知其术后适当休息，禁止盆浴、游泳及性生活1周；若进行宫颈活组织检查，禁止盆浴、游泳及性生活1个月，及时领取病理检查报告并反馈给医生。

（6）整理用物，洗手并记录。

### （四）护理评价

（1）物品准备齐全，碘溶液及醋酸溶液浓度符合要求，作用效果好。

（2）在检查操作过程中与受检者及时沟通，消除其紧张焦虑的心理。

（3）受检者能复述检查术后注意事项。

# 第二节　宫腔镜检查的护理配合

## 一、概述

宫腔镜的发展已有百余年历史，但直到1982年第一次国际宫腔镜会议的召开，才使宫腔镜在世界范围内的应用得到了快速发展。宫腔镜是光学内镜的一种，主要用于宫腔及宫颈管疾病的诊断和治疗，其原理是采用膨宫剂扩张子宫腔，利用光学系统扩大观察视野并放大局部组织结构，便于医生通过窥镜观察宫颈管、宫颈内口、子宫内膜及输卵管开口，确定病灶的部位、大小、外观和范围，对病灶表面的组织结构进行比较细致的观察，并针对病变组织直接取材。

## （一）适应证与禁忌证

1.适应证

（1）异常子宫出血及宫腔粘连。

（2）可疑宫腔内占位性病变。

（3）查找不孕症及习惯性流产的宫内及宫颈因素。

（4）可疑子宫畸形，如单角子宫、子宫纵隔等。

（5）宫内节育器的定位及取出。

（6）评估药物对子宫内膜的影响。

（7）经宫腔镜放置输卵管镜检查输卵管。

2.禁忌证

（1）严重心、肝、肺、肾功能不全患者。

（2）近期有子宫穿孔或子宫手术史者。

（3）血液系统疾病患者。

（4）急性生殖道炎症未愈或体温≥37.5℃，暂缓检查或治疗。

## （二）宫腔镜的主要构造及类型

宫腔镜的构造比较复杂，主要由镜体、光导纤维和光源三部分组成。镜体的主要组成部分包括鞘套、窥镜、闭孔器和附件。其中鞘套分为前端、镜杆和后端三部分，其作用是使窥镜顺利进入宫腔，放置检查或手术器械，同时膨宫剂可经鞘套与窥镜间的腔隙进入宫腔；窥镜也称光学视管，由接物镜、中间镜和接目镜等多组放大镜组成，其作用是扩大视野范围并放大组织结构，便于直接观察；闭孔器是一前端钝圆的实心不锈钢杆，宫腔镜检查时，先将闭孔器插入鞘套内，然后置入宫腔，其作用是避免边缘锐利的鞘套损伤子宫内膜，也可防止窥镜镜片在放置过程中的损坏；附件包括活检钳、异物钳、微型剪、吸管、导管、标尺、电凝电极、套圈切割器等，医生利用相关附件在宫腔内进行诊治操作。

宫腔镜可分为两大类，即软管型宫腔镜和硬管型宫腔镜，后者又根据镜体前端形态而分为直管型宫腔镜和弯管型宫腔镜，临床上以直管型宫腔镜应用较多。此外，根据宫腔镜观察的视野范围，可将其分为全景式宫腔镜、接触式宫腔镜及纤维宫腔阴道镜；根据宫腔镜的应用性能，可将其分为检查性宫腔镜和手术性宫腔镜。

### （三）膨宫方法及膨宫介质

膨宫技术是宫腔镜诊治中的关键环节，如果膨宫效果不好，那么便难以达到理想的诊治效果。膨宫方法可分为气体膨宫法、液体膨宫法和机械膨宫法三大类，目前临床上应用较多的是气体膨宫法和液体膨宫法。不同的膨宫法所采用的膨宫介质不同。气体膨宫法的介质主要是二氧化碳（$CO_2$），其优点是不易燃爆且溶解度高，目前$CO_2$是临床最常用的膨宫气体；液体膨宫法的介质可分为低渗液体、等渗液体及高渗液体三种，临床常用的低渗液体及等渗液体有蒸馏水、生理盐水或5%葡萄糖，主要作为检查性宫腔镜的膨宫剂；高渗液体具有黏稠度高、不易与血和黏液混合的优点，膨宫效果好，其缺点是价格昂贵。此外，其黏稠度高而推注困难，临床常用的高渗液体有Hyskon液、25%～50%葡萄糖及复方羧甲基纤维素溶液等，主要用于治疗性宫腔镜。

### （四）宫腔镜检查的适宜时间及并发症

1.宫腔镜检查的适宜时间

宫腔镜检查一般以月经干净后5天为宜，此时子宫内膜处于增生早期，宫腔内病变易暴露，观察效果比较理想。对于阴道不规则出血的患者，若必须进行检查，应给予抗生素预防感染。

2.宫腔镜检查的并发症

宫腔镜检查技术熟练，较少发生并发症。临床上宫腔镜检查的并发症如下。

（1）过度牵拉和扩张宫颈导致的宫颈损伤或出血。

（2）膨宫液过度吸收而进入血液。

（3）无菌观念不强，器械与敷料消毒不严，或患者自身生殖道炎症未愈而引起的感染。

（4）$CO_2$引起的气栓、肩痛或腹胀等。

（5）由于扩张宫颈和膨胀宫腔所致的迷走神经综合征。

（6）变态反应。

## 二、实施方案

### （一）护理评估

（1）患者具有宫腔镜检查的适应证，如子宫异常出血、不孕不育、闭经、习惯性流产、可疑宫内占位性病变及宫内节育器移位等。

（2）既往病史、孕产史、子宫手术史及末次月经日期等，妇科检查无生殖道急性炎症，测量血压、呼吸、脉搏、体温等生命体征正常。

（3）盆腔超声检查、血常规、凝血功能、肝功能、尿常规、心电图及生殖道细胞学检查等结果。

（4）患者的心理状况、家庭及社会支持系统。

## （二）护理计划

1.护士准备

洗手，戴口罩，检查宫腔镜设备、用物及消毒日期，向患者讲解宫腔镜检查的目的及主要过程，测患者当日体温<37.5℃。

2.患者准备

体温检测，排空膀胱，签知情同意书，积极配合检查。

3.用物准备

5%葡萄糖溶液2000～3000mL，50mL注射器，输液器，输液胶贴，橡胶单，消毒宫腔镜，宫腔镜手术包（卵圆钳2把、弯盘2个、纱球4个、纱布4块、棉球6个、4～8号宫颈扩张器各1根、阴道窥器2个、子宫刮匙、活检钳、子宫探针、宫颈钳、敷料钳4把、会阴垫巾、无菌单），0.5%及0.05%碘伏，地塞米松5mg，污物桶，装有固定液的标本瓶4个，坐凳，立灯等。

4.环境准备

空气消毒，室温26～28℃，屏风遮挡，保护患者隐私。

## （三）护理配合

（1）核对患者姓名，协助其取膀胱截石位。摆放好坐凳、立灯及污物桶。

（2）配合麻醉师给予静脉麻醉，保持静脉输液通畅。递夹持0.5%碘伏纱球的卵圆钳消毒会阴，递夹持0.05%碘伏纱球的卵圆钳及阴道窥器，消毒阴道及宫颈，协助铺无菌单。

（3）连接好宫腔镜电源及膨宫液体泵，排空膨宫液体输入管内空气，协助检查并调节宫腔镜摄像系统。

（4）更换阴道窥器暴露宫颈，递夹持0.05%碘伏棉球的卵圆钳再次消毒宫颈及阴道。递宫颈钳夹持宫颈前唇，递子宫探针探查宫腔深度，自小号开始依次递宫颈扩张器扩张宫颈至宫腔镜鞘套能进入宫腔。

（5）递宫腔镜鞘套进入宫腔，取回闭合器，递宫腔镜体进入宫腔，打开膨宫液管道开关，向宫腔内注入5%葡萄糖溶液，根据医嘱，调整溶液流量和宫腔内压力，医生转动镜体，按顺序检查至满意。

（6）递活检钳钳夹可疑病变组织，将取出的病变组织遵医嘱放入标本瓶中并做好标记。

（7）检查结束后，取回活检钳及宫腔镜，递夹持0.05%碘伏棉球的卵圆钳消毒宫颈及阴道，清点器械及敷料数量，取出宫颈钳及阴道窥器。

（8）询问患者有无腹痛或特殊不适，送其到观察室卧床休息1小时，测量并记录其血压、心率、呼吸及脉搏等，记录液体出入量。告知其术后2小时后可饮水进食，术后1周内可有少量阴道流血，无须处理。术后保持外阴清洁，禁止性生活及盆浴2周。

（9）及时送检标本，并告知患者取结果的时间。

### （四）护理评价

（1）医生对护士操作配合满意，检查过程顺利。

（2）患者检查术后无腹痛及明显不适。

（3）患者能复述术后注意事项，明确领取检查结果的时间，及时将结果反馈给医生。

# 第三节　腹腔镜检查的护理配合

## 一、概述

腹腔镜是内镜的一种，医生利用腹腔镜观察盆、腹腔内脏器的形态及其病变，必要时，取活组织行病理学检查并开展相应手术治疗。20世纪60年代，腹腔镜开始在我国妇科领域应用；20世纪80年代中期，随着微型摄像头和高分辨率监视器的出现，电视腹腔镜得到了广泛认可；20世纪90年代后，腹腔镜技术得到了快速发展，腹腔镜手术器械和方法不断更新，许多医院的妇产科不仅开展了腹腔镜的诊断性检查，而且开展了腹腔镜镜下手术。目前腹腔镜已经成为临床妇产科应用较为广泛的一种诊治技术。

### （一）适应证和禁忌证

1.适应证

（1）子宫内膜异位症、异位妊娠及内生殖器畸形的诊断。

（2）多囊卵巢综合征及卵巢早衰的诊断。

（3）病因不明的盆腔疼痛的鉴别诊断。

（4）病因不明的少量腹腔内出血或腹水的检查。

（5）原发性或继发性不孕及不育的检查。

（6）开腹手术指征不明确的盆腔肿块性质、部位的鉴别诊断。

（7）盆腔恶性肿瘤二次探查的疗效评估及绝育后复孕手术术前评估。

（8）子宫穿孔、宫内节育器腹腔内移位的检查。

2.禁忌证

（1）严重心血管疾病及呼吸系统疾病，不能耐受麻醉者。

（2）盆腹腔肿块过大，超过脐水平者。

（3）膈疝、腹壁疝及腹股沟疝者。

（4）腹腔内广泛粘连者。

（5）弥漫性腹膜炎或腹腔内大出血者。

（6）凝血系统功能障碍者。

### （二）腹腔镜检查的并发症及预防

1.腹膜外气腹

气腹是由于气腹针未进入腹腔，仅达腹膜前间隙，充气时，气体进入并积聚于此，将腹膜与腹肌分离所致。选择脐轮下缘穿刺，穿刺后确认气腹针进入腹腔，可预防腹膜外气腹的发生。

2.大网膜气肿

大网膜气肿是由于气腹针穿刺进入大网膜，充气后所致。避免大网膜气肿应注意观察充气压力是否升高，若压力升高，可将气腹针向外拔出少许，轻轻摇动腹壁，使大网膜自针头脱落。

3.皮下气肿

皮下气肿是由于气腹针未进入腹腔，或气腹压力过高，或二氧化碳气体渗漏至皮下所致。为避免皮下气肿的发生，应确认气腹针进入腹腔，同时尽量缩短检查时间。

4.气体栓塞

栓塞是二氧化碳误注入血管或肝内所致。操作者应在连接充气装置前，用注射器抽吸无血液，以免误将二氧化碳注入血管。

5.血管损伤

主要是由于套管针造成腹壁、腹膜后及检查部位血管损伤。可采取的预防措施如下：

（1）插入气腹针及第一个套管针时，手术台保持水平位，进针方向与腹壁呈45°。

（2）气腹充气适当。

（3）避免动作粗暴，切忌过度用力。

（4）助手可用布巾钳提拉腹壁，以增大腹腔内空间。

6.脏器损伤

脏器损伤主要是操作不当或技术不熟练所致。可造成膀胱、肠管及子宫损伤。科学规范操作、动作轻柔、技术熟练常可避免其发生。

## 二、实施方案

### （一）护理评估

（1）患者具有应用腹腔镜检查的适应证，排除严重的心肺功能不全、血液系统疾病等禁忌证。

（2）患者既往史、孕产史、手术史等，测量其主要生命体征，如血压、呼吸、脉搏及体温等，核对末次月经日期。

（3）妇科检查、盆腔超声检查、血常规、凝血功能、肝功能、尿常规、心电图等检查结果符合腹腔镜检查的要求。

（4）患者的心理状况、家庭与社会支持系统等。

### （二）护理计划

1.护士准备

由器械护士及巡回护士组成。洗手，戴口罩，穿手术衣。向患者讲解腹腔镜检查的目的、主要过程及术前准备内容。术前1天用0.02%碘伏冲洗患者阴道，清洁腹部及会阴皮肤，尤其注意清洁脐孔，按腹部手术备皮。检查腹腔镜检查所需设备及器械，查看消毒日期。

2.患者准备

了解自身病情，以及腹腔镜检查的目的、局限性及风险性，做好心理准备，签知情同意书。术前1日改为无渣半流食，上午饮用番泻叶水以清洁肠道，直至排出3次大便。术前日晚8时后禁食水，排空膀胱。

3.用物准备

腹腔镜、自动$CO_2$气腹机、$CO_2$钢瓶、$CO_2$气体输出管道、气腹针、套管鞘及针芯、举宫器、摄像头、导光光缆、夹持钳、阴道拉钩、宫颈钳、子宫探针、无菌三角套1副、妇科盆腔手术包、14F气囊导尿管1根、10mL注射器2个、输液器2个、0.05%碘伏、0.5%碘伏、75%乙醇、输液胶贴、麻醉药品、抢救药品等。

4.环境准备

在手术室进行。

### （三）护理配合

（1）核对患者的姓名及床号，协助其取平卧位。

（2）配合麻醉师实施全身麻醉。维持静脉输液通畅。

（3）递夹持0.05%碘伏纱球的海绵钳消毒外阴及阴道。更换海绵钳，分别递0.5%碘伏与75%乙醇棉球消毒腹部皮肤。将患者双下肢套上三角套，协助铺无菌巾及腹单，递14F气囊导尿管，留置导尿。

（4）配合医生连接好气腹机，检查并调节腹腔镜摄像系统和$CO_2$气腹系统。

（5）递阴道拉钩暴露宫颈，递宫颈钳夹持宫颈前唇，递夹持0.05%碘伏纱球的海绵钳消毒宫颈，递宫腔探针探查子宫腔深度，递举宫器置入宫腔。

（6）递0.5%碘伏与75%乙醇棉球再次消毒脐及脐周皮肤，递布巾钳2把钳夹并提拉皮肤，递手术刀、小弯钳及纱垫各1个，切开并止血。

（7）递气腹针刺入腹腔，连接$CO_2$气体管道，向腹腔内注入气体。当充气达1L时，调整手术床为头低臀高20° 仰卧体位，检查患者肩托确实起到支撑与固定作用。

（8）取回气腹针，递穿刺套管针插入腹腔，取回布巾钳及针芯，递腹腔镜镜头，连接光源、光缆和微型摄像头，套上消毒的透明塑料薄膜套。

（9）配合医生移动举宫器检查盆腔和腹腔。注意观察患者生命体征的变化，发现异常立即报告医生处理。

（10）检查结束后，清点手术器械，取回穿刺套管及腹腔镜。递夹持75%乙醇棉球的海绵钳消毒皮肤，递有齿镊、持针器、角针及1号丝线缝合皮肤。递纱布覆盖切口，胶布固定。

（11）唤醒患者，送其回病房卧床休息，测量并记录其体温、血压、心率、呼吸及脉搏等，记录液体出入量。告知其术后4小时可饮水、进流质饮食，并离床轻微活动；排气后，可进半流质食物；第2日可进半流质食物或普通饮食，并向其说明由于腹腔内有气体残留，可能出现肩痛及上肢不适等症状，无须特殊处理，可自行缓解。

（12）遵医嘱给予抗生素预防感染，如有发热、出血、腹痛等症状应及时处理。

### （四）护理评价

（1）医生对护士操作配合满意，操作过程顺利。

（2）在操作过程中充分体现人文关怀。

（3）患者检查后无明显不适，无感染发生。

# 第四节　生殖道细胞学检查的护理配合

## 一、概述

女性生殖道细胞一般是指阴道、宫颈管、子宫与输卵管的上皮细胞。临床上通过生殖道细胞学检查来观察女性生殖道脱落的上皮细胞（以阴道上段和宫颈阴道部的上皮细胞为主）形态，了解其生理和病理变化，早期诊断肉眼不易发现的生殖器官恶性肿瘤及测定女性激素水平。由于阴道脱落细胞受卵巢激素的影响而呈周期性变化，所以阴道上皮细胞检查既可以反映体内激素水平，又可以作为宫颈疾病初步筛选的依据，但确诊需进行组织学病理检查。

### （一）适应证及禁忌证

1.适应证

（1）30岁以上女性每年1次的健康检查，其中妇科检查包括早期宫颈癌的筛查。

（2）闭经、功能失调性子宫出血、性早熟等患者进行卵巢功能检查。

（3）可疑宫颈管恶性病变或宫颈炎症需排除组织恶变者。

2.禁忌证

生殖器官急性炎症及月经期。

### （二）宫颈（或阴道）细胞学检查及染色方法

生殖道细胞学检查的方法有阴道涂片、宫颈刮片、宫颈管涂片和宫腔吸片，其中前三种方法比较常用。阴道涂片的主要目的是了解卵巢及胎盘功能；宫颈刮片与宫颈管涂片是筛查早期宫颈癌的重要方法；若怀疑宫腔内有恶性病变时，可采用宫腔吸片。临床上常采用的细胞学染色方法为巴氏染色法，它既可用于检查雌激素水平，也可用于癌细胞的筛查。

### （三）宫颈（或阴道）细胞学诊断的报告形式及诊断内容

宫颈（或阴道）细胞学诊断主要有分级诊断与描述性诊断两类，目前我国多数医院仍采用巴氏五级分类法。

1.巴氏五级分类法阴道细胞学诊断标准的主要内容

（1）巴氏Ⅰ级，正常。

（2）巴氏Ⅱ级，炎症，临床上又分为ⅡA及ⅡB。

（3）巴氏Ⅲ级，可疑癌。

（4）巴氏Ⅳ级，高度可疑癌。

（5）巴氏Ⅴ级，癌。具有典型的多量癌细胞。

2.巴氏五级分类法存在一定不足

（1）Ⅰ～Ⅳ级的区别并无严格的客观标准，主观因素较多。

（2）癌前病变无明确规定，可疑癌是指可疑浸润癌还是CIN、指向不明确。

（3）将不典型细胞全部作为良性细胞学改变欠妥。

（4）未能与组织病理学诊断名词相对应。

3.TBS分类法及其描述性诊断的主要内容

1988年，美国制定了阴道TBS命名系统，1991年，被国际癌症协会正式采用。主要内容如下。

（1）感染。

（2）反应性细胞的改变。

（3）鳞状上皮细胞异常。

（4）腺上皮细胞异常。

（5）其他恶性肿瘤。

## 二、实施方案

### （一）护理评估

（1）受检者月经史、婚育史、既往疾病史及末次月经日期。

（2）生殖道细胞学检查的目的。受检者无生殖道急性炎症，检查前2天内无性生活、阴道检查、阴道冲洗及阴道或宫颈上药。

（3）受检者的心理状况。

### （二）护理计划

1.护士准备

洗手，熟悉生殖细胞学的检查方法，向受检者说明阴道（或宫颈）涂片的目的，告知其生殖道细胞学检查方法，减轻其心理负担。

2.受检者准备

检查前2天内无性交、阴道检查、阴道冲洗或放置药物，排空膀胱。

3.用物准备

一次性阴道窥器、宫颈刮片（木质小刮板）或宫颈取样刷2个、无菌干棉签及干棉球若干个、消毒大镊子2把、0.9%氯化钠溶液、干燥载玻片2张、装有固定液（95%乙醇）和细胞保存液标本瓶各1个。

4.环境准备

调节室温，空气清洁，屏风或窗帘遮挡，注意保护受检者隐私。

### （三）护理配合

（1）核对受检者姓名，协助其取膀胱截石位。

（2）取材。

①阴道涂片。受检者为已婚妇女，递未涂润滑油的阴道窥器扩张阴道，递无菌干棉签刮取阴道浅层细胞，递载玻片涂抹标本，将其放置于95%乙醇溶液中固定；受检者为未婚妇女，递湿润的生理盐水棉签卷取阴道上皮细胞，递载玻片涂抹标本，将其放置于95%乙醇溶液中固定。

②宫颈刮片。递未涂润滑油的阴道窥器扩张阴道，暴露宫颈，递夹持无菌干棉球的大镊子拭去宫颈表面的分泌物，递木质小刮板，以宫颈外口为圆心刮取细胞，递载玻片涂抹标本，将其放置于95%乙醇溶液中固定。

③宫颈管涂片。递未涂润滑油的阴道窥器扩张阴道，暴露宫颈，递夹持无菌干棉球的大镊子拭去宫颈表面的分泌物，递宫颈取样刷在宫颈管内旋转取样，将取样刷放置在细胞保存液标本瓶内并做好标记。

（3）取材过程中，安慰和鼓励受检者，分散其注意力，减轻其不适感。

（4）取材完毕，及时送检标本。嘱受检者及时取检查报告并将其反馈给医生。

（5）整理用物，洗手并记录。

### （四）护理评价

（1）熟悉操作过程，传递用物准确及时。

（2）生殖道细胞取材顺利，满足制片及诊断要求。

（3）受检者无特殊不适感。

# 第五节　宫颈活组织检查的护理配合

## 一、概述

宫颈活组织检查简称宫颈活检，是自宫颈病变处或可疑病变处取小块组织做病理学检查。绝大多数宫颈活检可作为临床诊断的最可靠依据。常用的取材方法有局部活组织检查和诊断性宫颈锥形切除术（简称宫颈锥切术）。

### （一）适应证与禁忌证

1.适应证

（1）宫颈局部活组织检查的适应证。宫颈细胞学检查巴氏Ⅲ级及以上者或巴氏Ⅱ级经消炎治疗后，仍为巴氏Ⅱ级者。宫颈细胞学检查TBS分类法诊断为鳞状上皮异常者。肿瘤固有荧光诊断仪检查或阴道镜检查多次为可疑阳性或阳性者。疑有宫颈癌或患有宫颈尖锐湿疣等特异性感染，需明确诊断者。

（2）诊断性宫颈锥形切除术的适应证。宫颈细胞学检查多次发现恶性细胞，而宫颈多处活检及分段诊刮病理检查均未发现癌灶者。临床可疑为浸润癌、宫颈活检病理检查为原位癌或镜下早期浸润癌者，以明确病变程度及手术范围。宫颈活检病理检查有重度不典型增生者。

2.禁忌证

（1）宫颈局部活组织检查的禁忌证。急性生殖道炎症。妊娠期或月经期及月经前期。血液系统疾病。

（2）诊断性宫颈锥形切除术的禁忌证。同宫颈局部活组织检查。

### （二）宫颈的解剖生理特点

宫颈是子宫的重要组成部分，幼年时的宫颈与宫体比例为2：1，成年女性为1：2，老年妇女为1：1。宫颈内腔呈梭形，称为宫颈管，成年妇女宫颈管长2.5～3.0cm，宫颈以阴道为界，分为上下两部，上部为宫颈阴道上部，占2/3；下部为宫颈阴道部，占1/3。宫颈外口呈圆形者，多为未产妇；宫颈外口呈一字型而将宫颈分为前唇和后唇者，为已产妇。

宫颈由结缔组织、平滑肌纤维、血管及弹力纤维构成，其中以结缔组织为主。宫颈管黏膜为单层高柱状上皮，受性激素影响，黏膜分泌碱性黏液，形成黏液栓阻塞宫颈管。宫颈阴道部覆盖复层鳞状上皮，宫颈外口柱状上皮与鳞状上皮交接处是宫颈癌的好发部位。

## 二、实施方案

### （一）护理评估

（1）患者既往史、月经史、末次月经日期、孕产史、现病史、临床诊断、治疗经过及宫颈细胞学检查结果。

（2）体温、血压、脉搏、呼吸和心率等生命体征。有无接触性出血，阴道分泌物的颜色、性状和量。

（3）检查前2天内无性交及宫颈上药。

（4）患者的家庭、社会支持系统及心理状况。

### （二）护理计划

1.护士准备

洗手，戴口罩，熟悉宫颈活组织检查的具体方法，向患者解释检查的目的，预约检查时间（患者月经干净后3～7天）。术前3天行宫颈锥切术术前准备，用0.05%碘伏消毒宫颈及阴道，每日1次。

2.患者准备

检查前2天避免性交及宫颈上药，最佳检查时间为月经干净后3～7天。排空膀胱。拟行宫颈锥切术的患者在术前应做血常规、凝血功能和心电图检查，将检查结果交给医生，签字知情同意书。

3.用物准备

阴道窥器、无菌宫颈钳、子宫探针、宫颈活检钳、无齿长镊2把、卵圆钳2把、鼠齿钳2把、Hegar宫颈扩张器4～7.5号各1个、小刮匙、尖手术刀、洞巾、布巾钳4把、带尾棉球或带尾纱布卷、棉球及棉签若干、纱布4块、14F号导尿管、3–0肠线、圆针2个、持针器、立灯、装有固定液（10%甲醛溶液）标本瓶4～6个、复方碘溶液、0.02%及0.5%碘伏溶液。

4.环境准备

调节室温，空气清洁，屏风或窗帘遮挡，注意保护患者隐私。

### （三）护理配合

（1）核对患者姓名，协助其取膀胱截石位，摆好立灯照明。

（2）宫颈活组织检查。

①宫颈局部活组织检查。递阴道窥器打开阴道，暴露宫颈。递无齿长镊及干棉球拭去宫颈黏液，递夹持0.02%碘伏棉球的卵圆钳消毒宫颈及阴道。递宫颈活检钳在宫颈病变处或宫颈外口鳞状上皮与柱状上皮交接处取材，将标本放入标本瓶中并注明取材部位，多点取材时应分别以3、6、9、12点注明部位。递无齿长镊及带尾棉球压迫止血。

②诊断性宫颈锥切术。配合麻醉师实施硬膜外麻醉，递夹持0.5%碘伏棉球的卵圆钳消毒外阴，递无菌巾，铺无菌巾。递14F导尿管导尿。递阴道窥器暴露宫颈，递夹持0.02%碘伏棉球的卵圆钳消毒宫颈及阴道。递宫颈钳夹持宫颈前唇，自4～7号依次递宫颈扩张器扩张宫颈，取回宫颈扩张器，递小刮匙搔刮宫颈管，将搔刮物装入标本瓶中并注明取材部位，取回小刮匙。递复方碘溶液棉签涂抹宫颈，取回宫颈钳，递2把鼠齿钳钳夹宫颈并向外牵拉，递尖手术刀在碘不着色区0.5cm处行宫颈锥切术。取回手术刀，将切除的宫颈组织放入标本瓶内，递3-0肠线持针器缝合创面，递无齿长镊及带尾纱布卷局部压迫止血。

（3）检查结束后，送患者在观察室内观察1小时，观察有无阴道流血、头晕、血压下降等反应。告知患者检查后12～24小时自行取出阴道内带尾棉球或带尾纱布卷；卧床休息3天，发现异常阴道流血应随诊；注意保持外阴部清洁，宫颈局部活组织检查后1个月内、宫颈锥切术后2个月内禁止性生活、盆浴及游泳；宫颈锥切术后的患者于第2次月经来潮干净后3～7天遵医嘱按时、足量服用抗生素以预防感染。

（4）整理用物，洗手并记录，在标本瓶上做好标记，宫颈锥切术切下的组织于12点处做一标记，及时送检标本。

## （四）护理评价

（1）传递器械与物品及时准确，取材顺利，医生满意。

（2）患者在检查过程中得到护士的安慰与鼓励，积极配合医生。

（3）患者明确检查术后注意事项，按时取出阴道内纱布卷，无感染及出血情况发生。

# 第六节　阴道后穹隆穿刺术的护理配合

## 一、概述

阴道后穹隆穿刺术是指用穿刺针经阴道后穹隆刺入盆腔，抽取积存在直肠子宫陷凹处的液体进行辅助诊断的一种检查方法。

### （一）适应证与禁忌证

1.适应证

（1）疑有腹腔内出血、异位妊娠、卵巢黄体破裂等疾病的诊断。抽取腹腔积液协助诊断某些疾病。

（2）对位于盆腔子宫直肠陷凹处的肿块行细胞学检查。

（3）子宫直肠陷凹处积液、积脓时，穿刺抽液检查、引流及注药。

（4）超声引导下穿刺取卵，用于辅助生育技术。

2.禁忌证

（1）盆腔严重粘连，较大肿块占据直肠子宫陷凹部位，并凸向直肠者。

（2）疑有肠管和子宫后壁粘连者。

（3）临床已高度怀疑盆腔肿块为恶性肿瘤者。

（4）异位妊娠采用非手术治疗者。

### （二）阴道后穹隆的解剖学特点

宫颈与阴道间的圆周状隐窝称为阴道穹隆，根据所处位置，可以将其分为阴道前、后、左、右穹隆，阴道后壁最长，为10 ~ 12cm。因此阴道后穹隆最深，与盆腹腔最低部位的直肠子宫陷凹相邻。直肠子宫陷凹是腹膜在直肠与子宫之间移行形成的陷凹，女性立位和半卧位时，此陷凹为盆腹腔的最低部位，故腹腔内积血、积液或积脓易积存于此处。临床上经此穿刺或引流，以明确腹腔内出血的诊断，或判断积液的性质。

## 二、实施方案

### （一）护理评估

（1）患者既往病史，月经史（包括初潮年龄、月经周期、经期、经量及末次月经日期），生育史及现病史。是否采取避孕措施，有停经史者是否出现早孕反应、阴道流血、腹痛等情况，有无咳嗽、咳痰、发热等症状。

（2）意识状态、体温、血压、心率、呼吸及脉搏等，乳房是否增大并有蒙氏结节，是否有下腹或全腹压痛、反跳痛及腹肌紧张。妇科检查阴道及宫颈有无着色，阴道后穹隆是否饱满，双合诊检查子宫大小、质地及活动度，附件区有无包块及触痛，有无宫颈举痛，阴道分泌物的量、性状及颜色。

（3）患者及家属对疾病及阴道后穹隆穿刺术的认知与合作程度。

### （二）护理计划

1.护士准备

洗手，戴口罩，熟悉后穹隆穿刺技术的操作方法。做好患者的心理工作，缓解患者的紧张情绪。对于血压较低的患者，遵医嘱给予静脉输液；怀疑异位妊娠致腹腔内出血者，遵医嘱做好术前准备。

2.患者准备

检查血常规、血型、尿常规、尿妊娠试验、心电图及盆腔B超检查等。签知情同意书，排空膀胱。

3.用物准备

治疗车，无菌阴道后穹隆穿刺包（阴道窥器、长镊子2把、卵圆钳2把、宫颈钳、7号腰椎穿刺针、10mL注射器、洞巾、布巾钳4把、纱布4块、棉球若干、试管2个），无菌手套，0.05%及0.5%碘伏棉球，立灯及坐凳等。

4.环境准备

室温适宜，屏风或窗帘遮挡，注意保护患者隐私。

### （三）护理配合

（1）核对患者姓名及床号，帮助其取膀胱截石位，摆好立灯及坐凳，打开立灯开关照明。

（2）戴手套，递长镊子及0.5%碘伏棉球消毒外阴，递无菌洞巾及布巾钳，外阴铺巾。递阴道窥器暴露宫颈，医生观察。递夹持0.05%碘伏棉球的卵圆钳消毒宫颈及阴道，递宫颈钳夹持宫颈后唇，暴露阴道后穹隆。

（3）告知患者牵拉宫颈及穿刺针进入盆腔时会稍有不适，禁止移动身体，防止穿刺针误伤盆腔脏器；指导患者深呼吸，全身放松，避免臀部、会阴部及下肢肌肉紧张。

（4）将腰椎穿刺针与注射器连接，检查穿刺针头有无堵塞，递夹持0.05%碘伏棉球的卵圆钳消毒阴道后穹隆，递穿刺针穿刺，抽出液体后，取回穿刺针及装有液体的注射器，递长镊子及纱布压迫局部止血。

（5）询问患者自觉症状，观察其面色变化。将注射器中的液体注入无菌试管并做好标记。穿刺部位无活动性出血，取回长镊子及纱布，取出阴道窥器。

（6）检查结束后，整理用物，洗手并记录。协助患者穿好衣服，将其送回病房，嘱半卧位休息，测量血压、心率及脉搏。告知其未确诊之前，禁用止痛药，以免影响诊断，耽误病情。保持外阴部清洁，2周内禁止性生活、游泳或盆浴，遵医嘱应用抗生素预防感染。

（7）及时送检标本。

### （四）护理评价

（1）患者在护士的指导下身体放松，未移动体位，穿刺操作过程顺利。

（2）患者能遵从护士指导，未服用止痛药，保持外阴清洁。

（3）医护配合默契，顺利抽取盆腔内积液（脓）并及时送检。

# 第七节　腹腔穿刺的护理配合

在无菌条件下穿刺针进入腹腔抽取标本或注入药物后，达到诊断和治疗目的的方法，称为腹腔穿刺。穿刺所得标本应进行生化测定、细菌培养及脱落细胞学检查，以明确其性质或查找肿瘤细胞。适用于鉴别贴近腹壁的肿物性质，穿刺放出部分腹水，注入抗癌药物进行腹腔化疗，气腹造影时，穿刺注入二氧化碳，X线摄片，盆腔器官能够清晰显影。

## 一、物品准备

无菌腹腔穿刺包1个，内有无菌孔巾1块、7～9号腰穿针2根、止血钳1把、巾钳2把、不锈钢小药杯1个、换药碗1个、纱布数块、导管和橡皮管各1根，无菌手套1～2副、一次性垫巾1块、利多卡因注射液。需抽腹水者，应备一次性引流袋和腹带。腹腔穿刺行化疗者备好化疗药物。

## 二、操作方法

第一，用屏风遮挡，嘱患者排空膀胱后，取坐位或侧卧位或半坐卧位，注意保暖。

第二，用一次性垫巾垫于穿刺点下方，避免污染床单、衣服。

第三，常规消毒穿刺点位置，铺好孔巾。一般穿刺点选择在左下腹脐与左髂前上棘连线的中、外1/3交界处，或脐与耻骨联合连线中点偏左或偏右1.5cm处。

第四，一般用利多卡因行局部麻醉，然后用穿刺针从选定的穿刺点垂直进针，通过腹壁后，有突破感，拔出针芯即有液体流出，随即连接注射器或引流袋，按需要量抽取液体，或注入药物。

第五，术毕，拔出针头后，再次消毒局部，并盖上无菌纱布，压迫片刻后，用胶布固定。

## 三、护理要点

第一，术前向患者讲解腹腔穿刺的目的和操作过程，以减轻其心理压力。

第二，术中应密切观察患者的脉搏、心率、呼吸及血压变化，注意引流管是否通畅，记录腹水性质及出现的不良反应，防止并发症的发生。

第三，放大量腹水时，应固定好针头，放腹水速度宜缓慢，以每小时不超过1000mL为宜，每次放液不超过4000mL，以防腹压骤减，造成腹腔充血，全身有效循环血量减少，导致患者虚脱。术毕应在腹部放置沙袋，用腹带束紧，增加腹腔压力。

第四，术后注意穿刺点漏液情况，若敷料潮湿，应及时调换。

第五，穿刺液应按医嘱送检，脓性液体应做细菌培养和药物敏感试验。

第六，因气腹造影而做穿刺者，摄片完毕，须做穿刺将气体放出。

第七，术后患者需卧床休息8～12小时，遵医嘱给予抗生素治疗以预防感染。

# 第八节　诊断性刮宫的护理配合

## 一、概述

诊断性刮宫是刮取子宫内膜和内膜病灶组织进行病理学检查的一种诊断方法，简称诊刮。若同时怀疑有宫颈管和宫腔病变，应对宫颈管和宫腔分别进行诊刮，简称分段诊刮。此外，诊断性刮宫还可用于宫腔内组织残留的清除或功能失调性子宫出血的止血。

### （一）适应证与禁忌证

1.适应证

（1）子宫异常出血或阴道排液，诊断或排除子宫内膜癌、宫颈癌或流产等。

（2）功能失调性子宫出血或闭经，了解子宫内膜变化及其对性激素的反应。

（3）女性不孕症患者，了解卵巢有无排卵或子宫内膜有无结核。

（4）功能失调性子宫出血的止血及宫腔内残留组织的清除。

2.禁忌证

（1）急性或亚急性生殖道炎症。

（2）术前体温高于37.5℃者。

### （二）诊刮的时间选择

（1）判断不孕症患者有无排卵，应选择月经前或月经来潮12小时内刮宫。

（2）判断功能失调性子宫出血患者是否有子宫内膜增生，应选择月经前1～2天或月经来潮24小时内刮宫；若判断是否为子宫内膜剥脱不全，应选择月经的第5～7天刮宫；不规则出血者可随时刮宫。

（3）疑有子宫内膜结核者，应选择月经前1周或月经来潮12小时内刮宫。

（4）疑有子宫内膜癌者可随时刮宫。

## 二、实施方案

### （一）护理评估

（1）患者年龄，月经史（包括初潮年龄、月经周期、经期、经量及末次月经日期），孕产史，子宫或阴道手术史，既往史及家族史等。

（2）患者有无阴道出血或排液、出血，或排液的持续时间和量，是否伴有腹痛及诊疗经过等。

（3）患者心理状况及对诊断性刮宫的合作程度。

### （二）护理计划

1.护士准备

洗手，戴口罩，熟悉诊断性刮宫的操作及配合方法，协助医生预约患者检查时间，告知患者行卵巢功能检查时，应至少停用性激素1个月以上。检查前，测量患者体温，遵医嘱备同型血。

2.患者准备

刮宫前5天内禁止性生活。疑为子宫内膜结核患者于诊刮前3天应用抗结核药物，防止结核灶扩散。检查前排空膀胱，知情同意并签字。

3.用物准备

无菌诊断性刮宫包（阴道窥器、弯盘、宫颈钳、子宫探针、卵圆钳、长镊子、4~8号宫颈扩张器、刮匙、小刮匙2把、洞巾、纱布4块、棉球及棉签若干），装有10%甲醛溶液的标本瓶2~3个，污物桶，0.05%及0.5%碘伏，0.9%氯化钠溶液，坐凳，立灯，10mL注射器，输液器，供氧装置（氧气瓶或管道氧气），缩宫素等抢救物品。

4.环境准备

温度适宜，屏风遮挡，注意保护患者隐私。

### （三）护理配合

（1）检查用物在使用期限范围内且无菌诊断性刮宫包无潮湿。核对患者信息，协助其取膀胱截石位。

（2）医生行双合诊检查子宫位置、大小及附件，护士摆放好坐凳及立灯，戴手套，递夹持0.5%碘伏棉球的卵圆钳常规消毒外阴，递洞巾、铺巾。

（3）递阴道窥器暴露宫颈及阴道，递夹持0.05%碘伏棉球的长镊子消毒宫颈及阴道，递宫颈钳夹宫颈前唇，递小刮匙自宫颈内口向宫颈外口搔刮一周，将刮取物置于0.9%氯化钠溶液纱布上。

（4）取回小刮匙，递子宫探针探查宫腔。取回子宫探针，自小号起逐号递宫颈扩张器扩张宫颈管，指导患者做深呼吸，以缓解恶心、呕吐反应。递0.9%氯化钠溶液纱布1块垫于阴道后穹隆，递刮匙刮取宫腔四壁及两侧宫角。在刮宫过程中，注意询问患者有无腹痛突然加重的情况，观察其是否出现面色苍白、出冷汗等症状，发现异常时及时告知医生。

（5）将纱布上收集到的由宫颈及宫腔内刮出的组织分别放入标本瓶中固定。递夹持0.05%碘伏棉球的长镊子消毒宫颈及阴道，取出阴道窥器。

（6）填写病理检查单并注明患者末次月经日期，将不同部位刮取的组织标记清楚。

（7）协助患者穿好衣服，送至观察室休息，告知患者2周内禁止性生活及盆浴，保持外阴部清洁，按医嘱服用抗生素或抗结核药物3～5天，及时将病理检查结果反馈给医生，1周后到门诊复查。

（8）整理用物，洗手并记录，及时送检标本。

### （四）护理评价

（1）严格执行无菌操作原则及查对制度。

（2）诊断性刮宫顺利，标本收集满意。

（3）护患沟通交流顺畅，操作中及时发现患者异常反应并采取措施。

（4）患者及时将病理检查结果反馈给医生，按时复查。

# 第九节　输卵管通畅检查的护理配合

## 一、概述

输卵管通畅检查是通过向子宫腔及输卵管内注入生理盐水（可含有抗生素、激素或蛋白酶等其他药物）或造影剂，以了解子宫腔、输卵管管腔形态及输卵管是否通畅的一种检查方法。对于输卵管成形术后的患者，输卵管通畅术也是一种治疗手段，通过向输卵管腔内注入药物，松解和预防输卵管内及其周围的粘连形成。临床上常用的方法有输卵管通液术和子宫输卵管造影术。

### （一）适应证与禁忌证

1.适应证

（1）不孕症，怀疑输卵管阻塞，了解其是否通畅。子宫输卵管造影还可了解子宫与输卵管形态、确定输卵管阻塞部位。

（2）输卵管结扎术、输卵管再通术或成形术后的效果检验及评价。

（3）疏通输卵管管腔内轻度粘连。

（4）习惯性流产病因筛查，如子宫输卵管造影可确定有无子宫畸形及宫颈内口松弛。

2.禁忌证

（1）生殖器官急性或亚急性炎症者。

（2）月经期或不规则阴道流血者。

（3）严重的全身性疾病，不能耐受检查者。

（4）可疑妊娠者。

（5）体温高于37.5℃者。

（6）碘过敏者禁做子宫输卵管造影检查。

### （二）不孕症及其病因

凡婚后未避孕，有正常性生活且同居1年而未受孕者，称为不孕症。若从未妊娠者，称为原发性不孕；曾经妊娠而后不孕者，称为继发不孕。不孕症病因中，女方因素占40%～55%，男方因素占25%～40%，夫妇双方因素占20%，免疫和不明原因占10%。

1.女方不孕因素

见于卵巢功能障碍（包括排卵障碍与黄体功能不全）、输卵管因素、子宫与宫颈因素、外阴与阴道因素和子宫内膜异位症等，其中排卵障碍和输卵管因素最常见。

2.男方不孕因素

见于精子发生功能障碍、精子运送障碍和精子异常等，其中前两者为主要因素。

3.免疫因素

主要有精子免疫、女方体液免疫异常及子宫内膜局部细胞免疫异常。

4.夫妇双方因素

夫妇双方缺乏性知识或精神高度紧张也可导致不孕。

5.不明原因

不孕症患者经过不孕症的详细检查，仍未发现不孕原因。

### （三）检查结果评定

1.输卵管通液术

（1）输卵管通畅。推注0.9%氯化钠溶液20mL无阻力，压力维持在8.0～10.7kPa（60～80mmHg）以下，停止推注时，无液体回流至注射器，患者无不适。

（2）输卵管阻塞。推注5mL即有阻力，压力持续上升且不下降，停止推注时，可见液体回流，患者感到下腹胀痛。

（3）输卵管通而不畅。推注时有阻力，经加压后，推注能推进，患者感到轻微下腹痛。

2.子宫输卵管造影术

（1）正常子宫及输卵管。宫腔显示呈倒三角形，双侧输卵管显影形态柔软，40%碘化油造影24小时后盆腔内见散在造影剂。

（2）宫腔异常。宫腔显示失去原有的倒三角形形态，内膜呈锯齿状，提示患宫腔结核；若见宫腔充盈缺损，提示有子宫黏膜下肌瘤。

（3）输卵管异常。输卵管形态不规则、僵硬或呈串珠状，也可见钙化点；若见输卵管远端呈气囊状扩张，提示患输卵管积水；若40%碘化油造影24小时后盆腔内未见散在造影剂，提示输卵管不通。

## 二、实施方案

### （一）护理评估

（1）患者年龄、职业、性生活、月经史、孕产史、既往病史、现病史、过敏史及末次月经日期等。

（2）患者生殖器及第二性征发育。排除结核、卵巢功能异常、男方不孕因素及免疫因素。

（3）患者心理及精神状况，如是否因不孕而感到苦恼、情绪低落或精神紧张等。

（4）患者及家属对输卵管通畅检查的认知及合作程度。

### （二）护理计划

1.护士准备

洗手，戴口罩。熟悉输卵管通畅术的操作及配合方法，告知患者检查的目的及检查前注意事项，缓解其紧张情绪。子宫输卵管造影术需在检查前1天做碘过敏试验，术前日晚行清洁灌肠。

2.患者准备

月经干净3～7天，检查前3天无性生活，体温正常，知情同意并签同意书，检查当日晨禁食，排空膀胱。

3.用物准备

无菌输卵管通畅检查包（阴道窥器、宫颈导管、“Y”形管、弯盘、卵圆钳、长镊子2把、宫颈钳、子宫探针、3～5号宫颈扩张器、纱布6块、治疗巾、洞巾、布巾钳4把、棉签、棉球若干），压力表，无菌手套，20mL注射器，0.05%及0.5%碘伏等。在此基础上，输卵管通液术需备0.9%氯化钠溶液（37℃左右）、庆大霉素8万U、地塞米松5mg。子宫输卵管造影术需备阿托品0.5mg，40%碘化油或76%泛影葡胺液。

4.环境准备

室内温度适宜，注意保护患者隐私。

### （三）护理配合

1.输卵管通液术

（1）核对患者信息，协助患者取膀胱截石位，检查无菌输卵管通畅检查包在使用期限内且无潮湿。

（2）递夹持0.5%碘伏棉球的卵圆钳消毒外阴，递治疗巾、洞巾及布巾钳，铺巾与固定。医生双合诊检查子宫位置和大小。

（3）递阴道窥器暴露阴道及宫颈，递夹持0.05%碘伏的长镊子消毒阴道及宫颈，递宫颈钳夹持宫颈。递子宫探针探查宫腔，递子宫导管沿宫腔方向置入。

（4）用20mL注射器抽取0.9%氯化钠溶液、庆大霉素8万U及地塞米松5mg，将“Y”形管与宫颈导管、压力表、注射器相连，且压力表高于Y型管水平位置。向宫颈导管内缓慢推注，询问患者有无下腹疼痛。

（5）取回宫颈导管及宫颈钳，递夹持0.05%碘伏棉球的长镊子消毒阴道及宫颈，取回阴道窥器。

（6）整理用物，洗手。告知患者2周内禁止性生活及盆浴，遵医嘱应用抗生素预防感染。

2.子宫输卵管造影术

术前30分钟，遵医嘱肌内注射阿托品0.5mg。

（1）～（3）同输卵管通液术。

（4）用20mL注射器抽取40%碘化油，将“Y”形管与宫颈导管与压力表、注射器相连，且压力表高于“Y”形管水平位置。向宫颈导管内缓慢推注，医生X线透视下观察造影剂流动并摄片。护士应询问患者有无下腹疼痛，观察其有无痛苦表情和变态反应症状。

告知患者24小时后拍摄盆腔平片。若采用76%泛影葡胺液造影剂，10～20分钟后再摄片。

（5）取回宫颈导管及宫颈钳，递夹持0.05%碘伏的长镊子消毒阴道及宫颈，取回阴道窥器。

（6）整理用物，洗手。告知患者2周内禁止性生活及盆浴，遵医嘱应用抗生素预防感染。

### （四）护理评价

（1）严格执行无菌操作，未发生感染。

（2）护理配合熟练，顺利完成输卵管通畅检查。

（3）患者能复述术后注意事项。

# 参考文献


[1] 孔翠，马莲，谭爱群．常见疾病基础护理实践[M]．北京：世界图书出版公司，2022.

[2] 于翠翠．实用护理学基础与各科护理实践[M]．北京：中国纺织出版社，2022.

[3] 王佩佩，王泉，郭士华．护理综合管理与全科护理[M]．北京：世界图书出版公司，2022.

[4] 肖映平，许琼，聂志芳副主编．全彩骨科手术护理[M]．长沙：湖南科学技术出版社，2022.

[5] 马文靖，殷玉芳，王国萍，等．临床妇儿诊疗与护理[M]．汕头：汕头大学出版社，2022.

[6] 秦月玲，古红岩，朱林林．实用专科护理技术规范[M]．哈尔滨：黑龙江科学技术出版社，2022.

[7] 王美芝，孙永叶主编．内科护理[M]．济南：山东人民出版社，2021.

[8] 岳丽青，陶子荣，李育，等．神经内科专科护理[M]．北京：化学工业出版社，2021.

[9] 冯丽．急诊急救实用护理规范[M]．上海：复旦大学出版社，2021.

[10] 潘文彦．实用重症临床护理规范[M]．上海：复旦大学出版社，2021.

[11] 秦玉荣．临床常见管道护理规范[M]．合肥：中国科学技术大学出版社，2021.

[12] 董理鸣，张惜妍．实用泌尿外科疾病的诊治与临床护理[M]．北京：中国纺织出版社，2021.

[13] 李瑞，刘雪莲，杨瑛．泌尿外科专科护理服务能力与管理指引[M]．沈阳：辽宁科学技术出版社，2021.

[14] 蒋敬霞，门盛男，耿斐，等．眼科护理与临床用药[M]．成都：四川科学技术出版社，2021.

[15] 于翠香主编．全科医学社区护理[M]．广州：中山大学出版社，2022.

[16] 王雪菲，彭淑华，邹永光．临床危重患者护理常规及应急抢救流程[M]．武汉：华中科技大学出版社，2022.

[17] 王蓓，彭飞，张晓菊，等．疼痛护理管理[M]．上海：上海科学技术出版社，2023.

[18] 王丽芹，张燕，何珂．临床常见导管应用与护理[M]．郑州：河南科学技术出版社，

2023.
[19] 张国欣，张莉，柳朝晴．消化内科常见疾病治疗与护理[M]．北京：中国纺织出版社，2021.
[20] 王爱平，沙丽艳．辽宁省老年护理规范[M]．沈阳：辽宁科学技术出版社，2020.
[21] 于乐静．辽宁省静脉输液治疗护理规范[M]．沈阳：辽宁科学技术出版社，2019.
[22] 赵春玲，刘雪莲，袁圆．眼科专科护理服务能力与管理指引[M]．沈阳：辽宁科学技术出版社，2019.